STATISTIQUE & OBSERVATIONS

DE

CHIRURGIE HOSPITALIÈRE

PAR

Le Dr POLAILLON

Chirurgien de l'Hôtel-Dieu
Professeur agrégé à la Faculté de médecine de Paris
Membre de l'Académie de médecine.

PARIS

LIBRAIRIE OCTAVE DOIN, ÉDITEUR
8, PLACE DE L'ODÉON, 8

1894

STATISTIQUE ET OBSERVATIONS

DE

CHIRURGIE HOSPITALIÈRE

STATISTIQUE & OBSERVATIONS

DE

CHIRURGIE HOSPITALIÈRE

PAR

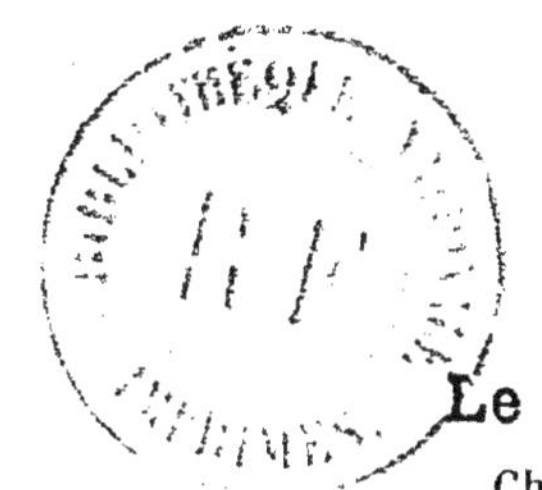

Le Dr POLAILLON

Chirurgien de l'Hôtel-Dieu
Professeur agrégé à la Faculté de médecine de Paris
Membre de l'Académie de médecine

PARIS

LIBRAIRIE OCTAVE DOIN, EDITEUR

8, PLACE DE L'ODÉON, 8

1894

J'ai laissé s'écouler une longue période avant de publier la statistique de mon service, afin de présenter des résultats plus sûrs et plus probants.

Ma statistique commence en 1879 à l'hôpital de la Pitié et se continue à l'Hôtel-Dieu. Elle comprend, dès à présent, une période ininterrompue de quatorze années. Les premiers chapitres représentent donc ma pratique pendant cette durée. Mais, à mesure que le temps marchera, les nouveaux chapitres embrasseront une période plus étendue. J'aurai soin d'en avertir le lecteur.

La classification des maladies chirurgicales par région m'a paru la plus simple. Je m'occuperai d'abord des *maladies des membres*, puis des *maladies du tronc*, les unes et les autres se divisant en *affections traumatiques, affections organiques et malformations*. Après les maladies de chaque région, je donnerai la statistique des *opérations*. Enfin je terminerai par les *tumeurs* et les *maladies infectieuses*.

Ce plan est beaucoup plus vaste que celui des statistiques où l'on se borne à consigner les résultats opératoires. En réalité, je donne le compte-rendu intégral de toutes les maladies qui ont passé sous mes yeux. J'ai pensé qu'il était aussi intéressant de savoir ce que deviennent les malades traités sans opération que de savoir le sort des opérés.

Aux données statistiques j'ai ajouté les observations les plus importantes et quelques courtes réflexions sur les faits qui m'ont frappé et qui peuvent servir à la pathologie, à l'étiologie, au traitement.

Je dois à mes élèves un grand nombre des observations que j'ai, le plus souvent, résumées, pour ne pas donner à ce travail des proportions trop étendues. Tous ont contribué à l'œuvre commune, non seulement par les faits recueillis, mais encore par la surveillance quotidienne du service, par leur aide dans les opérations, par leurs soins dans les pansements. Ils ont été mes collaborateurs à des titres et à des degrés divers. J'ai à cœur de les remercier. S'il ne m'est pas possible de les citer tous, je veux au moins conserver les noms de mes internes et de mes externes, et inscrire dans cette préface leur liste déjà longue. Quelques-uns sont devenus des maîtres, beaucoup ont acquis leur doctorat.

En 1878. — *Internes* : MM. CHEVALLEREAU, GAUCHER, CLÉMENT.
Externes : MM. BEAUCHAMP, LESUR, LETOURNEUX, MASSOT, NARICH.
En 1879. — *Internes* : MM. ASSAKY, BOUDET DE PARIS, CARAFI.
Externes : MM. BERNARD, H. BUCQUET, CHANUT, LEFÈVRE.
En 1880. — *Internes* : MM. CHANTEMESSE, LUIZY, OZENNE.
Externes : MM. CAILLET, CRÉPIN, DECOURTIS, DE LANGENHAGEN, LUBET-BARBON.
En 1881. — *Internes* : MM. DARIER, DE LANGENHAGEN, RICHARDIÈRE et *internes provisoires* : MM. BOURSIER et FRÉMONT.
Externes : MM. BELIN, CASANOVA, FRÉTIN, GAUDICHIER, MÉRIGOT DE TREIGNY, RÉVOL.
En 1882. — *Internes* : MM. GOMOT, PELTIER et *internes provisoires* : MM. BRUNON et MÉRIGOT DE TREIGNY.
Externes : MM. BLANC, COTTON D'ANGLESQUEVILLE, FAILLE, LEFÈVRE, MÉNAGER.
En 1883. — *Internes* : MM. BROSSARD, CLADO, SAPELIER.
Externes : MM. CAUSSADE, CLINCIANO, DUPRÉ, GRENIER, ROCHE, THOUMAS.
En 1884. — *Internes* : MM. BARBIER, BERTHOD, CHASLIN.
Externes : MM. CABARET, CHAVANNE, JANET, LOUIS, THIBAULT, TIROLOIX.
En 1885. — *Internes* : MM. DEMOULIN, DUCHON-DORIS, CHRÉTIEN.
Externes : MM. AUDIAT, R. COUTENOT, DE SENNEVILLE, MÉNARS, PETIT, SIMON.
En 1886. — *Internes* : MM. BUREAU, DUMORET, RÉCAMIER.
Externes : MM. BASSET, CORNET, MARTIN, RENAULT, VINSON.
En 1887. — *Internes* : MM. JANET, LEGRAND, THIÉRY.
Externes : MM. BARTHÉLMY, BLANC-CHAMPAGNAC, FORT, GREINER, LEPAGE, MICHEL-DANSAC.
En 1888. — *Internes* : MM. L. AUDAIN, MARIAGE, POULALION, A. POZZI.
Externes : MM. AZAM, COLLAS, GRILHAUT-DESFONTAINES, MOINGEARD, MAYET, PHULPIN.
En 1889. — *Internes* : MM. LAMOTTE, PHILIPPE, TERSON.
Externes : MM. BEHR, BELLEMAIN, BERNARD, Ed. PETIT, TUVACHE.
En 1890. — *Internes* : MM. Maurice BUREAU, Henri BRODIER, Gustave DURAND. *Internes provisoires* : MM. BESCHET, CHABORY.
Externes : MM. BELLOT, CLAUDE, DAVID, GIRARD, GUYARD, VERMOREL.
En 1891. — *Internes* : MM. Léon BRODIER, MAYET, MICHEL-DANSAC, MANSON. *Internes provisoires* : MM. DAURIAC, MARMASSE.

Externes : MM. COTTA, ETCHEPARRE, LAFOND, LE DARD, MARIÉ, SCHMID.
En 1892. — *Internes* : MM. MARTIN, MESLAY, NAVARRO.
Externes : Jean BERNARD, CONSTENSOUX, HOUDAILLE, MICHAUT, QUELMÉ TOUILLON.
En 1893. — *Interne* : M. LAPOINTE. *Interne provisoire* : M. PINAULT.
Externes : MM. BOMPAIRE, BRUNET, DUCLOS, CHEVREY, LEGAY, PAU,
Et mes *internes en pharmacie* : MM. Édouard TROUETTE, BOIRET, NARDIN, GUÉDET, DUZAN, MOUREUX, ROCHE, GERBER, BRUNEAU.

Il est utile de faire remarquer que ma statistique n'a trait qu'à des adultes, très exceptionnellement à des enfants.

A l'hôpital de la Pitié, mon service comptait 46 lits d'hommes et 24 lits de femmes, et à l'Hôtel-Dieu, 24 lits d'hommes et 24 lits de femmes, plus un certain nombre de lits supplémentaires. Dans ces deux hôpitaux, une installation spéciale pour les ovariotomies et les opérations analogues était à ma disposition.

PREMIÈRE PARTIE

Statistique des Affections chirurgicales des Membres

MEMBRE INFÉRIEUR

A. — PIED (1).

Affections traumatiques.

I. — *Contusions sans plaie.*

95 cas { 87 hommes. — 0 mort.
8 femmes. — 0 mort.

Leur *siège* a été :
Le pied droit..... 36 contusions.
Le pied gauche..... 39 —
Les deux pieds...., 2 —
Côté non mentionné 18 —

45 blessés avaient des contusions légères et ont séjourné de un à cinq jours dans le service.

20 blessés avec des contusions de moyenne intensité sont restés cinq à dix jours.

23 blessés avec des contusions sérieuses, ont été soignés pendant dix à quinze jours.

5 blessés ont dû rester à l'hôpital plus de quinze jours.

---

(1) Cette partie de la statistique comprend quatorze années de pratique à la Pitié, depuis le 1er janvier 1879 jusqu'au 1er janvier 1893.

La durée moyenne du séjour à l'hôpital a été de sept jours et demi.

Je n'ai rien de spécial à mentionner au point de vue de l'âge des blessés et des causes de leur blessure.

Les complications ont été rares. Ce sont surtout des arrachements d'ongle, des excoriations, des entorses des articulations phalangiennes, des ecchymoses, des épanchements sanguins.

Comme traitement, compresses froides, bains, quelquefois la compression ouatée.

Dans un cas seulement, en 1887, chez une femme de 54 ans, qui avait un épanchement sanguin considérable sur la face dorsale du pied, j'ai ouvert le foyer avec le bistouri, et après avoir exprimé de nombreux caillots, j'ai lavé avec une solution phéniquée et pansé la plaie avec des compresses antiseptiques. La guérison a eu lieu sans suppuration en trente-cinq jours.

II. — *Plaies contuses.*

Elles se divisent en deux catégories : les *plaies contuses légères* et les *plaies contuses graves* :

Plaies contuses légères : 107 cas...
- { 90 hommes, 90 guéris. — 0 mort.
- { 17 femmes, 17 guéries. – 0 mort.

Plaies contuses graves : 107 cas.
- { 103 hommes, 102 guéris. — 1 mort.
- { 4 femmes, 4 guéries. — 0 mort.

Elles ont eu pour siège :

	Plaies contuses légères.	Plaies contuses graves.
Le pied droit...............	37 fois.	57 fois.
Le pied gauche.............	34 —	38 —
Les deux pieds simultanément.	8 —	0 —
Côté non mentionné..........	28 —	12 —

La fréquence proportionnelle des plaies contuses suivant les régions du pied sont :

	Plaies contuses légères.	Plaies contuses graves.	
Orteils...........	26 fois.	74 fois	{ le gros orteil 55 f. les autres ort. 19 f.
La face dorsale..	21 —	10 —	
La face plantaire	2 —	1 —	
Le bord externe.	2 —	1 —	
Le bord interne..	2 —	1 —	
Le talon........	23 —	6 —	

La durée moyenne du traitement à l'hôpital a été de sept jours pour les plaies contuses légères, et de vingt-quatre jours pour les plaies contuses graves.

Cette durée de séjour se répartit de la manière suivante :

Pour les plaies contuses légères :

62 blessés ont séjourné	de 1 à 5 jours
21 —	de 5 à 10 —
9 —	de 10 à 15 —
10 —	plus de 15 —

Pour les plaies contuses graves :

23 blessés ont séjourné	de 3 à 10 jours
31 —	de 10 à 20 —
24 —	de 20 à 30 —
16 —	de 30 à 60 —
9 —	plus de 60 —

La complication la plus fréquente des plaies contuses légères a été la lymphangite, que j'ai observée 36 fois ; tandis que les plaies contuses graves n'en ont pas présenté d'exemple. Ce fait tient à ce que, dans le cas de ces dernières lésions, les blessés sont trop sérieusement atteints pour ne pas entrer de suite à l'hôpital, où des pansements antiseptiques bien faits les mettent à l'abri de l'inflammation des réseaux lymphatiques.

L'arrachement des ongles, l'écrasement des parties molles, les plaies par éclatement de la peau, le sphacèle de la peau et des orteils, quelquefois l'ablation d'un ou de plusieurs orteils, sont les accidents qui se sont montrés avec les plaies contuses graves.

Le traitement a consisté à prévenir ou à combattre la suppuration par des pansements avec des compresses imbibées d'une solution phéniquée à 5 pour 100 ou d'une solution de sublimé à 1 pour 1.000, et par des bains antiseptiques. Dans les cas graves j'ai souvent employé l'enveloppement ouaté de M. A. Guérin, appliqué par-dessus le pansement. Dans les cas légers, lorsqu'il n'existait pas de lymphangite, on s'est souvent borné à faire des pansements iodoformés.

La mortalité a été de 1 sur 214 blessés.

Observation 1. — Ce décès se rapporte à un homme de 36 ans, C... André, passementier, qui avait une plaie contuse du gros orteil gauche et un écrasement de l'index gauche. Il succomba, le 10 août 1880, à une cause accidentelle et indéterminée, après un séjour de quarante-neuf jours à l'hôpital, alors qu'il était presque guéri de ses lésions traumatiques.

III. — *Plaies par instruments tranchants.*

11 plaies $\begin{cases} \text{11 hommes.} \\ \text{0 femme...} \end{cases}$ 11 guérisons ; 0 mort.

La durée moyenne du traitement a été de treize jours.

Obs 2. — *Section du tendon de l'extenseur propre du gros orteil : suture du tendon ; guérison.* — Le nommé J.... Louis, corroyeur, âgé de 62 ans, faisait usage, pendant son travail, d'une *lunette* (sorte de gros emporte-pièce très tranchant, muni d'un poignée), lorsque, la poignée venant à se détacher, la partie coupante de l'instrument tomba sur son pied droit. Elle produisit, au niveau de l'articulation métatarso-phalangienne, une plaie très nette, profonde et donnant lieu à une hémorrhagie.

Après avoir été pansé chez un pharmacien avec de la charpie imbibée d'une solution de perchlorure de fer, le blessé entra à la Pitié de 18 juillet 1881.

Le lendemain, je trouve une plaie de deux centimètres, transversalement dirigée, sur la face dorsale de l'extrémité antérieure du premier métatarsien. L'orteil est tombant, et le blessé ne peut le relever en contractant ses muscles. Il m'est facile de voir, dans le fond de la plaie, que le tendon de l'extenseur propre du gros orteil est coupé. Le bout inférieur fait saillie dans la plaie ; mais le bout supérieur est rétracté à plus d'un centimètre.

Je procède immédiatement à la suture du tendon. Il est nécessaire d'inciser la peau perpendiculairement à la plaie primitive et de relever fortement l'orteil pour bien affronter les deux bouts du tendon. Je les traverse alors avec un fil de catgut assez fin, mais solide, que je noue pour maintenir leur affrontement exact. Par dessus, je suture les téguments. Pansement de Lister. Immobilisation du gros orteil dans une position relevée à l'aide d'une petite attelle recouverte d'un tampon de ouate. Fixation du pied dans la flexion forcée, afin de relâcher le plus possible l'extenseur propre du gros orteil.

Sept jours après l'opération, j'enlève les points de la suture cutanée. La réunion est complète.

Quelques jours plus tard, je constate que l'orteil a recouvré ses mouvements de flexion et d'extension. La suture tendineuse a réussi, et le blessé quitte la Pitié treize jours après l'opération.

IV. — *Plaies par instruments piquants.*

10 plaies $\begin{cases} \text{8 hommes, 7 guéris, 1 mort.} \\ \text{2 femmes, 2 guéries, 0 mort.} \end{cases}$

La durée moyenne du traitement a été de six jours.

Le cas de mort est dû au tétanos aigu, chez un garçon de 21 ans, à la suite d'une piqûre de la plante du pied par un clou.

Obs. 3. — F......, Florentine, âgée de 21 ans, affectée d'hystérie, s'est enfoncé une aiguille à coudre à la partie interne du talon droit, en marchant pieds nus. Il y a deux jours que la blessure s'est produite, lorsqu'elle entre dans mon service. Elle éprouve de grandes douleurs, qui provoquent des attaques d'hystérie.

Le 4 septembre 1889, chloroformisation. Incision pour rechercher l'aiguille. Ablation de celle-ci avec une pince. Mais sa pointe se casse et reste fixée dans le calcanéum.

L'incision se cicatrise par première intention. Mais le talon reste très douloureux et, pendant plusieurs semaines, la patiente ne peut marcher que sur la pointe du pied.

Plus tard, la douleur a disparu et le corps étranger est resté dans le talon sans provoquer de réaction inflammatoire.

V. — *Brûlures.*

44 brûlures $\left\{\begin{array}{l} \text{31 hommes, 31 guéris} \\ \text{13 femmes, 13 guéries} \end{array}\right\}$ 0 mort.

Elles n'ont pas été plus fréquentes pendant les mois les plus froids, d'octobre à avril, que pendant les mois les plus chauds, d'avril à octobre.

L'eau bouillante ou des liquides portés à l'ébullition, tels que le bouillon et le lait, quelquefois le sirop de sucre chaud, ont été les causes les plus habituelles de ces brûlures. Il y a eu 2 cas d'érythème phlycténoïde de la peau de la face dorsale par insolation.

8 fois les deux pieds ont été atteints.

Le plus souvent les brûlures étaient légères, du 1er et du 2e degré, 6 fois seulement elles atteignaient le 3e degré.

La durée moyenne du traitement a été de douze jours.

6 malades ont séjourné à l'hôpital de 1 à 5 jours.
19   —   —   de 5 à 10 jours.
8   —   —   de 10 à 15 jours.
5   —   —   de 15 à 20 jours.
6   —   —   au-dessus de 20 jours.

Comme traitement, vaseline boriquée et ouate dans les cas très légers; pansement avec le protective de Lister et les compresses phéniquées, dans les cas où le derme était à nu et suppurait; enveloppement du pied dans la ouate.

VI. — *Gelures.*

18 cas $\left\{\begin{array}{l} \text{16 hommes, 16 guéris} \\ \text{2 femmes, 2 guéries} \end{array}\right\}$ 0 mort.

Les gelures ont été rares et superficielles avant 20 ans, 3 cas seulement. En revanche, nous en avons noté 11 cas à partir de 42 ans.

Les gelures ont atteint :

Un ou plusieurs orteils...... 10 fois.
Les orteils des deux pieds... 1 —
L'un des pieds............. 2 —
Les deux pieds............. 5 —

Dans 10 cas, le froid n'a produit que des lésions superficielles, érythèmes, engelures, phyctènes. Dans 4 cas, il y a eu sphacèle de la peau. Dans 4 cas, la mortification a atteint les phalanges des orteils, et a été suivie d'élimination.

La durée moyenne du séjour pour les gelures superficielles a été de dix jours ; pour les gelures avec sphacèle, de quarante-six jours ; pour les gelures avec sphacèle et nécrose, de cent-treize jours.

Chez un homme de 63 ans, S... Pierre, la perte des orteils et la destruction d'une partie de la peau du pied, a nécessité l'amputation de Chopart, qui a été suivie de guérison.

VII. — *Fractures.*

1° *Fractures des phalanges* :

28 fractures { 27 hommes 27 guéris } 0 mort.
{ 1 femme 1 — }

Elles ont siégé 15 fois à droite, 11 fois à gauche; 2 fois le côté n'a pas été noté.

Elles se sont réparties de la manière suivante :

22 fractures du gros orteil :
12 à la première phalange
10 à la phalangette

6 fractures des autres orteils :
2 au deuxième orteil (1 à la 1re phalange, 1 à la 2e).
1 au troisième orteil (1 à la phalangette).
1 aux quatrième et cinquième orteils à la fois (aux phalanges et aux phalangines).
2 au cinquième orteil (2 à la 1re phalange).

Dans 13 cas la fracture a été simple (10 fractures au gros orteil ; 3 fractures aux autres orteils).

Dans 10 cas elle a été compliquée de plaie contuse (8 fractures du gros orteil ; 2 fractures des autres orteils).

Dans 5 cas la plaie communiquait avec le foyer de la fracture (4 fractures du gros orteil ; 1 fracture d'autre orteil).

Une fracture de la première phalange du gros orteil s'est accompagnée d'une fracture du métatarsien correspondant.

Traitement : immobilisation sur une semelle plâtrée pour les fractures simples ; pansement antiseptique pour les fractures compliquées et immobilisation dans un appareil plâtré ou ouaté.

La durée moyenne du traitement pour les fractures simples a été de dix-huit jours ; et pour les fractures compliquées de plaie pénétrante ou non pénétrante de trente-deux jours.

2° *Fractures des métatarsiens* :

41 fractures ⎱ 38 hommes, 38 guéris ⎰ 0 mort.
⎰ 3 femmes,   3 guéries ⎱

Ces fractures ont eu pour siège 21 fois le pied droit, 10 fois le pied gauche ; 10 fois le côté n'a pas été mentionné.

Les divers métatarsiens ont été fracturés dans les proportions suivantes :

Premier métatarsien.........	7	fractures.
Deuxième métatarsien........	4	—
Premier et deuxième métatar-siens à la fois.............	2	—
Troisième métatarsien........	4	—
Quatrième métatarsien........	5	—
Troisième et quatrième méta-tarsien à la fois............	1	—
Cinquième métatarsien........	5	—
Quatrième et cinquième méta-tarsiens à la fois............	1	—
Métatarsien indéterminé......	5	—
Plusieurs métatarsiens à la fois indéterminés	7	—

30 fractures ont été simples.

4 fractures ont été compliquées de plaie contuse non pénétrante, et parmi celles-ci une fois la fracture a coïncidé avec une fracture de jambe du même côté.

7 fractures ont été compliquées de plaie pénétrante.

Presque toutes ces fractures ont été produites par le choc ou la pression d'un corps lourd. J'ai noté 2 fois seulement que la fracture avait été le résultat d'une chute sur les pieds : dans un cas, en sautant du haut d'un pont, dans un autre cas, en tombant d'un cinquième étage.

Traitement : immobilisation dans un appareil silicaté et le plus souvent dans un appareil plâtré, après avoir appliqué un pansement antiseptique dans le cas de plaie.

Quatre opérations sont devenues nécessaires à la suite des fractures des métatarsiens.

Obs. 4. — Chez une jeune fille de 16 ans, D.... Elise, qui était restée seulement neuf jours à l'hôpital, en 1884, pour un traumatisme du pied, une fracture du deuxième métatarsien droit fut méconnue et se consolida vicieusement. Je fus obligé plus tard de faire l'ostéotomie du cal vicieux. (Voy. obs. 74, *ostéotomie.*)

Obs. 5. — En 1890, R... Emile, garçon couvreur, âgé de 48 ans, se fait une fracture de plusieurs métatarsiens gauches avec plaie pénétrante, pendant une chute du cinquième étage. Le premier métatarsien fut réséqué. Pansement phéniqué et ouaté. Guérison.

Obs. 6. — En 1887, P... Pierre, charretier, âgé de 51 ans, subit une fracture du métatarse par la pression d'une roue de voiture. Il y a une plaie par écrasement communiquant avec la fracture. Tentative de conservation. Suppuration. Septicémie. Amputation intra-malléolaire. Guérison.

Obs. 7. — En 1890, C.., Marc, brasseur, âgé de 25 ans, a une fracture comminutive avec plaie contuse de plusieurs métatarsiens droits faite par un tonneau. Désarticulation sous-astragalienne. Guérison.

Ces quatre faits seront rappelés dans la statistique des opérations.

La durée moyenne du traitement a été de vingt-quatre jours pour les fractures simples, de quatre-vingt-deux jours pour les fractures compliquées et de cent dix-sept jours pour les fractures compliquées suivies d'opérations.

Parmi les 3 femmes atteintes de fracture, l'une d'elles, V..., Marie, âgé de 40 ans, était enceinte de six mois et demi. Elle eut le cinquième métatarsien droit brisé par le passage d'une roue de voiture. Un épanchement sanguin considérable se forma dans le pied, qui était affecté de varices. Malgré ce traumatisme, la grossesse continua son cours, et la consolidation s'effectua en vingt-deux jours.

3° *Fractures du calcanéum* :

10 fractures. $\left\{\begin{array}{ll} \text{7 hommes,} & \text{7 guéris.} \\ \text{3 femmes,} & \text{3 guéries.} \end{array}\right\}$ 0 mort.

Le plus ordinairement, 7 fois sur 9, ces fractures ont été le résultat d'une chute sur les talons, à la suite d'un saut d'un lieu élevé ; 2 fois seulement elles reconnurent pour cause un choc direct, dans un de ces cas ce fut la pression d'une roue de voiture, dans l'autre le choc de la bielle d'une machine à vapeur.

8 fois la fracture s'était produite par le mécanisme de l'écrasement. 2 fois l'apophyse postérieure du calcanéum a été détachée par un trait de fracture plus ou moins vertical.

2 fractures ont été compliquées de plaie du talon.

8 fractures ont été simples. Parmi ces dernières, j'ai observé, dans un cas (ob. 8), une fracture des deux calcanéums et de la malléole externe et, dans un autre cas, des fractures concomitantes du radius et du fémur.

Il n'a pas toujours été nécessaire d'appliquer un appareil inamovible. Le séjour au lit a quelquefois suffi pour la guérison. La durée moyenne du traitement a été de quarante-trois jours pour les fractures simples et de quatre-vingt-dix jours pour les fractures compliqués.

OBS. 8. — *Consolidation vicieuse.* B... Jean, ferblantier, âgé de 45 ans, entre à la Pitié le 17 juin 1885. Dans un accès de délire, il s'est précipité d'un premier étage et, en tombant sur les talons, il s'est fait une fracture par écrasement des deux calcanéums. Il existe en même temps une fracture de la malléole externe. Un appareil plâtré est appliqué de chaque côté.

Au bout de soixante-deux jours le blessé quitte l'hôpital, marchant difficilement avec une béquille. Revenu à l'hôpital, le 23 septembre 1885, la difficulté de la marche reste la même. Je constate, à la face inférieure du calcanéum droit, des saillies irrégulières produites par les fragments vicieusement consolidés. Ces saillies appuient sur le sol pendant la marche et produisent des douleurs très vives. Le malade dit qu'il marche comme sur des clous. Il y aurait eu lieu de faire la résection de ces saillies osseuses. Mais le malade veut retourner dans son pays. Je ne l'ai pas revu.

VIII. — *Entorses.*

321 entorses { 273 hommes, 273 guéris. } 0 mort.
                { 48 femmes, 48 guéries. }

En considérant la fréquence des entorses d'après les âges j'arrive aux résultats suivants :

De 15 à 20 ans.	38 entorses.	32 hommes.	6	femmes.
De 20 à 25 ans.	31 —	24 —	7	—
De 25 à 30 ans.	44 —	39 —	5	—
De 30 à 35 ans.	33 —	29 —	4	—
De 35 à 40 ans.	53 —	49 —	4	—
De 40 à 45 ans.	39 —	34 —	5	—
De 45 à 50 ans.	32 —	26 —	6	—
De 50 à 55 ans.	18 —	15 —	3	—
De 55 à 60 ans.	18 —	14 —	4	—
Au-dessus de 60	15 —	11 —	4	—

Les entorses ont été exactement aussi fréquentes au pied droit qu'au pied gauche. 5 fois elles ont affecté le pied droit et le pied gauche en même temps.

Les entorses ont eu pour siège : 2 fois l'articulation métatarso-phalangienne du gros orteil ; 25 fois les articulations médio-tarsiennes ; 200 fois l'articulation tibio-tarsienne ; 94 fois le siège de l'entorse n'a pas été diagnostiqué.

Les entorses légères ont été les plus nombreuses :

150 ont nécessité un séjour à l'hôpital de 1 à 5 jours ;
  87   —   de 5 à 10 jours.

Parmi les entorses sérieuses :
42 ont nécessité un séjour à l'hôpital de 10 à 15 jours.
  18   —   de 15 à 20   —
   7   —   de 20 à 30   —
   5   —   au-delà de 30   —

La durée moyenne du traitement a été de huit jours.

Le traitement a consisté en massages et en bains chauds dans la généralité des cas. Lorsque l'articulation avait de la tendance à s'enflammer, j'ajoutais la compression ouatée, quelquefois l'immobilisation dans un appareil silicaté ou plâtré.

IX. — *Luxations.*

1° *Luxations des phalanges.*

5 luxations { 5 hommes, 5 guéris. / 0 femme. } 0 mort.

Je n'ai observé ces luxations qu'au gros orteil. Dans 2 cas la phalangette était luxée ; dans 3 cas, le déplacement portait sur la première phalange.

Les *luxations de la phalangette* étaient l'une récente (obs. 9), l'autre ancienne (obs. 10).

Obs. 9. — *Luxation de la phalangette du gros orteil par hyperextension.* — Le nommé C... (Auguste), âgé de 40 ans, d'une constitution très vigoureuse, portait sur ses épaules un lourd fardeau pour décharger un bateau. En quittant le bateau pour monter sur le plat bord, il perdit l'équilibre. Le bout de son pied gauche porta seul sur le bord de la planche et glissa. Dans ce mouvement, les orteils, et surtout le premier orteil supportant tout le poids du corps, furent fortement relevés, pendant que la contraction musculaire fléchissait les orteils pour prendre un point d'appui sur le plat bord. Le pied ayant manqué, la crête du tibia racla le bord de la planche et le blessé tomba sur le côté gauche. Pas de perte de connaissance. C... se releva, put un peu marcher et, comme il souffrait beaucoup, on l'apporta à la Pitié.

Le 31 mai 1881, indépendamment d'une plaie contuse au rebord de l'orbite et d'une entorse du coude gauche, je constate que la pha'angette du gros orteil est fortement relevée du côté de la face dorsale, de manière à former avec la première phalange un angle qui se rapproche de l'angle droit. La phalangette est à peu près immobilisée dans cette situation et il n'est pas possible de la ramener, par un mouvement naturel, dans sa position normale. Elle a très peu de mobilité latérale.

Sur la face dorsale de l'orteil, au niveau de l'interligne articulaire, on voit un sillon assez profond au devant duquel existe une saillie arrondie, qui participe aux mouvements qu'on fait exécuter à la phalangette. Sur la face plantaire, on voit une saillie très accentuée, qu'il est facile de reconnaître pour l'extrémité antérieure de la première phalange du gros orteil.

La longueur de l'orteil n'est pas sensiblement diminuée.

Tous ces signes caractérisent une luxation complète en haut de la phalangette du gros orteil.

Je procède immédiatement à la réduction de cette luxation, après avoir endormi le patient avec le chloroforme. Une légère traction combinée avec un mouvement de flexion suffit à ramener la phalangette à sa place. Le pied est immobilisé dans une semelle plâtrée qui se relève sur les bords du gros orteil.

Cet appareil est enlevé au bout de dix jours. La luxation est bien réduite. La phalangette a recouvré tous ses mouvements. Il n'y a ni douleur, ni gêne au niveau du gros orteil.

Le 15 juin, C... (Auguste), quitte l'hôpital.

Obs. 10. — *Luxation ancienne en haut de la phalangette du gros orteil.* — Le nommé B... (François), âgé de 42 ans, exerçant la profession de boucher, entre le 0 juillet 1800, pour un durillon très douloureux sous le gros orteil gauche.

En l'examinant, je constate qu'il porte une luxation complète en haut, non réduite, de la phalangette du gros orteil. La déformation est exactement la même que dans l'observation précédente. L'extrémité postérieure de la phalangette fait saillie sur la face dorsale, et l'extrémité antérieure de la phalange fait saillie à la face plantaire. Cette luxation existe depuis plusieurs années. Un durillon très douloureux s'est formé sur la saillie de l'extrémité antérieure de la première phalange. Ce durillon est tellement volumineux et la marche est tellement entravée, que je propose l'amputation de l'ex-mité de l'orteil. La luxation était, d'ailleurs, irréductible sans une opération de résection, qui aurait été très gênée par la présence du durillon.

Le 17 juillet. Amputation dans la continuité de la première phalange. Réunion immédiate. Guérison en neuf jours.

Parmi les trois *luxations de la première phalange du gros orteil*, deux étaient récentes (obs. 11 et 12) et la troisième ancienne (obs. 13).

OBS. 11. — *Luxation en bas du gros orteil.* — D... (Charles), âgé de 19 ans, exerçant la profession de maçon, entre à la Pitié le 10 octobre 1884. A la suite d'un choc violent contre une pierre le gros orteil paraît avoir été entraîné dans une flexion exagérée, et la première phalange s'est luxée au-dessous de la tête du premier métatarsien.

En attirant l'orteil en avant, en même temps que je cherche à faire la coaptation, la luxation se réduit aussitôt et facilement, sans avoir de tendance à la reproduction. Aucun appareil contentif ne fut appliqué. L'orteil et le pied furent seulement entourés de compresses résolutives. Au bout de neuf jours le blessé pouvait quitter l'hôpital.

OBS. 12. — *Luxation complète en haut et en dedans du gros orteil; impossibilité de réduire ; arthrotomie ; réduction.* — B... (Jean-Marie), tonnelier, âgé de 32 ans, entre le 2 décembre 1889 à la Pitié. La veille, pendant qu'il roulait une pièce de vin, en s'arqueboutant sur la pointe des pieds, il tombe et se luxe le gros orteil gauche.

L'extrémité postérieure de la première phalange fait saillie en haut et en dedans de la tête du premier métatarsien. Celle-ci fait saillie à la face plantaire. L'axe du gros orteil n'est ni relevé,

ni abaissé. La luxation est complète. Le malade souffre modérément.

Il m'est impossible de réduire le déplacement par les procédés de douceur. Tractions sur l'orteil, manœuvres de coaptation, relèvement de l'orteil, torsions, tout reste sans résultat.

Le malade étant complètement endormi par le chloroforme,
je répète sans succès ces mêmes manœuvres. Saisissant alors
l'orteil avec la pince à mors de cuir, j'exerce en vain des
tractions. Je relève alors fortement l'orteil sur le dos du pied,
de manière à dégager le ligament antérieur, comme on le
fait, d'après le procédé de Farabeuf, pour réduire la luxation
du pouce en arrière ; puis je cherche à ramener en avant la
phalange, en rasant exactement la tête du métatarsien. Je
recommence à plusieurs reprises la même manœuvre ; mais
tout échoue.

Comme pour la luxation du pouce, l'obstacle à la réduction
réside probablement dans le ligament glénoïdien déchiré,
dont le rebord flottant et adhérent à la première phalange
vient s'interposer entre les surfaces articulaires.

Après avoir laissé reposer le malade pendant quelques
jours, je résolus de pratiquer l'arthrotomie et de réduire.

Le 9 décembre, chloroformisation. Application de la bande
d'Esmarch. Ouverture de l'articulation métatarso-phalangienne. Je constate alors, *de visu*, que c'est la partie du ligament glénoïdien déchiré, celle qui tient à la phalange et qui
renferme l'os sésamoïde interne, qui empêche la réduction en
venant s'interposer comme un corps étranger entre les surfaces articulaires. L'irréductibilité, dans cette variété de luxation du gros orteil, se produit donc par le même mécanisme que
l'irréductibilité de la luxation du pouce en arrière.

L'articulation étant ouverte, j'ai dû, pour réduire, non seulement dégager le lambeau du ligament glénoïdien, mais encore réséquer l'os sésamoïde interne.

Suture de la plaie. Pansement de Lister. Immobilisation
dans un appareil plâtré.

Consécutivement la luxation resta bien réduite. Mais, il y
eut un peu de sphacèle de la peau sur le dos du pied, au voi-

sinage de l'incision, et la plaie opératoire suppura. La cicatrisation se fit par granulations.

Le 15 avril 1890, B... (Jean-Marie) sortit de l'hôpital. Les mouvements de l'articulation étaient conservés mais diminués d'étendue.

OBS. 13. — *Luxation ancienne complète en bas des gros orteils droit et gauche.* — La troisième observation caractérise très exactement la déformation dans la luxation du gros orteil en bas.

Il s'agit d'un nommé H......, Pierre-Marie, âgé de 26 ans, qui entra dans mon service le 4 mai 1881. Cet homme portait, depuis une époque qu'il ne pouvait déterminer, probablement depuis la première enfance, une déformation symétrique des articulations métatarso-phalangiennes des gros orteils. La tête des métatarsiens faisait saillie en haut, l'extrémité postérieure de la première phalange était placé au-dessous de cette tête. L'axe des gros orteils était incliné en dedans. Comme le patient marchait convenablement je me gardai de lui proposer aucune intervention. Je me contentai de faire dessiner son pied (fig. 1).

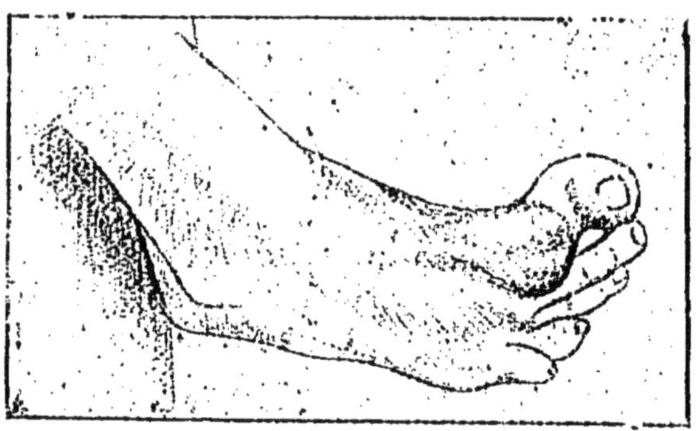

FIGURE I. — Luxation complète en bas du gros orteil

2° *Luxations des métatarsiens.*

2 luxations { 1 homme, 1 guéri. 1 femme, 1 guérie. } 0 mort.

Les luxations des métatarsiens ont été encore plus rares que celle des phalanges. Les 2 cas, que j'ai observés, se sont compliqués, tous les deux, d'une fracture de la jambe, à la suite d'un traumatisme grave. Je regrette que les détails me manquent sur ces deux faits (obs. 14 et 15.)

Obs 14. — B... (Edouard), charretier, âgé de 41 ans, entre à la Pitié le 14 novembre 1881. Il présente une luxation du cinquième métatarsien gauche, avec une fracture compliquée de plaie pénétrante à la jambe droite. La réduction de la luxation est facile. Application d'une semelle plâtrée. La fracture de la jambe est pansée et immobilisée. Guérison en soixante et onze jours.

Obs. 15. — T... (Suzanne), âgée de 23 ans, est apportée à la Pitié, le 15 avril 1885, à la suite d'une chute d'un 1ᵉʳ étage. Il existe une luxation incomplète en haut des troisième et quatrième métatarsiens droits, et une fracture de l'extrémité inférieure des deux os de la jambe du même côté. Réduction des luxations et de la fracture. Immobilisation dans une attelle plâtrée. La malade a présenté des douleurs rhumatoïdes consécutives. Elle quitté l'hôpital, guérie, au bout de quatre-vingt-dix jours.

3° *Luxation des os du tarse.*

1 luxation. — 1 homme, 1 guérison.

Obs. 16. — *Luxation du scaphoïde en bas.* — C... (Victor), âgé de 62 ans, charretier, a eu, le 28 juin 1881, le pied pris entre une roue de voiture et le sol. Il spécifie bien que la roue n'a pas passé sur son pied. Elle a seulement exercé une forte pression sur le pied, qui était renversé en dehors.

Je constate que l'apophyse du scaphoïde forme, à la partie interne et inférieure du pied, une saillie mobile, très appréciable, et que la tête de l'astragale se dessine en haut sous les téguments.

Le pied a dû subir, pendant le traumatisme, un mouvement de torsion de dehors en dedans autour de l'articulation calcanéo-cuboïdienne comme centre, de manière à produire un déplacement de l'avant-pied sur l'arrière-pied.

La luxation du scaphoïde en bas transforme la voûte plantaire en un véritable pied plat. En faisant basculer l'avant-pied sur l'arrière-pied, on rétablit la forme normale du pied et on détermine une crépitation articulaire caractéristique.

Il y a en même temps une fracture du calcanéum et une entorse de l'articulation calcanéo-cuboïdienne révélées par la mobilité anormale et la douleur.

La réduction est très facile. Application d'un appareil plâtré.

Dans les premiers jours, une eschare se forme à la partie interne du talon. C'est la conséquence de la violence du traumatisme. L'élimination de cette eschare et la cicatrisation de la plaie consécutive ont considérablement retardé la guérison. C'est seulement le 4 octobre, trois mois et dix jours après la blessure, que le malade peut aller en convalescence à Vincennes.

4° *Luxations tibio-tarsiennes.*

48 luxations { 28 hommes, 27 guérisons, 1 mort.
{ 20 femmes , 18 guérisons, 2 morts.

Ces 48 luxations se divisent en 6 luxations du pied sans fracture du péroné et 42 luxations avec fracture du péroné.

Les *luxations sans fracture du péroné* ont été plus fréquentes chez les femmes que chez les hommes (4 femmes et 2 hommes) et plus fréquentes au pied droit qu'au pied gauche (4 fois au pied droit, 1 fois au pied gauche, 1 fois le côté n'a pas été mentionné).

2 luxations étaient complètes et appartenaient à la variété en dedans, la plante du pied étant tourné en dedans.

1 luxation était complète en dehors, la plante du pied étant tournée en dehors.

3 luxations étaient incomplètes en arrière, le pied étant subluxé en arrière du tibia.

Aucune de ces luxations n'a présenté de complication. La tension de la peau a pu faire craindre, dans certains cas, sa déchirure ou son sphacèle. Mais ces craintes ne se sont pas réalisées.

Les luxations en dedans se sont réduites facilement, sans chloroforme, par une manœuvre de traction et de renversement du pied en dehors.

La luxation en dehors a été assez difficile à réduire et a nécessité la chloroformisation.

Les luxations en arrière ont toutes nécessité l'anesthésie chloroformique et des manœuvres assez longues de traction, de flexion et de coaptation. L'une de ces luxations datait d'un mois. J'en donne l'observation ci-après (obs. 17).

Après la réduction, le pied a été immobilisé, dans tous les cas, avec un appareil plâtré.

La durée du traitement a été de vingt-cinq jours en moyenne.

Obs. 17.—*Luxation du pied en arrière datant de cinq semaines; chloroformication; section du tendon d'Achille; réduction presque complète; guérison; marche facile.* — F... (Marie), mécanicienne, âgée de 20 ans, est entrée dans mon service, le 23 février 1882, pour une luxation du pied droit. Elle est d'une taille et d'un embonpoint peu ordinaires.

Il y a cinq semaines, en descendant une échelle, son pied gauche glissa, et elle fut entraînée à la renverse pendant que son pied droit se trouvait pris entre deux échelons. Elle resta un instant suspendue par ce pied, la tête en bas; puis elle tomba à terre.

Elle ne perdit pas connaissance et se releva seule, mais elle ne put marcher. Elle remarqua que la pointe de son pied était dirigée en bas. On la transporta chez elle, où des manœuvres de réduction furent faites sans succès.

A ma visite du 24 février, je constate que le pied a sa direction à peu près normale, et qu'il existe sur le cou-de-pied une saillie assez considérable. Cette saillie est manifestement formée par le bord antérieur de la mortaise tibio-péronière, qui s'est déplacée en avant de la poulie astragalienne. Tout le pied est porté en arrière de la position qu'il occupe sur l'axe de la jambe. Au-dessous de la saillie de l'extrémité inférieure du tibia existe une légère dépression. Le relief du talon et du tendon d'Achille est plus prononcé. Je ne crois pas qu'il y ait eu fracture du péroné au moment de l'accident. En tout cas, il n'en reste pas trace. Le moule du pied, tel qu'il se présente avant toute tentative de réduction, a été pris par M. Ménager, externe du service.

La face dorsale du pied est complètement insensible. La face plantaire a conservé sa sensibilité normale.

Les mouvement de flexion et d'extension sont très limités. La malade souffre trop en appuyant sur son pied pour qu'elle puisse marcher.

Le 25 février, la malade est endormie par le chloroforme. Une bande de toile mouillée est enroulée autour des deux tiers supérieurs de la jambe et fixée à un pilier. Une autre bande est placée autour du cou-de-pied et du talon. Par l'intermédiaire de cette bande on exerce des tractions très énergiques. La résistance du tendon d'Achille me paraît être un obstacle à l'efficacité des tractions. Je pratique donc, séance tenante, la section sous-cutanée du tendon d'Achille. Après cette section, les manœuvres de traction et de coaptation réussissent à réduire à peu près complètement.

Un appareil plâtré placé autour du pied et de la jambe maintient la réduction.

Le 9 mars, l'appareil plâtré est enlevé et remplacé par un appareil silicaté que la malade doit garder un mois. La sensibilité est revenue sur la face dorsale du pied.

Le 10 avril, je constate que la réduction n'est pas tout à fait complète, et qu'il existe encore un peu de déformation du pied, due à une légère saillie du tibia en avant. Mais l'articulation tibio-tarsienne n'est pas douloureuse. La patiente exécute facilement les mouvements de flexion et d'extension. Elle peut marcher sans difficulté. Je lui conseille de porter pendant quelque temps un bas élastique.

Les *luxations avec fracture du péroné* se répartissent en 26 luxations chez les hommes et 16 chez les femmes. 22 au pied droit, 16 au pied gauche, 4 dont le côté n'a pas été indiqué.

Les causes de ces luxations ont été des chocs directs, des chutes sur les pieds, et, en particulier, des chutes pendant lesquelles le pied était enclavé entre deux corps tels que des planches, des pierres, des échelons.

Les *luxations en dehors* ont été les plus nombreuses, au nombre de 28.

Les *luxations en dedans* ont été au nombre de 10.

Les *luxations en arrière*, au nombre de 3.

J'ai observé une seule *luxation en avant*.

Les *luxations en dehors* se sont accompagnées, presque toujours, d'une fracture du péroné à quatre travers de doigt au-dessus de la malléole externe, et d'un arrachement de la malléole interne ou du ligament latéral interne. 3 fois seulement la fracture du péroné coïncidait avec une fracture sus-malléolaire du tibia.

Dans les *luxations en dedans*, au contraire, la fracture du péroné siégeait tout à fait à l'extrémité inférieure, à la base de la malléole.

7 luxations se compliquèrent de plaie : 1 fois sans communication avec l'articulation; 6 fois l'articulation fut ouverte et le tibia faisait saillie entre les lèvres de la plaie.

Chez 7 blessés, la réduction fut difficile et nécessita la chloroformisation. 2 fois, il fallut, en outre, faire, dans un cas, une résection du péroné, et dans un autre cas, une ablation de l'astragale.

L'appareil plâtré, appliqué immédiatement après la réduction (par-dessus un pansement antiseptique dans le cas de plaie), a été le moyen invariable pour assurer l'immobilisation.

Comme accidents consécutifs, j'ai noté :

1 cas d'érysipèle survenu un mois après la luxation, chez un homme de 56 ans, très indocile, et qui ne voulait pas supporter son appareil plâtré;

3 cas de suppuration articulaire à la suite de luxation compliquée de plaie : l'un des malades a guéri; l'autre, femme de 50 ans, affectée d'albuminurie, ayant subi l'ablation de l'astragale, a succombé à la septicémie (obs. 74). Le troisième blessé, homme de 51 ans, ayant refusé l'amputation de la jambe dut subir, peu de jours après, en pleine septicémie, une amputation de la cuisse et mourut

(obs. publiée dans la statistique des fractures du péroné).

Enfin, chez une femme de 58 ans, qui avait eu une luxation en dehors sans plaie, la peau se gangrena au niveau de la malléole interne. Un érysipèle gangréneux, envahit la jambe. La blessée resta affaiblie, et finit par contracter, dans le service, une pneumonie insidieuse et infectieuse qui entraîna la mort quatre mois après la luxation.

Ainsi donc la mortalité des luxations tibio-tarsiennes a été de 3 sur 48 blessés. L'un des décès, par pneumonie infectieuse tardive, est tout à fait accidentel. Les autres, par septicémie, peuvent être imputés à la blessure et à l'opération.

La durée moyenne du traitement des luxations avec fracture du péroné a été de quarante-sept jours.

Le résultat du traitement a été bon dans 37 cas, les blessés ayant recouvré la forme intégrale et les fonctions du pied ; défectueux dans 2 cas, le cou-de-pied restant déformé, quoique les mouvements du pied fussent bien conservés ; mauvais dans 2 cas, le pied étant dévié en dehors de l'axe de la jambe et la marche étant plus ou moins gênée.

Affections organiques.

X. — *Abcès chauds.*

154 abcès { 140 hommes, 140 guérisons } 0 mort.
        { 14 femmes, 14 guérisons }

Ces abcès ont eu pour siège le pied droit   70 fois.
     —   le pied gauche   55 —
     —   les deux pieds   6 —
     —   côté du pied indéterminé 23 —

Ils se sont rencontrés 31 fois aux orteils.
     —   42 fois à la face dorsale.
     —   67 fois à la face plantaire, et, parmi ceux-ci, 22 fois au talon.
     —   11 fois siège indéterminé.

Les abcès ouverts spontanément ont été au nombre de 15.

139 abcès ont été incisés par le bistouri, avec ou sans l'abrasion de l'épiderme.

Après l'incision, le foyer de l'abcès a toujours été lavé

avec une solution phéniquée ou avec une solution au sublimé, puis pansé avec des compresses antiseptiques, humides le plus souvent.

Les accidents consécutifs ont été très rares. Je n'ai noté que 6 angéioleucites consécutives et 1 cas de sphacèle de la peau au voisinage de l'incision.

La guérison a toujours été prompte. La durée moyenne du traitement a été de huit jours.

64 abcès ont été guéris dans l'espace de	1 à 5 jours.	
51	—	de 5 à 10 —
21	—	de 10 à 15 —
13	—	au-dessus de 15 —

XI. — *Mal perforant.*

$$
90 \text{ cas}
\begin{cases}
83 \text{ hommes} \begin{cases} 25 \text{ opérés} & 0 \text{ mort.} \\ 58 \text{ sans opération} & 1 \text{ —} \end{cases} \\
7 \text{ femmes} \begin{cases} 3 \text{ opérés} \\ 4 \text{ sans opération} \end{cases} 0 \text{ —}
\end{cases}
$$

On voit par les chiffres précédents combien les femmes sont moins prédisposées au mal perforant. Si les hommes en sont plus souvent atteints, ils le doivent à leurs chaussures plus défectueuses et plus dures, à l'obligation où ils se trouvent de marcher et de rester debout pendant l'exercice de professions plus pénibles, à l'absence des soins de propreté.

L'âge a une influence non moins significative :

De 20 à 30 ans j'ai compté		2 cas.
De 30 à 40	—	20 —
De 40 à 50	—	38 —
De 50 à 60	—	19 —
De 60 à 70	—	10 —
Au-dessus de 70	—	1 —

L'ataxie m'a paru être la cause la plus fréquente. Viennent ensuite les lésions traumatiques du nerf sciatique (obs. 18) ou de la moelle, puis la présence d'un durillon négligé ou mal soigné. La glycosurie n'a été que très rarement signalée.

Obs. 18. — Le nommé L... (Victor), âgé de 41 ans, mécanicien, a été soigné en 1882 par mon ami le D' Charpentier, médecin de Bicêtre, pour une paralysie de la jambe et du pied droits survenue à la suite d'une injection sous-cutanée d'éther poussée maladroitement dans le tissu du nerf sciatique. (Voir l'observation publiée in *Bulletin de la Société de médecine de Paris*, novembre 1883, p. 212.) Les muscles de la jambe et du pied s'étaient atrophiés et les téguments du pied étaient devenus insensibles.

En 1884, L... (Victor) vint me trouver pour un mal perforant, qui s'était formé à la face plantaire du gros orteil droit. L'épiderme fut abrasé et des pansements à l'iodoforme furent appliqués. Après un traitement de trois mois et vingt-cinq jours, le mal plantaire était seulement amélioré.

L... (Victor) rentra dans le service en 1885. Il y séjourna plus d'un mois et sortit encore sans être guéri. Il s'agissait, chez ce malade, d'un trouble trophique par lésion du nerf sciatique, trouble dont le pronostic était grave, au point de vue d'une guérison du mal perforant et de la paralysie musculaire et cutanée.

Le mal perforant a siégé aussi souvent au pied droit qu'au pied gauche.

Les parties du pied, qui sont le plus souvent atteintes, sont :

Le gros orteil ou la tête du 1er métatarsien	49	fois.
La plante du pied......................	11	—
Le 5e orteil ou la tête du 5e métatarsien...	7	—
Le talon..............................	6	—
Le 2e orteil..........................	2	—
Le gros orteil et le petit orteil ensemble..	1	—
Les 2 pieds (le plus souvent les 2 gros orteils)	12	—

Dans 33 cas, le mal perforant avait pénétré jusqu'aux os, produisant une ostéite suppurée ou une ostéo-arthrite avec ouverture de l'articulation. La plupart de ces cas ont nécessité des opérations de nature diverse :

3 cautérisations profondes...........	3	guérisons
2 dissections et ablations des tissus..	2	—
1 grattage.........................	1	—
14 amputations d'orteil dans la continuité	14	—
3 désarticulations d'orteils............	3	—
4 amputations dans la continuité d'un métatarsien....................	4	—
1 désarticulation du 1er métatarsien..	1	—

Les 62 malades, qui n'ont pas subi d'opérations, ont été pansés, après l'abrasion de l'épiderme induré qui entourait la plaie, soit avec des compresses phéniquées ou sublimées, soit avec des compresses iodoformées.

23 malades ont été guéris ; 27 améliorés ; 12 sont sortis dans le même état ; 1 est mort (obs. 19).

Obs. 19. — Ce décès se rapporte à un homme de 65 ans, M... (Pierre), serrurier, entré à la Pitié en 1888. Il était atteint d'une glycosurie abondante et d'un anthrax grave. Il portait aussi, au gros orteil gauche, un mal perforant, qui n'était qu'une lésion bien accessoire et pour laquelle on ne fit aucun traitement. Il séjourna trente et un jours à l'hôpital, au bout desquels il mourut de coma diabétique.

J'ai observé 9 cas de récidive du mal perforant, soit dans le même point, soit dans un point voisin, soit sur le pied du côté opposé.

La durée moyenne du traitement sans opération a été de vingt-deux jours dans les cas suivis de guérison, et de vingt-neuf jours dans les cas où il y a eu seulement amélioration.

XII. — *Plaies de nature tuberculeuse.*

3 cas { 1 homme, 1 guéri / 2 femmes, 2 guéries } { 0 mort.

Je n'ai à signaler que le jeune âge de ces trois malades, 15 ans, 19 ans et 25 ans.

P.   3

XIII. — *Affections syphilitiques.*

15 cas) 4 hommes, 4 guéris, 0 améliorés) 0 mort.
   / 11 femmes, 7 guéries, 4 améliorées (

Sous le rapport de leur variété, ces affections, qui n'étaient admises et traitées qu'exceptionnellement dans le service, ont été :

7 plaques muqueuses ou rhagades entre les orteils.
2 ulcérations tertiaires.
1 ulcération phagédénique (obs. 20).
2 gommes.
3 ostéo-arthrites.

La durée moyenne du traitement des accidents syphilitiques précédents a été de vingt et un jours.

Obs. 20. — M... (Henriette), âgée de 16 ans, journalière, entre le 1er décembre 1880. Elle porte une plaie ulcérée de la plante du pied droit.

Il y a cinq mois et demi, cette jeune fille acheta des bottines de rencontre. Un clou de la semelle lui blessa la plante du pied droit. Il survint, au niveau de la piqûre, un bouton qui s'ulcéra peu à peu.

L'ulcération a les dimensions d'une pièce de cinq francs. Elle est arrondie, avec des bords taillés à pic. Son fond est grisâtre avec de très petits bourgeons. Elle présente tous les caractères d'une ulcération phagédénique.

On ne peut savoir de la malade si elle a eu d'autres manifestations de la syphilis. Actuellement, on n'en trouve d'autre signe qu'une exostose sur la crête du tibia du même côté.

Frictions mercurielles. Pansement de l'ulcère avec l'onguent gris. Iodure de potassium jusqu'à la dose de 2 grammes. Bains sulfureux.

Guérison de l'ulcère en trente-huit jours.

XIV. — *Onyxis.*

12 cas) 11 hommes, 3 opérés, 7 non opérés, 1 mort.
   / 1 femme, 1 opérée, 0 —   0 —

Toutes les onyxis observées ont eu pour siége le gros orteil, 7 fois à droite, 2 fois à gauche, 1 fois aux gros orteils
des deux pieds.

La syphilis, la tuberculose et le traumatisme produisant
une inflammation de la matrice de l'ongle, ont été les causes observées.

Le traitement a consisté : 4 fois dans une opération d'arrachement de l'ongle, 7 fois dans des pansements antiseptiques humides, 1 fois en pansements iodoformés.

J'ai constaté 9 guérisons, 2 améliorations, 1 mort due à
la tuberculose pulmonaire (obs. 21.)

OBS. 21. — *Onyxis ulcéreuse du gros orteil et de l'index.
Pneumonie double dans le cours d'une tuberculose pulmonaire.
Mort.*

Le nommé C... (André), âgé de 30 ans, entre dans mon
service le 2 juillet 1880, pour une ulcération du gros orteil du
pied droit et une ulcération analogue à l'index de la main
gauche. Ce malade, dont l'intelligence est obtuse, ne donne
que peu de renseignements. Tout ce qu'on peut savoir, c'est
qu'il a travaillé dans les égouts et qu'il a subi beaucoup de
privations. Il nie tout antécédent syphilitique. Il ne porte,
d'ailleurs, aucune trace de la syphilis. Mais son aspect est cachectique, et l'état de sa santé est très mauvais. Il est très
amaigri, et ses téguments ont une coloration terreuse.

L'ongle du gros orteil droit est tombé. A sa place existe un
ulcère atonique, dont le fond est grisâtre et rempli de pus. Les
bords de l'ulcère sont assez saillants, mais non indurés. Le
bourrelet de peau, qui forme la matrice de l'ongle, est plus
saillant et limite la plaie en arrière. La peau du voisinage est
pâle, sans caractère morbide particulier.

A l'index droit existe un ulcère analogue. L'ongle n'est
pas tombé. L'ulcération occupe les faces externe et antérieure
de la dernière phalange, et, comme au gros orteil, paraît gagner en profondeur.

Ces ulcérations remonteraient à trois ans. Elles se seraient
développées graduellement et, depuis plusieurs mois, elles
resteraient stationnaires.

Elles ne sont pas douloureuses. La piqûre avec une aiguille est peu sensible.

Les ganglions inguinaux et les ganglions axillaires ne présentent pas de tuméfaction notable.

L'examen du thorax fait constater de la matité dans les régions sus et sous-épineuses, droite et gauche. A l'auscultation, le murmure vésiculaire est affaibli ; la respiration est soufflante, avec de petits craquements à la partie supérieure.

L'auscultation du cœur donne un souffle à la base et au premier temps, mais ce souffle paraît résulter de l'anémie.

L'appareil digestif fonctionne mal. On ne peut savoir s'il y a eu des excès alcooliques.

Les urines ne contiennent ni albumine ni sucre.

Pas de troubles nerveux du côté des membres, ni paralysie, ni anesthésie.

L'essai du traitement syphilitique pendant quelques jours ne produit aucun résultat.

Je me rallie donc au diagnostic *d'onyxis tuberculeuse*, car le malade est manifestement tuberculeux.

Le malade succombe, le 29 août, à une pneumonie double, greffée sur la tuberculose pulmonaire.

Autopsie. Les tissus sous-jacents aux ulcérations de l'orteil et de l'index sont épaissis, sclérosés. Le tissu osseux de la phalangette est ramolli et se laisse facilement pénétrer par le stylet mousse. Les artérioles du doigt et de l'orteil sont saines. Elles ne sont pas athéromateuses et ne contiennent pas de caillots.

Une hépatisation grise occupe les deux tiers du poumon de chaque côté. Les poumons sont farcis de granulations tuberculeuses, et le sommet droit présente deux petites cavernes.

Le cœur et les gros vaisseaux sont sains.

Le foie hypertrophié pèse 1.050 grammes. Il est en état de dégénérescence graisseuse.

Rate et reins, sains. Estomac dilaté, sans autre lésion.

XV. — *Synovites des gaines tendineuses du cou-de-pied.*
26 cas.

$$20 \text{ hommes} \begin{cases} 15 \text{ non opérés, 15 guéris,} \\ 5 \text{ opérés, 3 guéris, 2 améliorés} \end{cases} \begin{cases} 0 \text{ mort} \end{cases}$$

$$6 \text{ femmes} \begin{cases} 4 \text{ non opérés, 4 guéries,} \\ 2 \text{ opérés, 0 guérie, 2 non guéries} \end{cases} \begin{cases} 0 \text{ mort} \end{cases}$$

La synovite a été *simple* 18 fois, c'est-à-dire qu'elle a été sans fongosités, produite par le rhumatisme, la blennorrhagie, la pression d'une chaussure, la fatigue de la marche, particulièrement chez des sujets qui avaient une ancienne entorse ou un pied plat.

Dans 1 cas, une synovite des extenseurs du pied gauche était de nature syphilitique et disparut sous l'influence d'un traitement spécifique.

7 fois la synovite était *fongueuse*, de nature tuberculeuse.

Les gaines des péroniers latéraux sont celles qui ont été le plus souvent affectées (11 fois sur 26). Vient ensuite, par ordre de fréquence, la gaine du jambier postérieur (4 cas), puis les gaines des fléchisseurs et des extenseurs du pied et des orteils.

Les synovites ont été deux fois plus fréquentes au pied gauche qu'au droit.

Les *synovites simples* ont guéri, après un traitement de dix-sept jours, en moyenne, par le repos, les révulsifs légers, la compression ouatée. Une fois seulement, la gaine ayant suppuré, fut incisé, et la maladie guérit en dix-huit jours.

Les *synovites fongueuses* sont beaucoup plus difficiles à guérir. L'incision de la gaine et les lavages répétés avec la solution phéniquée forte, sont des moyens insuffisants. Deux malades, qui n'avaient pas voulu subir d'autre opération que l'incision simple, sont sortis de l'hôpital dans le même état.

Il faut ajouter à l'incision le curettage exact des fongosités et, quelquefois, la dissection et l'ablation des gaines fongueuses, pour avoir quelques chances de succès. 4 de nos malades se sont soumis à cette opération. 2 ont bien guéri (obs. 22 et 24). Chez les 2 autres, le résultat laissait beaucoup à désirer (obs. 23 et 25).

Obs. 22. — D... (Georges), âgé de 15 ans, employé de commerce, entre dans mon service, le 22 avril 1892, pour une synovite tuberculeuse suppurée de la gaine du jambier antérieur gauche près de son insertion inférieure. Il existe une fistule.

Après avoir chloroformé le malade, je pratique le grattage des fongosités ; puis je cautérise la cavité saignante avec une petite flèche de pâte au chlorure de zinc laissée à demeure. La cicatrisation se fit par bourgeonnement ; mais le résultat fut excellent. La durée du traitement fut de quatre-vingts jours.

Obs. 23. — R... (Annette), domestique, âgée de 37 ans, entre le 8 octobre 1886. Elle porte une synovite fongueuse sur le bord interne et la face dorsale du pied gauche. Il existe plusieurs fistules, à travers lesquelles le stylet pénètre dans les gaines suppurées et fongueuses.

Le 15 octobre, chloroformisation. Incision. Grattage exact des fongosités avec une curette tranchante. Lavage des gaines avec la solution phéniquée forte. Pansement avec de l'iodoforme et de la gaze iodoformée. Par dessus, application d'un bandage ouaté compressif.

La cicatrisation fut très lente. Elle était terminée au bout de quatre-vingt-dix jours. Mais le pied restait douloureux sur son bord interne. Il avait de la tendance à se placer en varus. La malade ne pouvait marcher qu'avec des béquilles.

Le 13 janvier 1887, elle quittait la Pitié pour aller en convalescence à l'asile du Vésinet.

Obs. 24. — L... (Alexandre), âgé de 29 ans, manœuvre, entre à la Pitié le 15 novembre 1889, pour une synovite fongueuse et tuberculeuse de la gaine du jambier postérieur droit, faisant saillie derrière la malléole interne.

Le 1er décembre, chloroformisation. Application de la bande d'Esmarch pour produire l'ischémie du membre. Incision et grattage de toute la gaine avec une curette. Lavages phéniqués pour extraire les débris des fongosités. Suture de l'incision. Drain. Pansement de Lister et immobilisation du pied et de la jambe dans un appareil plâtré.

Réunion immédiate de l'incision et de la gaine. Mais il se produisit, sur le dos du pied, une eschare dûe à la bande d'Esmarch ou à la compression du bandage, et à la suite une plaie très longue à guérir.

Le résultat opératoire fut bon.

L'opéré quitta l'hôpital le 22 avril 1890, cent quarante-cinq jours après son opération.

Obs. 25. — G... (Joseph), âgé de 38 ans, exerçant la profession de charbonnier, entre le 8 juin 1892. On reconnaît, sur le dos du pied gauche, une synovite fongueuse et tuberculeuse des extenseurs des orteils.

Le 12 juin, chloroformisation. Ischémie avec la bande d'Esmarche. Incision et dissection des gaines. Ablation des parties fongueuses autour des tendons, avec le bistouri, les ciseaux et la curette. Suture de la peau. Pansement de Lister et bandage ouaté.

Gangrène consécutive d'une zone de peau autour des incisions.

Au bout de cinquante-cinq jours, l'opéré sort très amélioré. Mais on ne peut encore le considérer comme guéri.

XVI. — *Gangrènes des orteils et du pied.*

$$26 \text{ cas} \begin{cases} 17 \text{ hommes, } 11 \text{ guéris, } 6 \text{ morts} \\ 9 \text{ femmes, } 5 \text{ guéries, } 4 \text{ morts} \end{cases}$$

Dans 19 cas, ces gangrènes ont été spontanées, c'est-à-dire produite par une affection générale: artério-sclérose ou affection cardiaque (13 cas, obs. 26, 27, 29, 31, 34, 35), diabète sucré (2 cas ; obs. 32 et 33), lymphangite gangreneuse (2 cas, obs. 30); néphrite albumineuse (1 cas); état cachectique produit par le cancer (1 cas, obs. 28).

Dans 7 cas, la gangrène avait été le résultat d'une cause extérieure : gelure (5 cas; voy. chap. VI, p. 15); traumatisme (2 cas).

11 fois la gangrène a envahi les orteils seuls (le gros or-

teil 3 fois; le 4ᵉ orteil 2 fois ; le petit orteil 1 fois ; plusieurs orteils ensemble 5 fois).

5 fois la gangrène a été symétrique sur les deux pieds.

5 fois la gangrène occupait l'une des régions du pied, avec ou sans les orteils.

5 fois la gangrène s'est étendue du pied à la jambe.

Avant 30 ans je n'en ai observé que 2 cas

de 30 ans à 50 ans	—	5 cas
de 50 — à 60 —	—	5 cas
de 60 — à 70 —	—	9 cas
au-dessus de 70 ···	—	5 cas

Dans les formes de gangrène sèche, je me suis ordinairement borné à attendre l'élimination de la partie mortifiée. Dans les formes humides, j'ai désinfecté les foyers et j'ai provoqué l'élimination par des incisions avec le thermo-cautère, par des lavages avec une solution antiseptique, par des cautérisations avec des flèches de chlorure de zinc enfoncées dans les tissus sphacélés. Quelquefois j'ai sectionné les os dénudés pour enlever l'extrémité du membre dont les tissus étaient putréfiés.

La durée moyenne du séjour à l'hopital des malades guéris a été de trois mois vingt-trois jours.

Les malades, qui sont morts, ont tous succombé à l'état diathésique qui avait engendré la gangrène.

Obs. 26. — V... (Joseph), âgé de 30 ans, cordonnier, entre le 21 décembre 1879. Il présente une gangrène symétrique des pieds. Il est atteint d'une affection cardiaque, et la cause de la gangrène est très certainement une embolie. Il succombe à l'affection cardiaque le 3 janvier 1880.

Obs. 27. — P... (Jean), âgé de 46 ans, palefrenier, est transporté, le 10 août 1870, dans mon service. Il vient d'un service de médecine, où il était traité pour une affection cardiaque. Une gangrène spontanée avait envahi le pied et la jambe du côté droit. Cette gangrène était de forme humide. Elle exhalait une odeur extrêmement fétide.

Le 12 septembre, je sectionne le tibia et le péroné mis à nu, au niveau du sillon de séparation des parties mortifiées. Con sécutivement frissons, affaiblissement. Mort le 21 septembre.

A l'autopsie on trouve une endocardite athéromateuse localisée principalement sur les valvules aortiques. Les valvules mitrales sont moins malades. Les artères sont athéromateuses. Un épanchement de sang, d'environ 600 grammes et de cause inconnue, existe dans la gaine des vaisseaux iliaques externes et remonte jusqu'au rein. L'articulation du genou du côté amputé est saine.

Obs. 28. — H...(Juliette), 70 ans, sage-femme, entrée le 18 janvier 1882, est dans un état de cachexie cancéreuse avancée. Elle porte un cancer ulcéré inopérable du sein droit. En même temps le pied et la jambe du côté droit ont été frappés de sphacèle spontané. Le 27 février, la malade est prise d'une hémiplégie brusque, complète, à gauche, par embolie cérébrale très probablement, bien qu'elle ne présente rien d'appréciable à l'auscultation du cœur. Mort le 3 mars par suite des progrès de l'affection cérébrale.

Obs. 20. — L... (Isidore) âgé, de 60 ans, balayeur, entré le 9 octobre 1882, pour une gangrène spontanée du gros orteil droit. Il présente un artério-sclérose généralisée et de l'alcoolisme chronique, compliqué de délirium tremens. Trois jours après son admission, il meurt de méningo-encéphalite alcoolique.

Obs. 30. — D... (Sébastien), âgé de 32 ans, maçon, est admis, le 10 octobre 1882, à l'hôpital de la Pitié, pour une gangrène humide du pied gauche. Cette gangrène est le résultat d'un phlegmon avec angéioleucite de la jambe. Le malade est dans un état typhoïde grave. Il n'a ni diabète, ni albuminurie.

Je pratique sur les parties mortifiées de larges incisions avec le thermocautère. Je fais des lavages et des pansements phéniqués. Malgré ces pansements antiseptiques, la septicémie ne peut être enrayée, et le malade meurt quatre jours après son entrée.

Obs. 31. — P... (Marie), âgée de 72 ans, journalière, entre à à l'hôpital de la Pitié, salle Gerdy, le 10 janvier 1884.

Bonne santé antérieure, mais, depuis quatre ans, sujette,

nous dit-on, à des accès d'asthme. Nous apprenons aussi d'un de ses parents, car la malade est incapable par elle-même de nous fournir aucun renseignement, qu'elle a eu sept enfants dont six sont encore vivants.

Elle arrive à l'hôpital dans l'état suivant : Prostration presque complète ; dyspnée nécessitant la position assise dans le lit ; visage œdématié ; extrémités violacées et refroidies.

Urines normales, ne contenant pas d'albumine, présentant seulement une teinte noire due à des pansements à l'acide phénique. L'appétit est nul. La langue est sèche, couverte de fuliginosités. La voix est presque éteinte. Toux quinteuse de temps en temps, sans expectoration. L'auscultation pulmonaire fait entendre de gros râles trachéaux et un foyer de râles sous-crépitants fins à la base droite.

Le cœur est considérablement augmenté de volume, à la percussion. Cependant, les battements ne sont point visibles à l'épigastre, et il n'est pas possible de percevoir un frémissement vibratoire à la palpation. L'hypertrophie porte surtout sur les dimensions longitudinales, et la pointe se fait sentir dans le 7e espace, à 2 centimètres environ en dedans de la verticale mamelonnaire. A droite, la percussion indique que la matité cadiaque s'étend à deux travers de doigt environ plus loin qu'à l'état normal.

A l'auscultation du cœur, les tons sont affaiblis. Murmure asystolique, permettant cependant de percevoir, de temps en temps, un souffle systolique, dont le maximum paraît être à la pointe.

Le pouls est petit, misérable, arythmé. Il n'y a point d'athérome aux artères. La malade n'a point de cercle sénile.

Les lésions intéressantes au point de vue chirurgical se trouvent à la jambe du côté droit.

En effet, de ce côté, depuis le pied jusqu'à la réunion du tiers supérieur avec les deux tiers inférieurs de la jambe, le membre est totalement gangrené. Le pied momifié est de couleur verdâtre, desséché, conservant encore son épiderme. La jambe dénudée laisse voir les muscles noirâtres, disséqués et, au milieu d'eux, isolés et noircis, les deux os de la jambe recouverts seulement, à leur partie postérieure, par les muscles de la couche profonde de la région jambière postérieure. Tout cela répandant une odeur infecte et tendant à s'isoler des parties restées saines par une zone de peau rosée, sillon d'élimination. Les battements artériels sont faiblement perçus à la crurale et jusque dans l'artère poplitée.

Le 11 janvier. Pansement à l'alcool camphré, puisque la malade résorbe l'acide phénique. 30 grammes sirop digitale. Potion de Tood avec extrait de quinquina, pulvérisations à l'acide thymique.

Le 12. Section des deux os de la jambe à peu près vers leur partie moyenne, bien au-dessus du sillon d'élimination. Suintement sanguin par le canal médullaire du tibia. Pansement à l'alcool camphré. Ouate par dessus, après avoir bourré la surface d'amputation de flèches de Canquoin.

Le 13. Même pansement, nouvelle application de flèches. Continuation du régime tonique.

Le 14. État asphyxique; encombrement pulmonaire. 60 ventouses sèches sur la poitrine.

Mort le 15 janvier à 6 heures du matin.

Autopsie le lendemain à 10 heures du matin.

Thorax. Les *poumons* petits, ardoisés, reviennent bien sur eux-mêmes. Petit foyer de congestion à la base du poumon droit.

Le *cœur* très dilaté pèse 580 grammes. Il est mou et diffluent, mais pas graisseux. Toutes les cavités en sont dilatées. Les valvules sont toutes insuffisantes; mais examinées successivement avec le plus grand soin, ne présentent point traces d'altération. A peine trouve-t-on deux noyaux cartilaginiformes très petits le long du bord libre de la grande valve de la valvule mitrale. Les goussets aortiques sont normaux. L'aorte est dilatée, mais ne présente point d'athérome. Les embouchures des artères coronaires sont tout à fait libres.

Abdomen. L'estomac et l'*intestin* ont leur apparence normale. Le *foie* rétracté, pesant 1.450, présente à la coupe les caractères du foie cardiaque. La vésicule biliaire, qui déborde le bord tranchant de quatre centimètres environ, est remplie de calculs.

La *rate*, petite, dure, pèse 170 grammes.

Les *reins*, séniles, durs, scléreux, pèsent 180 et 175 grammes.

L'examen porte ensuite sur le membre sphacélé. Tout d'abord la dissection nous montre la lésion s'enfonçant dans la profondeur et s'étendant plus haut qu'à la superficie. Les vaisseaux cruraux sont alors disséqués depuis l'arcade crurale jusqu'au foyer gangreneux, puis enlevés et fixés sur un liège de façon à rendre leur examen plus facile.

Nous notons la résistance toute particulière que présentent à la pression digitale l'artère et la veine. Cette dernière a un aspect moniliforme. L'artère est ensuite incisée avec des ciseaux. Elle montre, sur une étendue de vingt-cinq centimètres environ, à partir de sept centimètres au-dessous du ligament de Poupart, une série de petits caillots noirâtres, pour la plupart récents, d'autres grisâtres, présentant une résistance beaucoup plus considérable. Ces caillots anciens oblitèrent presque complètement la lumière de l'artère. La veine présente la même lésion, sur une étendue encore plus grande. Les caillots sont plus volumineux et paraissent plus anciens.

En résumé, nous trouvons des coagulations à la fois veineuses et artérielles, ce qui nous explique le caractère mixte de la gangrène qui, franchement sèche au niveau du pied, était, au contraire, humide à la jambe. Mais nous ne savons guère à quelle origine attribuer l'embolus artériel, les renseignements, qui nous ont été fournis sur la malade, étant fort peu circonstanciés, d'une part, et l'examen attentif du cœur, d'autre part, ayant été absolument négatif. (Observation recueillie par M. Berthode, interne.)

Obs. 32. — La nommée P.., (Ursule), âgée de 59 ans, exerçant la profession de tailleuse, entre à la Pitié, le 1er juillet 1889, pour une gangrène spontanée du 4e orteil gauche. Elle est affectée de diabète sucré. Elle rend huit litres d'urine en vingt-quatre heures, et chaque litre contient quarante grammes de sucre. Au bout de quelques jours, elle présente des phénomènes de somnolence, puis de coma. Le 13 juillet, elle succombe au coma diabétique.

Obs. 33. — V... (Félicité), âgée de 63 ans, journalière, entre le 6 décembre 1889. Son pied droit est atteint de gangrène humide, très fétide, tendant à envahir la jambe. En même temps, elle est affectée de diabète avec une grande quantité de sucre dans les urines. Je me hâte de cautériser les foyers gangréneux avec des flèches de chlorure de zinc. La malade paraissait aller mieux, lorsqu'elle mourut subitement, le 9 décembre, trois jours après son entrée.

Obs. 34. — L... (Arsène), exerçant la profession de journalier, âgé de 67 ans, entre le 9 juin 1890, pour une gangrène spontanée du pied et de la partie inférieure de la jambe gauches. La cause de cette gangrène est la dégénérescence athéromateuse des artères. Le 20 juillet, il meurt d'artério-sclérose.

Obs. 35. — G... (Claude), âgé de 80 ans, exerçant la profession de corroyeur, entre à la Pitié le 22 juin 1891. Il est affecté d'une gangrène spontanée sèche des orteils des deux pieds. La cause de la gangrène est une artério sclérose. Le 5 août, il meurt d'affaiblissement sénile.

XVII. — *Ostéo-arthrites.*

1° Ostéo-arthrites des orteils :

35 cas

25 hommes :	15 amputations ou résections. 10 traitements sans opération.	0 mort.
10 femmes :	6 amputations ou résections. 4 traitements sans opération.	0 mort.

28 de ces ostéo-arthrites étaient suppurées, et formaient de véritables *tumeurs blanches*, avec fongosités et fistules. La plupart étaient de nature tuberculeuse. Deux d'entre elles reconnaissaient la syphilis pour cause.

Les 7 arthrites *non suppurées* étaient de nature rhumatismale, blennorrhagique ou goutteuse.

Le gros orteil a été le siège de la lésion dans 10 cas.
Le 5e   —   —   8 cas.
Le 2e   —   —   3 cas.
Le 3e et le 4e chacun —   —   1 cas.
Plusieurs orteils   —   —   3 cas.

L'articulation métatarso-phalangienne a été le plus souvent atteinte : 12 fois au gros orteil ; 4 fois au 5° orteil ; 2 fois au 2° orteil ; 1 fois au 3° orteil. Vient ensuite l'articulation phalango-phalangettienne, dont le gros orteil représente 5 cas. Les autres cas appartiennent aux autres articulations ou n'ont pas été nettement déterminés.

Les ostéo-arthrites ont eu pour siège beaucoup plus souvent les orteils droits que les orteils gauches (20 fois à droite, 12 fois à gauche, 3 fois côté indéterminé).

Chez la plupart des malades, l'amputation ou la résection a été nécessaire. 3 malades ayant refusé l'opération sont sortis non guéris. 8 malades ont été guéris sans opération. 3 malades ont été améliorés.

Les 21 malades, qui ont été opérés, ont subi les opérations suivantes :

3 amputations dans la continuité de la 1re phalange ;

5 désarticulations métatarso-phalangiennes ;

8 amputations dans la continuité des métatarsiens ;

5 résections articulaires ou autres.

La mortalité a été nulle.

2° Ostéites et ostéo-arthrites du métatarse et du tarse :

42 cas	29 hommes	13 opérés ..... 1 mort.
		16 non opérés.. 0 mort.
	13 femmes	8 opérées..... 3 morts.
		5 non opérées . 2 morts.

Les ostéites des os du métatarse et du tarse se compliquent presque toujours d'une inflammation des articulations voisines.

Dans 12 cas, ces ostéo-arthrites n'étaient pas suppurées.

Les os qui ont été le plus souvent affectés, sont par ordre de fréquence :

Les os du tarse. . . . . 27 fois.

Le calcanéum seul. . . . . 6 —

Les os du tarse et de métatarse pris ensemble. 7 fois.

Les os du métatarse seuls . . . . 2 —

Le pied droit a été malade 20 fois ; le pied gauche 12 fois ; les deux pieds 1 fois ; 9 fois le côté n'a pas été indiqué.

Chez les 21 *malades opérés*, l'intervention chirurgicale a été de nature diverse :

3 curettages et cautérisations profondes
au fer rouge . . . . 3 guéris. 0 mort.
7 évidements. . . . . 4 guéris. 3 morts.
3 désarticulations de métatarsien avec
évidement des os du tarse . . . . . . 2 guéris. 1 mort.
2 désarticulations sous-astragaliennes. 2 guéris. 0 mort.
1 désarticulation de Chopart . . . . . . 1 guéris. 0 mort.
1 excision du cuboïde. . . . . 1 guéris. 0 mort.
4 amputations intra-malléolaires. . . . . 4 guéris. 0 mort.

Chez les 21 *malades qui n'ont pas subi d'opération*, 4 sont sortis guéris, 6 ont été améliorés, 9 sont restés dans un état stationnaire, 2 sont morts (obs. 36 et 37).

Ces 2 cas de mort appartiennent à deux femmes, les voici :

Obs. 36.— D.. (Céline), âgée de 65 ans, entrée le 14 septembre 1881, était depuis quatre mois et demi dans le service pour une ostéite syphilitique tertiaire suppurée du tarse gauche, lorsqu'elle fut prise de pneumonie des vieillards et mourut.

Obs. 37. — B... (Victoire), âgée de 64 ans, entrée dans le service le 2 août 1882, portait une ostéite à suppuration fétide du tarse droit. Elle était affectée, en même temps, d'une néphrite albumineuse qui contre-indiquait toute opération. Elle succomba, en effet, à sa néphrite vingt-neuf jours après son entrée à l'hôpital.

Les 4 malades, qui sont morts après l'intervention chirurgicale (obs. 38, 39, 40, 41), avaient une affection tuberculeuse du pied. Ils ont succombé à l'infection tuberculeuse : deux tardivement, la plaie opératoire étant guérie ou presque guérie ; les deux autres rapidement après l'opération. Dans ces deux derniers cas (obs. 38 et 39) le traumatisme opératoire a pu donner un coup de fouet à l'évolution tuberculeuse. Voici en résumé ces observations :

Obs. 38. — *Tumeur blanche astragalo-calcanéenne à la suite d'une entorse ; évidement de la partie antérieure du calcanéum ; méningite tuberculeuse ; mort.* (Obs. publiée in *Bull. de la Soc. de chirurgie*, séance du 16 mai 1883, p. 425.) La nommée D... (Amélie), âgée de 41 ans, couturière, est entrée le 12 janvier 1883 à l'hôpital de la Pitié, dans le service de M. Polaillon, salle Gerdy, n° 10.

Antécédents. Son père est mort vers l'âge de 65 à 70 ans sans maladie reconnue. Il n'était pas rhumatisant. Sa mère est morte de suites de couches à 32 ans. Sur cinq frères et sœurs, une sœur est vivante et bien portante ; les autres sont morts : l'un accidentellement, l'autre à la suite d'un refroidissement à 35 ans et le troisième à 60 ans.

Dans son enfance, Amélie D... n'a jamais eu de maladie. Un impétigo du cuir chevelu est la seule manifestation strumeuse qu'elle ait éprouvée. Réglée depuis 16 ans 1|2, normalement. Pas de pertes blanches. A 19 ans scarlatine sans complications.

Elle a eu 7 enfants. Le 1er est mort à trois ans de diarrhée chlolériforme; les 2e, 3e, 4e et 5e sont morts dans leur première année par une cause indéterminée. Les 6e et 7e sont bien portants, âgés l'un de neuf ans, l'autre de cinq ans. Les suites de ses couches ont toujours été normales.

Elle n'a jamais eu d'éruption cutanée, syphilitique ou autre ; jamais de toux persistante, ni d'amaigrissement.

En septembre 1882, Amélie D... se fit une légère entorse au pied gauche. Mais son travail l'obligeant à rester toujours assise, elle souffrit peu ou pas et négligea complètement cet accident. A la fin de novembre, elle fit un ouvrage qui l'obligea à rester debout toute la journée. Dès le troisième jour son pied enfla et devint un peu douloureux. Néamoins elle continua à travailler et à marcher. Au milieu de décembre, les mouvements du pied devinrent difficiles et douloureux, et la malade se mit à boiter. Le 4 janvier 1883, elle est obligée de cesser de marcher.

État actuel. A l'entrée dans le service, le 12 janvier, le pied gauche est tuméfié sans rougeur de la peau. En arrière et au-dessous de la malléole interne on trouve une saillie élastique, presque fluctuante. Les mouvements de flexion et d'extension sont limités et douloureux.

Pas de douleurs spontanées. Pas d'engorgement ganglionnaire dans le pli de l'aine.

Aucune fièvre. L'état général est bon. Embonpoint normal. Tempérament lymphatique.

M. Polaillon diagnostique des fongosités provenant de la gaine du fléchisseur commun des orteils et peut-être des articulations du tarse.

Badigeonnages de teinture d'iode; compression ouatée; immobilisation dans un appareil silicaté.

14 février. La tuméfaction interne étant devenue nettement fluctuante, incision avec le bistouri. Issue d'une sérosité purulente et de quelques fongosités. Pansements avec la poudre d'iodoforme et la gaze iodoformée.

En introduisant un stylet dans la plaie, on reconnaît qu'il pénètre jusqu'au calcanéum, qui est mis à nu et friable.

Opération le 1ᵉʳ mars. Chloroformisation. Application de la bande d'Esmarch. Précautions antiseptiques. Spray phéniqué. Incision courbe à un travers de doigt au-dessous de la malléole interne. Curage des fongosités et évidement de la partie antérieure et interne du calcanéum. L'opération terminée, le doigt sent très nettement la face articulaire et interne de l'astragale, qui est sain.

Lavage de la cavité opératoire avec un jet d'eau phéniquée. Établissement d'un drain. Deux points de suture métallique. Pansement de Lister. Immobilisation du pied et de la jambe dans un appareil plâtré.

L'examen microscopique des fongosités et de l'os enlevé ne démontre pas la présence d'éléments tuberculeux.

Le 2 mars. Fièvre nulle.

Le 3. 1ᵉʳ pansement.

Le 6. 2ᵉ pansement. Le drain est changé; les sutures sont enlevées. La plaie semble se réunir par première intention.

Mais, dans les jours suivants, on voit du pus sortir de la profondeur de la plaie.

Le 14. Décollement de la peau au niveau de l'extrémité postérieure et supérieure de l'incision. La plaie est fongueuse.

Pansement tous les jours avec la poudre d'iodoforme et la gaze iodoformée portée jusqu'au fond de la plaie.

Le 31. Depuis quelques jours, la malade a été prise d'une somnolence presque continuelle. Elle ne demande plus à manger. Elle fait ses déjections sous elle. Quelques vomissements. Céphalalgie diffuse. Douleurs vagues dans les membres. Elle répond difficilement aux questions qu'on lui adresse. Pas de frissons. Pas de toux. L'auscultation de la poitrine et du cœur ne relève rien. Les urines, examinées avec soin, sont normales.

Le 4 avril. Même état de torpeur et de demi-coma. Hyperesthésie : la malade accuse une douleur très vive au moindre pincement de la peau ou des masses musculaires. La tête est renversée en opisthotonos, et le cou est rigide, si bien qu'il est impossible de lui faire exécuter le moindre mouvement. Les pupilles ne sont pas inégales et la contractilité pupillaire est intacte. Pas de déviation conjuguée des yeux. L'intelligence est de plus en plus compromise. Par moment la malade manifeste une grande gaieté.

M. Polaillon diagnostique une méningite probablement tuberculeuse et porte un pronostic très grave.

Le 5. Constipation sans ballonnement ni rétraction du ventre. La tête est toujours en opisthotonos, mais avec une légère rotation à droite. Un peu de frissons. Douleur vive à la moindre tentative de mouvement communiqué.

Fièvre très modérée, 38°,4, le soir.

Révulsif. Lavement purgatif.

Le 6. Même état. Il semble, par moment, qu'il y a de l'hémiplégie faciale gauche. La tête est toujours tournée à droite. Mais sans déviation conjuguée des yeux. T. 38°,6.

Le 7. Coma de plus en plus profond. Refroidissement des extrémités. T. 36°, 8. Mort à dix heures du soir.

Autopsie. On ouvre le crâne avec précaution et on trouve une *méningite tuberculeuse* des plus caractérisées. Il n'y a pas de tubercule dans la masse encéphalique.

Quelques granulations tuberculeuses au sommet des deux poumons.

Le cœur et le péricarde sont sains.

Semis de granulations tuberculeuses sur tout le péritoine.

Point d'épanchement ascitique, ni de fausses membranes. Infiltration tuberculeuse des ganglions mésentériques.

Toutes ces productions tuberculeuses sont de formation très récente.

L'examen du pied montre une ostéite suppurée du calcanéum et du scaphoïde. Les articulations astragalo-calcanéenne et médio-tarsienne sont remplies de fongosités.

L'articulation tibio-tarsienne est saine ; mais les éléments péri-articulaires sont épaissis et indurés.

Obs. 39. — B. . (Marie), âgé de 17 ans, entre le 15 mars 1887. Son état général est mauvais. Elle porte une tumeur blanche, de nature tuberculeuse, des articulations médio-tar-siennes gauches. En même temps le genou gauche, guéri d'une arthrite datant de l'enfance, présente une ankylose incomplète à angle droit.

Le 16 avril, chloroformisation. Ischémie avec la bande d'Esmarch. Évidement et cautérisation du foyer tuberculeux. Lavage phéniqué de la plaie. Pansement iodoformé. Ténotomie sous-cutanée des tendons fléchisseurs de la jambe qui s'opposaient au redressement du genou. Immobilisation dans un appareil plâtré.

Quatre jours après l'opération, le 20 avril, à 1 heure du matin, la malade meurt presque subitement. La cause de la mort a été attribuée, selon toute vraisemblance, à une tuberculose encéphalique.

L'autopsie n'a pas été faite.

Obs. 40. — P... (Françoise), âgée de 35 ans, couturière, entre dans mon service le 8 décembre 1884. Elle est affectée d'un mal de Pott cervical, ancien, paraissant guéri ou, du moins, n'étant plus dans une période d'activité. Elle vient réclamer mes soins pour une ostéite tuberculeuse, nécrosique, du calcanéum droit.

Le 20 décembre. Chloroformisation. Incision en fer à cheval embrassant la face postérieure et les faces latérales du talon. Dissection du lambeau plantaire. Extirpation du calcanéum en plusieurs morceaux. Suture de l'incision. Pansement de Lister, d'abord ; pansement à l'iodoforme ensuite.

Guérison par suppuration.

Au mois d'avril 1885, la malade ayant été gardée dans le service, parce qu'elle ne pouvait pas encore marcher sur son pied opéré, je constatai de l'hébétude, de la céphalalgie, des vomissements.

Le 29 avril, plus de quatre mois après son opération, elle mourait avec tous les signes d'une méningo-encéphalite tuberculeuse, qui fut constatée à l'autopsie.

Obs. 41. — Le nommé R... (Antoine), âgé de 51 ans, entre le 30 avril 1890, pour une ostéo-arthrite tuberculeuse, suppurée, du tarse droit. Il existe des abcès et des fistules.

Opération le 11 octobre, après avoir temporisé plusieurs mois. Chloroformisation. Évidement et ablation des os du tarse. Résection de l'extrémité postérieure des métatarsiens correspondants. Pansements iodoformés et ouatés.

Le 7 novembre, poussée d'érysipèle.

Le 22 décembre, mort à la suite d'une tuberculose pulmonaire aiguë.

La durée moyenne du traitement, en faisant abstraction des malades qui sont morts, a été de trois mois vingt-six jours.

3° Arthrites tibio-tarsiennes non suppurées :

$$47 \text{ cas } \left\{ \begin{array}{l} 37 \text{ hommes} \\ 10 \text{ femmes} \end{array} \right\} 0 \text{ mort.}$$

Les causes, par ordre de fréquence, ont été : 17 fois, une entorse ; 6 fois, le rhumatisme ; 5 fois, la blennorrhagie ; 5 fois, une fracture sus-malléolaire ancienne ; 1 fois, la syphilis ; 13 fois, la cause n'a pas été reconnue.

Le pied gauche a été affecté plus souvent que le pied droit (21 arthrites à gauche, 18 à droite, 1 aux deux pieds simultanément ; 7 fois côté indéterminé).

Dans 16 cas, nous avons eu affaire à des arthrites négligées devenues chroniques. Dans 5 cas, la lésion articulaire était de la nature des arthrites sèches, avec plus ou moins de déformation des os. Dans 8 cas, l'inflammation était subaiguë et, dans 4 cas seulement, franchement aiguë.

Le traitement a consisté en révulsions avec la teinture d'iode et avec les pointes de feu, et surtout dans l'enveloppement ouaté et l'immobilisation.

Le résultat du traitement a été : 15 guérisons ; 28 améliorations (plusieurs malades étant sortis avant leur guérison complète) ; 4 états stationnaires.

2 malades sont revenus pour des rechutes de l'inflammation articulaire.

La durée moyenne du séjour à l'hôpital a été de vingt-trois jours.

14 malades y ont séjourné de 1 à 10 jours.

11 — de 10 à 20 —

9 — de 20 à 30 —

9 — de 30 à 91 —

4° *Arthrites tibio-tarsiennes suppurées ou fongueuses,*

$$32 \text{ cas} \begin{cases} 23 \text{ hommes} \begin{cases} 11 \text{ opérés} & 1 \text{ mort.} \\ 12 \text{ non opérés} & 0 \; — \end{cases} \\ 9 \text{ femmes} \begin{cases} 6 \text{ opérées} \\ 3 \text{ non opérées} \end{cases} 0 \; — \end{cases}$$

La cause la plus fréquente est encore l'entorse, mais l'entorse agissant sur un terrain prédisposé par la diathèse tuberculeuse.

Le pied gauche est aussi le plus souvent atteint (20 arthrites suppurées au pied gauche, contre 9 au pied droit. 3 fois le côté n'a pas été déterminé).

La fréquence des arthrites tibio-tarsiennes suivant les âges m'a donné les chiffres suivants :

	Arthrites non suppurées.	Arthrites fongueuses ou suppurées.
De 15 à 20 ans	4	6
De 20 à 30 ans	15	8
De 30 à 40 ans	12	4
De 40 à 50 ans	5	10
De 50 à 60 ans	7	1
Au-des. de 60 ans	2	5

Dans 19 cas, l'articulation était envahie par les fongosités et présentait tous les caractères d'une tumeur blanche. Dans 13 cas, l'articulation était, en outre, suppurée, 9 fois avec des fistules et des os dénudés.

La complication la plus fréquente a été la tuberculose pulmonaire (dans 7 cas), ou des affections similaires : l'adénite cervicale (2 cas) ; la synovite fongueuse des extenseurs des doigts (1 cas) ; la synovite de la gaine des péroniers (1 cas) ; le mal de Pott (1 cas) ; l'arthrite fongueuse des articulations du tarse (2 cas). Dans 2 cas, le malade était albuminurique.

Chez 10 malades, je n'ai pas cru devoir intervenir par une opération, parce qu'il y avait chance de guérison par la révulsion, la compression ouatée et l'immobilisation. 7 malades ont été améliorés, 3 sont restés dans le même état sans aggravation.

5 malades ont refusé l'amputation ou quelqu'autre opération, et sont sortis de l'hôpital.

Parmi les 17 malades qui ont subi une opération, l'intervention a varié de la manière suivante :

3 arthrotomies (grattage, évidement) 3 guéris, 0 mort.
1 résection tibio-tarsienne. . . . 1 — 0 —
1 désarticulation tibio-tarsienne. 1 — 0 —
12 amputations de la jambe. . . 11 — 1 (obs. 42).

La durée moyenne du traitement médical a été de soixante-sept jours pour les malades non opérés. Quant aux malades opérés je renvoie à la statistique des opérations.

Obs. 42. — L... (Ferdinand), âgé de 65 ans, ancien maître d'hôtel, entre dans mon service le 11 janvier 1881.

Il avait éprouvé, il y a quinze mois, une douleur sourde dans le pied gauche. Cette douleur se calmait par le repos. Bientôt le pied se tuméfia, principalement au niveau de l'articulation tibio-tarsienne et de la malléole externe. Les douleurs devinrent continues et assez aiguës pour empêcher le sommeil. La peau rougit, et il se forma un abcès, que le malade ouvrit lui-même avec un canif. Il en sortit un flot de pus. Malgré cette évacuation, les douleurs continuèrent avec la même violence, et une suppuration abondante et fétide continua à se produire. L.., pouvait encore, à ce moment, s'appuyer un peu sur son pied.

Il y a six mois, neuf mois après le début de l'arthrite du pied gauche, une douleur identique se fit sentir dans le pied droit. Peu à peu la douleur augmenta. Deux abcès se formèrent et s'ouvrirent au niveau des malléoles.

Comme les douleurs persistaient et que la marche était devenue impossible, L..., fut obligé d'entrer à l'hôpital.

A l'examen du pied gauche, je trouve, au niveau de la malléole externe, une plaie ulcérée qui laisse échapper un pus extrémement fétide. Le stylet pénètre sur les os dénudés, en particulier sur le calcanéum.

Le pied droit, qui a été affecté plusieurs mois après le pied gauche, est bien plus malade que celui-ci. Il existe, au niveau de la malléole interne, une large perte de substance qui met à nu l'extrémité inférieure du tibia. Sur le côté externe, on voit une ouverture fistuleuse, à bords déchiquetés, dont le trajet anfractueux laisse écouler une grande quantité de pus non fétide. Avec le stylet, je trouve une dénudation très étendue de l'astragale et du calcanéum.

Il s'agissait donc d'une ostéo-arthrite suppurée des deux articulations tibio-tarsiennes, compliquée à droite d'un ostéite du calcanéum et d'une arthrite calcanéo-astragalienne.

Je donne à entendre au malade qu'une amputation du pied le plus affecté est urgente. Mais il demande quelques jours pour se décider.

En proposant cette opération, qu'il aurait probablement fallu compléter par une autre opération semblable à gauche, je ne me dissimulai pas que le terrain était très mauvais. Amaigrissement, diminution de l'appétit, teinte terreuse de la peau, athérome artériel, signes d'une tuberculose commençante au sommet du poumon gauche, tout cet ensemble était bien propre à me faire renoncer à une intervention, si je n'avais été convaincu que la suppression du principal foyer d'infection pouvait améliorer l'état du malade et prolonger sa vie.

Le 17 janvier, à la suite d'un refroidissement dans son lit, L... présente un œdème des paupières et de la face. Je constate que les urines contiennent une notable quantité d'albumine. Régime lacté.

L'œdème et l'albuminurie disparaissent assez rapidement. Mais les douleurs des pieds augmentent, et le patient demande l'opération.

Le 29. Chloroformisation. Amputation sus-malléolaire de la jambe droite, en prenant le principal lambeau en arrière sur la peau du talon, seul point où il fut possible de trouver de la peau saine. Ligature de trois artères. Résection de quelques centimètres du nerf tibial postérieur. Suture du lambeau. Drain. Pansement de Lister et enveloppement de ouate.

Le 2 février. Agitation et délire pendant la nuit. Un peu de fièvre. Le pansement est renouvelé pour la première fois. Le moignon ne présente pas de rougeur inflammatoire. Mais il y a, en avant, une plaque de gangrène, grande comme une pièce d'un franc, et une infiltration de gaz sous la peau. T. 37°,6.

Pansement tous les jours. La plaque de gangrène augmente d'étendue et envahit tout le lambeau antérieur. Le lambeau postérieur est en très bon état. La température ne dépasse guère 38° le soir. L'albuminurie est revenue.

Le 20. L'état général est mauvais. L'opéré est dans une somnolence presque continuelle. La plaie bourgeonne mal. La suppuration du pied gauche reste très fétide.

Le 22. La température s'élève à 39°,1 le matin et à 39°,4 le soir.

Le 5 mars. Malgré les pansements antiseptiques, la plaie a un aspect blafard. La langue est sèche, fuligineuse. Le malade est en proie à la septicémie, aggravée par l'état général.

Le 15. Mort.

A l'autopsie, on trouve des tubercules dans les poumons. Les reins sont petits, amyloïdes. Plaques d'athérome sur l'aorte. La cicatrisation du moignon se faisait d'arrière en avant entre le lambeau postérieur et la section osseuse.

Tumeurs.

XVIII. — *Tumeurs bénignes.*

1° *Kystes synoviaux.*

5 cas $\Big\{$ 4 hommes, 4 opérés, 4 guéris.
            1 femme, 1 opérée, 1 guérie.

Sur ces 5 cas, 4 fois les kystes étaient paratendineux,
1 fois d'origine articulaire (obs. 43).

Ils occupaient la face dorsale du pied, dans 4 cas. Dans
1 cas (obs. 44), le kyste paratendineux était situé sur la
gaine des péroniers latéraux en avant de la malléole.

Dans tous les cas, leur ablation était devenue nécessaire
par la gêne et les douleurs qu'ils occasionnaient pendant
la marche.

J'ai toujours pratiqué cette opération, pendant la chloroformisation, en disséquant le kyste avec le bistouri. Il est
arrivé que la gaine tendineuse a été ouverte par cette dissection dans presque tous les cas. Après l'ablation du kyste,
j'ai toujours pratiqué la suture. Dans 4 cas, il y eut réunion immédiate; dans 1 cas la plaie opératoire suppura,
probablement parce que l'opérée contracta la varioloïde
quelques jours après son opération.

La durée moyenne du traitement a été de vingt et un jours.

Obs. 43. — *Kyste synovial de la face dorsale du pied, pénétrant
entre les deux premiers métatarsiens jusqu'à la plante du pied.
Dissection et grattage du kyste. Guérison.*

Le nommé P... (Armand), âgé de 36 ans, charretier, entre à
la Pitié le 26 janvier 1883.

Pas de maladies antérieures. Père mort jeune d'une maladie
aiguë de poitrine. Mère vivante.

Il y a environ quatre ans, le malade s'est aperçu, sans qu'il y
ait eu aucun traumatisme, qu'il avait, sur la face dorsale du
pied gauche, au niveau de la tête du 2e métatarsien, une petite
tumeur, grosse comme un pois. Cette tumeur était à peu
près indolente, mais cependant, de temps en temps, le malade

souffrait un peu, lorsque sa chaussure était trop serrée. La douleur s'irradiait le long du membre inférieur et se portait soit au pli de l'aine, soit à l'hypogastre.

La tumeur s'est accrue peu à peu. Au mois de mai dernier, le malade consulta un médecin qui conseilla des frictions avec une pommade et qui fit de la compression pendant plusieurs jours avec une plaque de plomb. La tumeur aurait disparu pendant ce traitement ; mais elle a reparu avec tous ses caractères, aussitôt que le malade a repris son travail.

A l'examen on trouve, sur la face dorsale du pied gauche, une petite tumeur de forme conique, de la grosseur d'une grosse noisette, faisant saillie entre le tendon de l'extenseur propre du gros orteil et celui de l'extenseur commun, à la hauteur de la tête des deux premiers métatarsiens. Cette tumeur est presque indolente à la pression, très peu mobile sur les parties profondes. La peau n'y est pas adhérente, et elle n'est pas entraînée par les mouvements des orteils. Pas de battements.

M. Polaillon porte le diagnostic de kyste synovial d'origine articulaire plutôt que tendineuse. L'ablation est décidée pour le 30 janvier.

Opération. Le malade est chloroformisé, et on applique la bande d'Esmarch. Période d'excitation sous le chloroforme assez prononcée.

Après une incision antéro-postérieure de trois centimètres environ, n'intéressant que la peau, M. Polaillon tombe directement sur le kyste, qu'il cherche à extraire sans l'ouvrir, mais les parois sont très adhérentes aux parties voisines. M. Polaillon reconnaît que la cavité s'enfonce entre les têtes du 1er et du 2me métatarsien et arrive jusqu'à la partie profonde de la plante du pied. A l'ouverture du kyste, il s'écoule une espèce de gelée jaunâtre, beaucoup plus abondante qu'on ne pouvait le prévoir, à cause du prolongement de la tumeur dans la plante du pied. Le volume du kyste peut être comparé, d'après son contenu, à celui d'une grosse mandarine.

La poche est extirpée, autant que possible, avec des ciseaux. Avec la curette, on détruit les parois du prolongement plantaire. On lave la plaie avec de l'eau phéniquée au 1/20. On réunit ensuite avec trois points de suture, tout en plaçant un petit drain au milieu de l'incision. Pansement de Lister.

Le 2 février. Premier pansement. Le malade n'a pas souffert depuis l'opération ; pas de fièvre. Réunion immédiate. On enlève le drain après avoir lavé la poche avec l'eau phéniquée au 1/20. On enlève un point de suture.

Le 5. Second pansement. Pas de fièvre. Très peu de suppuration dans le point où était le drain. Le malade ne se plaint d'aucune douleur. Pansement de Lister.

Le 9. Nouveau pansement ; la plaie est cicatrisée. On permet au malade de se lever et de marcher un peu.

Le 12. Il y a un peu d'irritation des bords de la cicatrice, parce que le malade a marché un peu trop. Cependant la guérison est complète, et le malade sort de l'hôpital, avec la recommandation de ne pas marcher beaucoup pendant une quinzaine de jours.

Obs. 44. — H... (François), employé d'octroi, âgé de 49 ans, entre le 19 août 1887, pour un kyste paratendineux adhérent à la gaine des péroniers latéraux, un peu avant et au-dessous de la malléole externe.

C'est la pression de la chaussure qui est la cause probable de ce kyste, et la chaussure en appuyant sur lui développe des douleurs s'exaspérant pendant la marche.

Le 21 août, chloroformisation. Incision parallèle au bord externe du pied. Dissection du kyste, dont le contenu transparent est de consistance colloïde. Suture. Pansement iodoformé.

Réunion immédiate consécutive.

Sortie de l'hôpital le 3 septembre.

2° *Bourses muqueuses accidentelles.*

2 cas, 2 hommes, 2 opérés, 2 guérisons.

Obs. 45. — Le nommé C... (Jean), âgé de 64 ans, ancien militaire, entré le 6 juin 1883, portait une bourse muqueuse, développée sur une exostose de l'extrémité postérieure et supérieure du 1er métatarsien droit. Une exostose semblable existait à l'autre pied sans bourse muqueuse.

La bourse muqueuse en question s'était enflammée et avait suppuré,

Le 9 juin. Incision, Grattage de la cavité avec une curette tranchante. Un point de suture. Pansement de Lister.

Réunion immédiate.

Sortie de l'opéré le 18 juin.

Obs. 46. — B.., (Pierre), âgé de 20 ans, a vu une bourse muqueuse professionnelle se développer au-dessus de la malléole interne du pied gauche, à la suite de l'attitude qu'il prend pendant l'exercice de sa profession de tailleur, attitude assise, les jambes croisées l'une sur l'autre. La bourse s'étant enflammée, fut ouverte en ville comme un abcès.

Lorsqu'il entra dans mon service le 3 juin 1883, la cavité suppurait et était remplie de fongosités,

Le 10 juin. Chloroformisation. Grattage des fongosités. Suture. Pansement de Lister. Pas de réunion par première intention. Guérison par suppuration.

Le 20 juillet. Sortie de l'hôpital.

3° Ostéômes.

4 cas $\left\{\begin{array}{l}\text{4 hommes, 3 non opérés, 1 opéré, 0 mort.}\\\text{0 femmes.}\end{array}\right.$

Chez 2 malades, il n'y a pas eu lieu de faire une opération, parce que l'ostéome siégeant, chez l'un, sur l'extrémité antérieure du 1er métatarsien, chez l'autre, sur l'extrémité postérieure de ce même os, ne gênait que médiocrement, et parce qu'il aurait fallu, pour en débarrasser les patients, faire une mutilation grave du pied. Nous nous sommes donc abstenu. Chez un troisième malade, l'opération quoique bien indiquée, fut refusée (obs. 47). Je n'ai pratiqué qu'une seule opération d'ablation d'ostéome (obs. 48.)

Obs. 47. — Le nommé G... (Pierre-Amédé). âgé de 53 ans, exerçant la profession de paveur, entre à la Pitié le 9 juin 1801. Il porte un ostéome, gros comme une noix, sur la phalangette du 2° orteil gauche. Cette tumeur paraît s'être développée à la suite d'une fracture de l'orteil, fracture produite il y a plusieurs années. L'ongle est tombé et à sa place on observe une légère ulcération. La marche est gênée par cette tumeur assez volumineuse. Je propose d'enlever l'orteil siège de l'ostéôme. Mais le malade se refuse à l'opération et sort au bout de trois jours.

Obs. 48. — Le nommé P... (Raoul), âgé de 22 ans, journalier, entre le 27 mai 1889.

Sur le bord externe de la phalangette du 2° orteil gauche, on voit une petite tumeur qui fait saillie transversalement en dehors. La tumeur est grosse comme une cerise, indolente à la pression, recouverte d'une peau saine. Sa consistance a une dureté analogue à celle du tissu osseux. Elle fait corps avec la phalangette. Elle gêne beaucoup pendant la marche.

Cette tumeur est une exostose, probablement de la nature des exostoses de croissance.

Le 20 mai. Chloroformisation. Incision des téguments, qui sont disséqués tout autour de l'exostose ; puis excision de l'exostose à sa base avec une pince coupante. Suture de la peau. Pansement de Lister. Réunion immédiate.

Sortie le 12 juin 1889.

4° *Exostoses sous-unguéales.*

9 cas { 4 hommes, 4 opérés, 4 guéris. 5 femmes, 5 opérées, 5 guéries.

Le fait le plus important de cette série est la tendance à la récidive, lorsque le point d'implantation de l'exostose n'a pas été radicalement détruit. J'ai eu, en effet, 2 cas de récidive après une première ablation (obs. 49 et 50).

Obs. 49. — *Exostose sous-unguéale récidivant deux fois après l'ablation ; troisième opération plus étendue ; hoquet hystérique ; guérison.* — La nommée P... (Julie), couturière, âgée de 17 ans, entre à la Pitié le 28 octobre 1878. L'ongle du gros orteil droit est soulevé par une exostose. Cet ongle est très difforme. Deux jours après l'entrée, arrachement de l'ongle et excision de l'exostose, en évidant la phalange au niveau du point d'implantation de la production morbide. Guérison et sortie de l'hôpital le 29 novembre.

Le 23 avril 1879, P... (Julie) est de nouveau admise à l'hôpital, parce que l'exostose sous-unguéale s'est reproduite. Le gros orteil est tuméfié. L'ongle, qui a repoussé, est soulevé par une petite tumeur, très sensible au toucher, recouverte par le derme hypertrophié et ressemblant à une verrue.

Le 28 avril, chloroformisation. Ablation de l'ongle. Dénudation de toute la partie antérieure de la phalangette, qui est hypertrophiée et irrégulière, puis section de toute la partie antérieure de cette phalangette avec une pince de Liston.

Le 26 mai, la plaie de l'opération est guérie. Le gros orteil n'est pas déformé. Il n'y a plus de douleur pendant la marche. Mais cette jeune fille, qui a grandi très rapidement, a de la tarsalgie des deux côtés.

Elle fait un nouveau séjour à la Pitié, du 10 juin au 15 juillet 1879, pour cette tarsalgie. Le gros orteil opéré ne présente rien d'anormal.

Mais le 10 novembre de la même année, je vois revenir Julie P..., avec une récidive de sa tumeur et des douleurs très pénibles, dont le point de départ paraît être le gros orteil. J'ampute alors toute la phalangette à l'exception du plateau articulaire.

Le jour de l'opération, la malade fut prise d'un hoquet qui se continua sans interruption pendant toute la nuit et les jours suivants. Ce hoquet était incessant, accompagné d'un bruit rauque analogue à un aboiement. Il empêchait le sommeil. Il s'accompagnait d'une sorte de constriction du pharynx, produisant la sensation de la boule hystérique. La déglutition des boissons et des aliments était difficile. Cependant il n'y avait point de trismus, point de raideur musculaire, en un mot, point de phénomènes de tétanos. J'avais affaire à un hoquet hystérique, provoqué par le traumatisme opératoire, chez une jeune fille qui n'avait cependant jamais eu de crise d'hystérie. L'état de la malade était devenu alarmant. Les pansements et les attouchements de l'orteil opéré augmentaient l'intensité du hoquet. Vers le sixième jour, sous l'influence des antispasmodiques, et, en particulier, du chloral, l'accident céda

un peu. Le hoquet cessa d'abord pendant la nuit; puis il ne se
reproduisit qu'à intervalles de plus en plus éloignés. Enfin
il disparut complétement.

Julie P..., quitta la Pitié le 28 janvier 1880. Le gros orteil
était guéri, mais il restait le siège de douleurs névralgi-
formes.

Au bout de plusieurs années, j'ai eu l'occasion de la revoir.
Elle avait pris de la force et de l'embonpoint. Le gros orteil
n'était plus le siège d'aucune douleur (observation mentionnée
Bull. de la Soc. de chirurgie, 1883, p. 922).

Obs. 50. — *Exostose sous-unguéale récidivant après l'ablation.* — C... (Blanche), âgée de 18 ans, couturière, entre le
12 mars 1879. Il y a deux ans, son gros orteil gauche a subi
une forte contusion. Depuis cette époque, l'ongle s'est déformé.
Il a été soulevé peu à peu par une production, qui n'est autre
chose qu'une exostose sous-unguéale.

Le 13 mars. Chloroformisation. Après l'arrachement de
l'ongle, excision de la surface onguéale dermique et de l'extrémité de la phalangette. Pansement de Lister. Réunion par
première intention. C... (Blanche) sort guérie onze jours après
l'opération.

Elle rentre à la Pitié, le 17 novembre de la même année,
pour son exostose sous-onguéale, qui s'est reproduite. Cependant l'opération précédente m'avait semblé très complète.

Le 1er décembre 1879. Chloroformisation. Nouvel arrachement de l'ongle. Ablation de la matrice de l'ongle et de toute
la phalangette, en respectant seulement le plateau articulaire.
Réunion immédiate.

Elle sort guérie le 17 décembre et l'exostose ne s'est pas
reproduite.

Instruit par ces faits de récidive, qui n'ont pas pour
cause la repullulation d'une tumeur maligne, mais qui sont
analogues à la croissance continue d'une exostose ostéo-
génique ou de certains doigts surnuméraires, lorsqu'on n'a
pas radicalement enlevé leur point d'implantation, je me
suis appliqué à opérer plus largement les exostoses sous-
unguéales. Depuis 1879, je ne me suis pas borné à abraser

l'exostose, puis à gratter avec une curette sa racine sur la phalangette ; j'ai mis à nu, par une incision en fer à cheval circonscrivant l'ongle, toute l'extrémité antérieure de la phalangette et j'ai excisé avec une pince de Liston la portion d'os qui supportait l'exostose (obs. 51, 52, 53). Avec ce procédé je n'ai plus eu de récidive

La durée moyenne du traitement a été de vingt-six jours.

Obs. 51. — *Exostose sous-unguéale ; large ablation; guérison.* — Le nommé B... (Auguste), maçon, âgé de 10 ans, entre le 31 mars 1880.

Bonne santé habituelle. Frères et sœurs bien portants. A douze ans, attaque de rhumatisme aigu, qui dure six semaines. Depuis cette époque, palpitations de temps en temps, essoufflement au moindre effort.

Il y a un an, il s'aperçut par hasard, en mettant des chaussures neuves, qu'il ressentait une douleur assez vive au niveau de la 1re phalange du gros orteil gauche. Jusqu'alors le malade ne s'était aperçu de rien, car il avait l'habitude de porter en travaillant des chaussures très larges.

Son attention attirée vers son gros orteil gauche, il remarqua que la première phalange était augmentée de volume. L'ongle, à sa partie antérieure et interne, était soulevé par une petite tumeur qui semblait tenir solidement aux parties profondes de l'orteil.

La pression était très douloureuse, et même il se forma, sous l'ongle, une petite collection de pus qui ne tarda pas à se vider.

On lui conseilla de couper l'ongle transversalement, vers sa partie moyenne, pour éviter la compression de la tumeur par la partie antérieure de l'ongle.

Le malade put travailler de la sorte pendant plusieurs mois, mais en souffrant toujours au niveau de l'orteil. Ces douleurs augmentaient beaucoup après une marche, ou lorsqu'il portait une chaussure trop étroite.

Au mois de décembre dernier, à la suite d'un coup de pierre sur cet orteil, il eut des douleurs si vives qu'il fut obligé de garder le lit pendant plusieurs jours. La tumeur était rouge et sa surface suppurait.

Au moment où le malade entre à l'hôpital, son orteil ne présente plus de traces d'inflammation. L'ongle est presque complètement repoussé. Mais nous constatons, sous l'ongle, la présence d'une petite tumeur qui le soulève au niveau de la partie antérieure et interne de la dernière phalange.

La tumeur, du volume d'une petite noisette, est un peu douloureuse au toucher. Elle adhère complètement aux tissus profonds. Sa face supérieure soulève le derme sous-unguéal, non seulement sous l'ongle, mais aussi en avant, et l'on voit, à ce niveau, le derme sous-unguéal qui a continué à produire des couches cornées, comme celles qui normalement s'ajoutent à la face inférieure des ongles.

3 avril. Chloroformisation. Arrachement de l'ongle avec la pince spéciale. Cela fait, la petite tumeur est circonscrite assez largement avec le bistouri jusqu'aux parties profondes, par une incision en fer à cheval. Le petit lambeau cutané est disséqué jusqu'à la face inférieure de la phalangette. L'os, ainsi mis à nu, est réséqué dans sa continuité à l'aide d'une pince coupante, de manière à enlever largement toute la surface d'implantation de la tumeur.

Lavage avec la solution phéniquée au 20°. Deux points de suture métallique. Pansement de Lister.

Le 5. Excellente état général, pas la moindre fièvre. Pansement.

Le 7. Un fil est enlevé. Les lambeaux sont réunis dans la profondeur.

A la visite du soir, nous trouvons le malade avec de violentes palpitations. Pas de fièvre, mais pouls fréquent, irrégulier, intermittent. L'examen du cœur fait entendre un léger roulement présystolique, des redoublements et des intermittences cardiaques.

Le 8. Les symptômes cardiaques ont complètement disparu. Le pouls est redevenu régulier, et l'examen du cœur laisse entendre le premier bruit peut-être un peu mal frappé et prolongé, mais sans souffle.

Le second fil est enlevé. La réunion est à peu près complète.

Le 21. Le malade sort complètement guéri de son exostose.

OBS. 52. — *Exostose sous-unguéale du gros orteil droit.* — Mélanie Th..., âgée de 18 ans, blanchisseuse, entre à la Pitié le 20 août 1881. Cette malade s'est aperçue, il y a environ cinq semaines, que l'ongle du gros orteil se soulevait et devenait douloureux. Pas d'antécédents. Elle s'est toujours bien portée. Elle ignore la cause de cette tuméfaction. Elle reste toujours debout, mais l'autre pied ne présente rien de semblable.

On constate que l'ongle est soulevé, et qu'il existe, sous lui, une tumeur dure, du volume d'un gros pois, se continuant avec l'os et ulcérée à sa partie superficielle. Peu de douleur, sauf quelques élancements qui se font sentir par instants. Pourtant la malade ne peut porter une chaussure un peu juste sans que la pression occasionne des souffrances.

Pas de symptômes spécifiques; pas de ganglions dans l'aine.

Opération le 3 septembre. La malade est endormie avec le chloroforme.

L'ongle du gros orteil est enlevé et l'exostose, mise à nu, est sectionnée avec une pince. La phalangette est ensuite excisée dans une certaine étendue, de telle sorte qu'on ne laisse que le plateau articulaire. Les téguments sont rabattus sur l'extrémité de la phalangette et sont réunis par trois points de suture au moyen de fils d'argent. Pansement de Lister.

Le 6. Bon état général, pas de fièvre. Pansement. La plaie est nette, ses bords ne sont pas rouges. La réunion paraît bien se faire, on retire un fil d'argent, les mouvements du gros orteil sont faciles.

Le 8. On retire les deux autres fils; la réunion paraît être complète, sauf à la partie médiane, qui représente la matrice de l'ongle.

Le 12. Pansement. A peine une goutte de pus due à la non réunion de la partie médiane.

Le 16. La malade se lève et marche toute la journée. La réunion ne s'est pas effectuée en un point situé à peu près sur la ligne médiane.

Le 21. Pansement. La réunion paraît à peu près complète. La malade est envoyée au Vésinet.

Mais le 23 la malade revient du Vésinet. Elle a trop marché pendant son séjour à l'asile; une partie de la plaie suppure; ses bords sont rouges et douloureux.

Avec des pansements phéniqués, et un repos absolu de quelques jours, l'inflammation disparaît et la plaie se cicatrise. La malade sort complétement guérie le 20 octobre.

Obs. 53. — *Exostose sous-unguéale ulcérée.* — La nommée V... (Julie), âgée de 16 ans, entre le 24 août 1862. Elle ignore le début de son affection, et ne sait à quelle cause l'attribuer. Il y a seulement deux mois qu'elle s'en est aperçue.

L'extrémité de la 2ᵉ phalange du gros orteil gauche présente, au-dessous de l'ongle, une tumeur de la grosseur d'une noisette. Cette tumeur soulève fortement l'ongle, qui n'adhère plus que faiblement aux parties sous-jacentes. Sa surface est ulcérée, de couleur rouge et grisâtre, d'aspect framboisé. Elle est recouverte d'une couche de pus fétide. C'est l'usage de chaussures trop étroites qui a produit l'ulcération. Toute l'extrémité de l'orteil est rouge, tuméfiée, enflammée, douloureuse à la pression, au point que la marche n'est plus possible.

Le 20 août. Chloroformisation. Arrachement de l'ongle. Incision en fer à cheval contournant la tumeur et la matrice de l'ongle. Dissection de la peau à la face inférieure de la phalangette, de manière à mettre à nu toute la tumeur et la portion d'os où elle s'implante. Section de la phalangette avec une pince de Liston en arrière du point d'implantation. Le lambeau relevé est suturé avec deux crins. Réunion immédiate.

Sortie pour aller à la maison de convalescence du Vésinet, le 7 septembre.

5° *Lipômes.*

1 cas, 1 homme, 1 opéré, 1 guéri.

Cette tumeur siégeait sur le dos du pied, et fournissait un exemple très rare de lipôme d'une gaîne synoviale. J'en ai recueilli l'observation (obs. 54; fig. 2).

Obs. 54. — *Fibro-lipome de la gaine de l'extenseur propre du gros orteil.* — Pl... (François Émile), âgé de 52 ans, exerçant la profession de corroyeur, est admis à la Pitié, salle Broca, n° 15, le 14 avril 1885.

Pl... a encore ses parents, très âgés l'un et l'autre. Lui-même a toujours été fort bien portant, sauf des accès de fièvres intermittentes et la fièvre jaune contractées pendant la campagne du Mexique.

C'est également du Mexique qu'il a rapporté une tumeur située sur le dos du pied gauche. Cette tumeur est apparue, il y a vingt-deux ans, à la suite d'une forte contusion produite par une roue de canon. Il eut immédiatement une bosse sanguine, ce qui ne l'empêcha pas de continuer la campagne. A la fin de celle-ci la tumeur existait déjà, et avait sensiblement le même volume que maintenant.

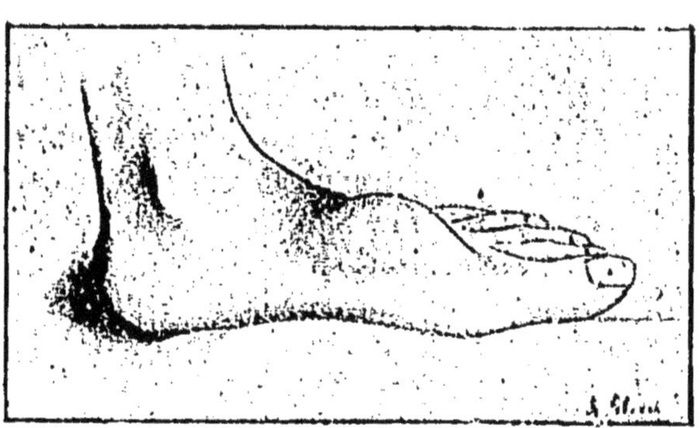

Figure 2. — Lipôme de la gaine de l'extenseur propre du gros orteil.
(Dessin par M. Glover, élève du service.)

La tumeur en question a une forme allongée, mesurant six à sept centim. de longueur et trois centim. de largeur et d'épaisseur. Elle est pour ainsi dire couchée sur le bord interne du métatarse. Elle recouvre la face supérieure du premier métatarsien et l'espace interosseux voisin. Elle est mobile sous la peau et présente le phénomène de la fausse fluctuation. Elle semble tout à fait indépendante des tendons sous-jacents; il est, en effet, facile de constater, en saisissant la masse morbide, que celle-ci reste immobile, pendant que le malade fait mouvoir le gros orteil.

Cette tumeur était ordinairement indolente. Mais lorsque Pl..., (François) cherchait à la dissimuler dans des chaussures trop étroites, elle devenait le siège de douleurs intolérables avec tuméfaction du pied et de la jambe.

Depuis vingt-deux ans, elle n'avait pas changé de volume, lorsqu'il y a quinze jours, le malade ayant laissé choir sur son pied une masse de fer assez pesante, elle se mit à grossir et devint douloureuse. Les douleurs spontanées étaient surtout intolérables la nuit, et c'est la persistance de ces douleurs qui décida le malade à entrer à l'hôpital.

La consistance, l'indolence, l'état stationnaire pendant de longues années, me firent pencher vers l'idée d'un lipôme.

Le 21 avril, anesthésie par le chloroforme. Application de la bande d'Esmarch. Incision longitudinale qui me conduit sur une coque fibro-celluleuse entourant complétement la tumeur. Je l'énuclée facilement en dehors et en dedans; mais, par la face inférieure, elle adhère à la gaine du tendon extenseur du gros orteil. Il faut disséquer et ouvrir cette gaine pour enlever complétement la masse morbide. Une grosse veine, dont les parois épaissies restèrent béantes après la section, serpentait dans la tumeur. Un gros filet nerveux, tuméfié, très douloureux à la pression était situé au-dessous d'elle. C'est probablement la compression de ce filet nerveux qui causait les douleurs intolérables que j'ai signalées.

Après l'ablation, la plaie est suturée avec cinq points de fils d'argent. Pansement de Lister ouaté.

Le 26. La réunion est immédiate. Le patient n'a plus souffert depuis l'opération.

Le 12 mai, guérison complète. L'opéré va à l'asile de Vincennes.

A *l'examen* de la tumeur, je trouve qu'elle est formée par un tissu conjonctif résistant, d'un blanc nacré, parsemé de très nombreuses vacuoles remplies de tissu adipeux. Elle offre une consistance demi molle, intermédiaire entre la consistance du fibrôme et celle du lipôme. Ses connexions intimes avec la gaine du tendon extenseur propre du

gros orteil m'autorisent à la considérer comme un fibro-li-
pôme de cette gaine. Dans ses mouvements, le tendon glissait
sans difficulté sur la tumeur, dont la face tendineuse était
restée recouverte par la couche épithéliale de la synoviale.

6° *Névrômes.*

1 cas, 1 homme, 1 opéré, 1 guérison.

Obs. 55. — Ch... (René), âgé de 17 ans, garçon charcutier,
entre à la Pitié le 20 décembre 1890.

Depuis plusieurs semaines, il souffre du talon gauche. La
douleur est venue sans cause, pendant l'exercice de sa profession, qui l'oblige à rester continuellement debout. Au premier abord, on peut penser qu'il s'agit d'une ostéomyélite du
calcanéum. Mais en y regardant de près, je trouve que la région douloureuse est localisée à la face externe de l'apophyse
postérieure du calcanéum. En palpant cette région, je sens un
point dur dont la pression est particulièrement douloureuse.
Il existe, sous les téguments, une petite tumeur, à peu près
grosse comme un noyau de cerise aplati, tumeur qui est un
névrôme.

Le 23 décembre. Chloroformisation. Incision et ablation de
la petite tumeur, qui est, en effet, un névrôme avec épaississement du tissu sous-cutané périphérique.

Réunion immédiate.

Sortie le 14 janvier 1891.

XIX. — *Tumeurs malignes; affections cancéreuses.*

9 cas ⎰ 5 hommes, ⎰ 5 opérés, 4 guéris, 1 mort.
       ⎱ 4 femmes, ⎱ 3 opérées, 3 guéries, 0 mort.
                     1 non opér.,   1 mort.

La nature de ces affections cancéreuses a été : 5 épithé-
liomas, 2 cancers mélaniques ; 1 carcinome ; 1 sarcome
(obs. 60).

J'ai constaté que 2 fois le cancer avait été consécutif à
un traumatisme.

Les 7 malades affectés d'épithélioma, de carcinôme ou de sarcôme avaient tous, sauf 1, dépassé 47 ans. Les 2 malades atteints de cancer mélanique étaient jeunes (26 et 27 ans) et appartenaient au sexe féminin (obs. 56 et 57).

Sur nos 8 opérés, 5 subirent l'ablation du mal dans les parties molles, 3 furent amputés.

Le pronostic a été très grave, puisque 1 malade est mort de cachexie sans avoir été opéré (obs. 56), 1 est mort, quelques semaines après son opération, d'une affection intercurrente, il est vrai (broncho-pneumonie, obs. 59); 2 ont vu leur mal récidiver, et n'étaient plus en état de subir une nouvelle opération; 5 opérés seulement ont paru définitivement guéris et n'ont pas été revus.

Obs. 56. — *Cancer mélanique du pied; mélanose généralisée; tumeurs mélaniques dans le cœur; tumeurs mélaniques dans le cerveau; aphasie; mort* (observation recueillie par M. Ozenne.) — Le 25 février 1880, M. Dumontpallier fait passer à la salle Gerdy, service de M. Polaillon, la nommé B... (Marie), âgée de 27 ans.

Cette malade a été amenée dans le service de M. Dumontpallier, le 8 février, dans l'après-midi. Elle était plongée dans un coma profond; nulle incitation ne l'en pouvait tirer. Les paupières étaient dilatées et immobiles, insensibles à la lumière. Pas d'odeur alcoolique. Le thermomètre dans l'aisselle marquait 38°, et le pouls battait 80 fois par minute. Il n'existait aucune lésion appréciable de l'utérus, du rectum, du cœur et des poumons. La malade allait sous elle.

Une tumeur mélanique fut constatée sur le bord interne du pied droit.

Le lendemain matin, le coma était un peu dissipé et, chaque jour, on constata une diminution sensible de ce symptôme. Il fut pourtant impossible, durant les quinze jours que B... passa dans le service, de tirer d'elle une réponse raisonnable, si bien qu'il fut un instant question de la faire passer à Sainte-Anne. Il a été également impossible d'avoir aucun renseignement sur elle de l'extérieur.

Il fallut, durant la première semaine, qu'une infirmière la

fit manger. Souvent elle rejetait autour de son lit les aliments déposés dans sa bouche. On dut la porter plusieurs fois à la baignoire, où elle prenait des bains de sublimé, pour nettoyer sa peau qui était dans un grand état de malpropreté. Quand fut agitée la question de son passage en chirurgie, B... ne comprit jamais les demandes qu'on lui adressa pour avoir son consentement.

Les renseignements donnés sur le passé de la malade sont à peu près nuls. Une personne, qui ne la connaissait que depuis trois mois, nous raconte que, l'ayant rencontrée par hasard, elle ignorait complètement son genre de vie antérieur; que, durant ses relations avec B..., elle avait remarqué plus d'une fois son plaisir à prendre des liqueurs alcooliques. D'une intelligence bornée, parlant peu, B... était devenue encore plus taciturne dans les derniers jours qui ont précédé son attaque. Aucun renseignement certain n'a été fourni sur l'origine de la tumeur qu'elle portait au pied.

A la visite du 20 février M. Polaillon constate :

Au niveau du 1er métatarsien, du côté droit, une tumeur, du volume d'une grosse noix, développée aux dépens de la peau qui est mobile sur l'os sous-jacent. Cette tumeur présente une ulcération arrondie, de la largeur d'une pièce de 1 franc, bourgeonnante, à fond inégal, et entourée d'un bourrelet cutané induré. Elle ne semble réveiller aucune douleur à la pression. Autour d'elle se voient plusieurs nodosités, arrondies, bien circonscrites, dures, mobiles, du volume d'une noisette, développées sous la peau, dont l'amincissement et la transparence sont tels qu'elles laissent apercevoir leur couleur noire.

Sur le trajet des cordons lymphatiques, qui accompagnent la veine saphène interne, depuis le pied jusqu'à la racine du membre, on compte une dizaine de petites masses, de même volume que les premières décrites, et offrant les mêmes caractères, sauf la coloration noire, qui ne se voit pas. Elles semblent, en effet, plus profondément situées dans le tissu sous-cutané, et sont recouvertes par la peau intacte.

Dans la région de l'aine, plusieurs ganglions, les uns à direction verticale, les autres à direction transversale, présentent un volume assez considérable.

Dans les téguments de la poitrine, on sent également un certain nombre de petites nodosités analogues aux précédentes. Sur le membre inférieur gauche, sur les membres supérieurs, de même que sur la face, il n'en existe aucune.

Le cœur, les poumons fonctionnent sans aucune altération. La vue est normale. Le toucher vaginal et le toucher rectal sont négatifs. Aucun trouble de la sensibilité. Aucun trouble de la motilité; peut-être un peu de faiblesse dans les membres inférieurs; mais pas de paralysie, pas de contracture. Défécations et mictions involontaires. Urine, non albumineuse, claire au moment de l'émission, se colorant en noir par l'addition d'acide azotique. Pouls et température normaux.

La malade garde un silence absolu. Lorsqu'on lui adresse quelques questions, elle regarde l'interrogateur et ne répond pas; ou si, à intervalles éloignés, elle ouvre la bouche, c'est pour répéter vivement la demande, mais sans accompagnement de réponse; et encore en dénature-t-elle le sens. Elle est aphasique.

M. Polaillon porte le diagnostic suivant : *Mélano-sarcôme du pied; tumeur cérébrale de même nature siégeant dans le lobe gauche.*

La généralisation de la mélanose contre-indiquait toute intervention chirurgicale.

La malade reste dans le même état une douzaine de jours, et refuse bientôt tout aliment. Elle succombe dans le marasme le 12 mars 1880.

Nécropsie. Cavité abdominale : Les reins, les uretères, la vessie, l'utérus, les ovaires, le péritoine, n'offrent à l'œil nu aucune altération. Le foie présente son volume et sa coloration ordinaires. On n'y observe aucune saillie extérieure et des coupes pratiquées en différents points ne révèlent la présence d'aucune tumeur mélanique, si petite qu'elle puisse être. La rate est petite, sans altération appréciable.

Cavité thoracique. Les plèvres ne contiennent aucun épanchement, et nulle part on n'y constate de fausses membranes. Les poumons, libres dans leur cavité, sont sains. Volume, coloration, densité, aspect extérieur, tout est normal. A la coupe, nulle trace de mélanose.

Comme les organes précédents le péricarde est intact ; mais le cœur est malade. Au niveau de la pointe, intercalées entre les fibres musculaires, existent plusieurs petites nodosités, noires, dures et nettement séparées du tissu musculaire. Dans l'épaisseur des parois du ventricule droit, on en trouve quelques-unes faisant saillie dans la cavité. L'une d'elles, pédiculée, se présente sous l'aspect d'un petit grain de raisin noir.

Dans l'oreillette droite, tant entre les colonnes charnues, qu'à la surface de l'endocarde, on voit une multitude de noyaux mélaniques, les unes isolées, les autres réunies en nombre plus ou moins grand, offrant des grosseurs différentes, mais tous ayant les mêmes caractères.

Cavité orbitaire. L'examen des orbites ne dénote la présence d'aucune tumeur mélanique. La couche graisseuse périoptique est saine, sans infiltration, sans pigmentation. De même que la cavité orbitaire, l'œil est intact, et ses différentes membranes n'offrent, à l'examen macroscopique, aucune production mélanique.

Cavité crânienne. Les méninges sont normales. Le cerveau, dépouillé de la pie-mère, ne paraît pas malade extérieurement ; mais en pratiquant des coupes, on met à jour un certain nombre de petites nodosités noirâtres. Elles existent sur les deux hémisphères, dans les sillons qui séparent les circonvolutions, les unes isolées, les autres agglomérées au nombre de trois ou quatre, offrant un volume qui varie entre celui de la tête d'une épingle et celui d'une grosse perle. Ces dernières, les plus volumineuses, sont beaucoup moins nombreuses que les premières. Par leur disposition, par leur coloration non uniforme, et par l'aspect qu'elles offrent à la coupe, elles rappellent absolument l'apparence de la truffe.

Le quatrième ventricule, le ventricule moyen et le ventricule latéral droit ne contiennent pas d'épanchement, et leurs parois sont intactes. Le ventricul latéral gauche est énormément dilaté, et sa cavité est remplie par une tumeur, qui s'étend de l'extrémité de la corne frontale, à l'extrémité de la corne sphénoïdale. Peu adhérente aux parois, cette tumeur offre le volume d'un œuf de poule allongé, faisant surtout saillie du côté des circonvolutions frontales et pariétales correspondantes. Molle, de couleur noire, présentant à première vue quelque analogie avec un caillot sanguin, elle se laisse facilement pénétrer, et par la pression on en fait sortir un liquide qui tache les doigts à l'instar de l'encre de Chine, ou plutôt à l'instar du suc que donne la variété de cerises qu'on appelle grillotte-guigne.

Les parois du ventricule ne paraissent point altérées. Aucune rugosité, aucune déchirure, aucun signe d'inflammation.

Dans le cervelet existent également quelques petites productions mélaniques. Dans le bulbe, on n'en rencontre aucune trace.

Examen histologique. Sarcôme mélanique.

M. Ozenne fait suivre cette observation des réflexions suivantes :

Prise dans son ensemble, cette observation ne mériterait aucune mention spéciale, si nous nous placions uniquement au point de vue de la mélanose en général. De nombreuses observations de cette maladie ont été publiées, et son histoire est assez bien connue. Mais, dans le cas actuel, il nous a paru bon de relever quelques détails, d'attirer l'attention sur la généralisation limitée, sur la tumeur ventriculaire, dont le rétentissement a été si peu marqué.

Sans insister sur l'âge de la malade, qui n'avait que 27 ans, car on sait que la mélanose est plus fréquente dans la deuxième moitié de la vie, nous rappellerons que le point de départ a été la tumeur de la peau, siégeant sur le pied. Or, d'après la plupart des auteurs, ce siège, le tégument externe, de même que l'œil est celui qui s'accompagne ordinairement de la généralisation la plus étendue. Chez notre malade, il y a eu exception, puisque le cœur et la masse encéphalique sont les seuls organes qui aient été atteints. Peut-être les autres organes n'ont-ils pas eu le temps d'être affectés.

Nous remarquons encore que l'œil, qui est, presque aussi souvent que la peau, le siège primitif de la production mélanique, en a été exempt ; ce qui vient confirmer ce fait, depuis longtemps signalé, que la généralisation envahit moins souvent les organes, dans lesquels se développe primitivement la maladie.

Cette absence de mélanose du côté de l'orbite et du côté de l'œil, qui avait été constatée durant la vie, était peut-être le seul signe ayant quelque valeur, qui permît de porter le diagnostic de mélano-sarcôme de la peau, avec tumeur cérébrale de même nature. En effet, il n'y a aucun signe clinique certain, qui puisse faire dire : telle tumeur cutanée est un mélano-sarcôme ; telle autre est un mélano-carcinôme. Aussi doit-on songer à la première variété, lorsqu'en présence d'une mélanose généralisée, on note l'intégrité de l'appareil oculaire, le mélano-sarcôme *secondaire* de l'œil n'ayant jamais été constaté, suivant MM. Cornil et Trasbot.

D'autre part, l'œil étant indemne, était-on en droit, malgré les troubles intellectuels observés, de supposer une tumeur cérébrale ? Il semble que la réponse dût être négative, si l'on s'en rapporte aux observations antérieures et à la conclusion qu'on en a tirée, à savoir que la généralisation du côté du cerveau est presque toujours la conséquence d'une mélanose primitive de l'œil et de l'orbite. Le cas que nous publions, doit donc encore, sur ce point, rentrer dans l'exception.

Enfin nous ferons remarquer que la tumeur ventriculaire ne s'est accompagnée d'aucun trouble de la sensibilité : pas d'hyperesthésie; pas d'anesthésie, sauf peut-être au moment de l'attaque comateuse, dont la cause est restée ignorée. En tout cas, cette anesthésie n'aurait duré que quelques heures. Quant à la motilité, elle est restée intacte : ni paralysie, ni convulsions, ni contractures. Ces faits viennent donc à l'appui des expériences que M. le Dr Cossy a pratiquées sur les ventricules latéraux et qu'il a publiées dans son excellente thèse. Bien que cet auteur n'ait eu en vue que les épanchements séreux, sanguins ou purulents, ce cas de tumeur mélanique n'en vient pas moins confirmer la conclusion qu'il a formulée en ces termes : les épanchements ventriculaires séreux, sanguins ou purulents, peu abondants et surtout développés graduellement, lentement, ne s'accompagnent pas de phénomènes convulsifs. Mais, d'un autre côté, nous devons signaler l'aphasie, qui trouve son explication dans la compression que la tumeur exerçait sur les circonvolutions voisines et en particulier sur la circonvolution de Broca.

Obs. 57. — *Cancer mélanique du pied ; ablation ; guérison momentanée ; récidive.* — La nommée F... (Louise), âgée de 20 ans, exerçant la profession de blanchisseuse, entre dans mon service le 25 février 1801. Elle m'apprend qu'elle portait, depuis sa naissance, sur la plante du pied droit, une tache de couleur noire. Il y a deux ans, cette tache ayant été irritée, s'excoria, et produisit des bourgeons mamelonnés.

Au moment de l'entrée à l'hôpital, je constate un épithélioma végétant, gros comme une noisette, mais sans coloration spéciale pouvant me faire croire à un carcinôme mélanique.

Le 26 février, j'enlève très largement la tumeur avec le bistouri. Suture de la plaie et pansement de Lister.

La réunion immédiate échoua en partie, et la petite plaie opératoire se guérit par suppuration.

Le 1er avril l'opérée allait en convalescence au Vésinet.

Au mois de juillet de la même année, Louise F... s'aperçut que les ganglions inguinaux droits augmentaient de volume.

Au mois d'octobre, elle devint enceinte, et accoucha à terme le 6 juillet 1802. Elle allaita son enfant pendant trois mois, et cessa parce qu'une tumeur se développait dans le sein gauche.

Le 6 novembre 1892, elle vint me voir à la Pitié. La cicatrice de l'opération du pied était souple et parfaite. Mais les ganglions de l'aine formaient une tumeur mamelonnée, brunâtre, plus grosse que les deux poings. La tumeur du sein avait tous les caractères d'une tumeur maligne. Notre ancienne opérée était pâle, anémique, en pleine cachexie cancéreuse.

Le développement de la tumeur du pied sur une tache noire, l'envahissement précoce des ganglions inguinaux, l'aspect noirâtre de ces ganglions à travers la peau amincie, tout cet ensemble de signes ne peut guère faire hésiter sur le diagnostic de cancer mélanique. Je n'ai pas constaté d'autres tumeurs à l'extérieur; mais celles, qui existaient, suffisaient à porter un pronostic des plus graves.

Obs. 58. — *Epithélioma récidivant après l'amputation du gros orteil; nouvelle amputation; guérison.*— Marie H..., âgée de 52 ans, exerçant la profession de concierge, est entrée, le 2 février 1880, à la Pitié.

Aucune maladie grave antérieure. Antécédents héréditaires nuls. Menstruation, de 16 à 35 ans, normale.

En 1875, apparition, au niveau de la 1re et de la 2e phalange du gros orteil droit, d'une rougeur qui occupe, sur la face dorsale, une largeur de un centime. Pendant une année, cette plaque rouge s'élargit un peu, saillit davantage au-dessus de la peau, qui s'épaissit, et resta ainsi sans s'accompagner d'aucune douleur spontanée. Mais, sous la pression de la chaussure, la malade y perçoit de temps en temps des picottements. Un vésicatoire y est appliqué. De cette époque date une ulcération peu profonde, qui augmente graduellement de largeur, laissant suinter un liquide grisâtre et étant le siége de douleurs vives, presque continues avec des exacerbations par moments.

En mars 1878, l'ulcération occupe toute la face dorsale du gros orteil en largeur, et présente l'étendue d'une pièce de un sou. Son fond est grisâtre, irrégulier. Elle laisse écouler du liquide en très petite quantité.

Le 18 mars 1878, M. Polaillon ampute l'orteil, dans la continuité de la 1re phalange. Un pansement phéniqué est appliqué, et, six semaines après l'opération, la malade quitte l'hôpital, bien qu'il reste encore une petite surface de la plaie non cicatrisée.

Un mois après, loin de s'être cicatrisée, la plaie paraît s'être élargie. Elle est, de nouveau, le siége de douleurs assez intenses. La malade rentre à la salle St-Jean, y séjourne six semaines, durant lesquelles on cautérise la plaie au moyen du fer rouge. La cicatrisation complète n'est pas obtenue; et depuis plusieurs mois, l'ulcération s'est agrandie en devenant de plus en plus douloureuse, et en mettant obstacle à la marche.

État actuel. Au niveau de l'extrémité amputée du gros orteil, existe une tumeur ulcérée, qui a doublé le volume de cet orteil. L'ulcération, de la largeur d'une pièce de un franc, repose sur cette masse indurée, et offre un fond gris, rougeâtre, inégal, irrégulier, ayant de l'analogie avec des bourgeons charnus, peu vivaces. Ses bords sont indurés, taillés à pic et dentelés. De sa surface s'échappe une petite quantité de liquide grisâtre.

La peau environnante, épaissie, douloureuse à la pression, est rouge veineuse dans une étendue de un centimètre. Sur le bord externe, dans la direction de la commissure digitale, ou remarque quelques petits tubercules ulcérés de la grosseur d'une tête d'épingle, et disposés en forme de triangle, à sommet répondant à l'espace interdigital.

Le reste de la phalange et le métatarsien du gros orteil sont manifestement hypertrophiés.

Dans l'aine et à la partie supéro-interne de la cuisse existent quelques ganglions engorgés non douloureux. Parmi eux, l'un, à direction verticale et en même temps le plus inférieur, est plus volumineux que les autres.

Sur le reste du corps, on ne trouve aucune lésion ; et bien qu'il n'y ait pas d'antécédent syphilitique, on soumet la malade, pendant quelque temps, à l'iodure de potassium. Aucun résultat n'est obtenu.

Opération le 12 février 1880. Chloroformisation. Emploi de la bande d'Esmarch. Amputation dans la continuité du 1er et du 2e métatarsien. Deux ligatures au catgut. Sept points de suture avec fils d'argent. Pansement de Lister.

Le 14. La malade a souffert beaucoup pendant la journée de l'opération, ainsi que le lendemain. Pas de sommeil. Un peu de fièvre.

1er pansement. Lavage à la solution phéniquée (au 20e). On retire 2 fils.

Le 16. 2e pansement. 2 fils sont enlevés. La plaie est en bon état. La malade n'accuse que de l'insomnie et quelques légères douleurs.

Le 18. Les derniers fils sont enlevés. Les bords de la plaie sont rougeâtres, un peu congestionnés ; la sensibilité y est très accusée.

Réunion par première intention des parties profondes ; mais les lèvres de la plaie se sont sphacéldes dans une étendue de quelques millimètres. Le fond de la plaie va bien. On continue le pansement de Lister.

Du 25 février au 10 mars, les lambeaux sphacélés s'éliminent, et la plaie marche vers la cicatrisation en donnant un peu de suppuration.

Il y a de l'insomnie, que la malade rapporte aux douleurs qu'elle ressent encore dans le pied.

Le 21. La cicatrisation est complète. La malade ne peut encore poser le pied sur le sol, sans être péniblement incommodée.

Le 31. Elle est conduite à Saint-Louis pour le moulage de son pied.

Elle sort guérie le 1er avril.

L'examen histologique a montré les caractères de l'épithélioma tubulé.

J'ai présenté le moule du pied partiellement amputé à la Société de chirurgie (séance du 20 avril 1881, p. 328 du bulletin). Après la seconde opération. H... (Marie) marchait très bien avec son pied mutilé. Mais la guérison ne se maintint pas longtemps. La généralisation cancéreuse survint et j'ai appris que la malade était morte chez elle.

Ons. 59. — *Epithélioma des orteils envahissant le pied ; désarticulation tibio-tarsienne ; mort de broncho-pneumonie tardive.* — Le nommé G... (Pierre-François), âgé de 72 ans, exerçant la profession de jardinier, se présente à la Pitié, le 2 juillet 1886, pour se faire amputer de la jambe gauche.

A l'âge de 15 ou 16 ans, une roue de voiture lui a passé sur l'avant-pied et lui a écrasé trois orteils (les 1er, 2e et 3e). Il fut soigné pendant dix-huit mois à l'hôpital d'Argentan et sortit guéri.

Vers l'âge de 28 ou 30 ans, la cicatrice commença à s'ulcérer. Depuis cette époque, la plaie n'a plus guéri. Cependant, le malade put continuer son état de jardinier, en se faisant des pansements quotidiens.

Depuis dix ans environ, le malade ressent des douleurs dans le pied. Ces douleurs s'irradient jusque dans la cuisse, et la marche est de plus en plus gênée.

Actuellement, le pied droit présente, sur sa partie supérieure et interne, une vaste plaie ulcéreuse, à bords déchiquetés, à fond bourgeonnant, grisâtre, s'étendant jusqu'au scaphoïde. A la partie externe, on voit les deux derniers orteils complètement déformés.

Il s'agit d'un épithélióma rongeant et à marche lente. Il y a une pléiade ganglionnaire dans l'aine droite. L'état général n'est pas mauvais. Le malade se nourrit suffisamment. Peu d'athérôme artériel. A l'auscultation du cœur le 2ᵉ temps est très sourd. Le thorax est bombé, rachitique. Dans la poitrine quelques râles ; un certain degré d'emphysème.

Il y a quelques jours, le malade étant tombé sur la paume de la main gauche s'est fracturé l'extrémité inférieure du radius. La fracture paraissait consolidée au moment où le malade est entré. Il se sert convenablement de sa main. Gêne dans les mouvements de supination.

Opération le 8 juillet. Chloroformisation. Désarticulation tibio-tarsienne en prenant dans les parties saines un lambeau interne et un lambeau externe. Suture. Pansement de Lister.

Le 9. Le malade se trouve bien. T. s., 36,5. Il se plaint un peu de sa jambe.

Le 12. Quelques râles sibilants et ronflants dans la poitrine.

Le 13. Pansement. Il y a un peu de sphacèle des bords du lambeau interne. On enlève deux points de suture. Lavage. Pansement avec compresses de sublimé.

Le 15. Râles de congestion pulmonaire.

Le 16. Pansement. Le sphacèle du lambeau interne est grand comme une pièce de cinq francs. On enlève trois points de suture.

Le 17. Le sphacèle s'étend. On enlève tous les points de suture; introduction des compresses au sublimé entre les lèvres de la plaie.

Le 19. Toujours congestion pulmonaire. Excision des parties du lambeau sphacélé. Pansement au sublimé. Le malade s'alimente un peu. T. 38°6.

Le 20. Pansement au sublimé. Le sphacèle s'étend.

Le 22. Décollement complet du lambeau. Bain au sublimé. Le malade n'a pas de diarrhée. Il se nourrit peu. Température matinale 37°6.

P. 6

Le 24. Pansement; bain au sublimé.

Le 25. Congestion pulmonaire à la base du poumon gauche; râles de bronchite dans les deux poumons.

Les portions de lambeaux qui restent, présentent une bonne vitalité. Les escharres s'éliminent.

Le 26. Râles nombreux d'œdème dans le poumon droit. Congestion à gauche.

Le 27. Pansement.

Le 28. Respiration de plus en plus gênée; ascension de la température; mort, à 11 heures du soir, de broncho-pneumonie.

Autopsie le 30. *Poumons.* Le poumon gauche présente sur toute sa partie postérieure une congestion intense.

Sur le poumon droit, adhérences de nouvelle formation; œdème du lobe inférieur et moyen.

Cœur. Myocarde sain; valvules à peu près normales; pas d'athérome de l'aorte.

Reins. Un peu de congestion; se décortiquant bien.

Foie. Un peu graisseux.

Radius. Fracture avec esquilles, pénétrant dans l'articulation radio-cubitale et dans l'articulation radio-carpienne.

OBS. 60. — *Petit sarcome sous-unguéal simulant une exostose sous-unguéale.* — L... (Alexis), âgé de 47 ans, employé à la ville, entre dans mon service le 31 mai 1889.

Il porte une petite tumeur ulcérée, dure, douloureuse, sous l'ongle du gros orteil droit. Cette tumeur, qui soulève l'ongle, ressemble tout à fait à une exostose sous-unguéale, mais elle n'est pas apparue à l'âge de l'adolescence. Le malade ne s'en est aperçu que depuis quelques mois.

Le 5 juin, section de l'ongle, et abrasion complète de la petite tumeur avec des ciseaux.

L'examen a montré que cette production était de nature sarcômateuse.

Le 10 juin, le malade rentre chez lui.

OBS. 61. — *Papillôme du pied; ablation; guérison.* — Le nommé P... (Jean), âgé de 57 ans, garçon de réfectoire, entre le 27 septembre 1887, dans mon service de la Pitié.

Ce malade a eu des maux perforants qui ont nécessité la désarticulation des deux gros orteils : l'une a été faite par M. Péan, l'autre par moi le 6 avril 1886. Ces opérations ont donné un très bon résultat.

A la partie moyenne du bord interne du pied gauche, un petit abcès s'est formé, il y a quatre ans, et s'est ouvert spontanément. Il en est résulté une petite plaie qui se recouvrait d'une croûte ; puis, lorsque cette croûte tombait, une nouvelle croûte, analogue à celle d'un rupia, se formait, et ainsi de suite. Peu à peu, le fond de la plaie présenta de petites végétations, qui devinrent un papillôme épithéliomateux. En frottant contre la chaussure, cette tumeur dont la base présentait le volume d'une pièce de cinquante centimes, devint le siège de douleurs.

Le 29 septembre, chloroformisation. M. Thiéry, interne du service, fait l'ablation de la tumeur en la circonscrivant par une incision circulaire, puis il recouvre la perte de substance avec un lambeau pris dans le voisinage et fixé par de nombreux points de suture. Une greffe de peau de rat blanc est appliquée à la place du lambeau.

La greffe ne prit pas et s'élimina. Mais le lambeau transplanté se réunit par première intention. Le reste de la plaie se cicatrisa par bourgeonnement.

Le malade va à la maison de convalescence de Vincennes le 15 novembre.

Malformations.

a. MALFORMATIONS ACQUISES.

XX. — *Ongle incarné.*

111 cas { 83 hommes, 0 non opérés, 77 opérés } 0 mort.
         { 28 femmes, 1   —   27   —   }

Dans tous ces cas, c'est le gros orteil qui a été atteint. L'affection a eu pour siège : 54 fois le gros orteil droit, 41 fois le gros orteil gauche et 10 fois les deux gros orteils en même temps. Dans 6 cas le siège n'a pas été déterminé.

L'incarnation s'est produite 56 fois sur le bord externe de l'ongle, 18 fois sur le bord interne et 7 fois sur les deux bords à la fois. Dans les autres cas, le bord n'a pas été noté avec précision.

L'adolescence a été la cause prédisposante principale. En effet, de 15 à 20 ans nous avons compté 71 cas

de 20 à 25	—	22 —
de 25 à 30	—	10 —
de 30 à 35	—	3 —
Au-dessus de 35	—	5 —

Chez 7 malades, aucune opération ne m'a paru nécessaire. Ils ont été soignés par le refoulement du bourrelet avec du coton et une bandelette de diachylon. Quelquefois le bourrelet a été touché avec la solution de perchlorure de fer.

104 malades ont été opérés par le procédé suivant : anesthésie du gros orteil par le mélange réfrigérant, les pulvérisations d'éther ou la cocaïne. Une seule fois j'ai eu recours à l'anesthésie chloroformique. Arrachement de l'ongle soit dans sa totalité, soit dans le segment correspondant au bourrelet incarné. Limitation, par une incision avec le bistouri, de toute la portion du bourrelet et de la matrice de l'ongle qui doit être excisée. Excision radicale de tous ces tissus. Pansement antiseptique.

Dans quelques cas rares, au lieu d'exciser le bourrelet avec l'instrument tranchant, je l'ai cautérisé avec le thermocautère ou a pâte de chlorure de zinc. Mais ce procédé est plus douloureux que l'excision sanglante, et j'y ai renoncé.

Lorsque l'incarnation existait sur le bord interne et sur le bord externe de l'ongle, l'opération a été double.

Aucun accident n'a été observé dans toutes ces opérations d'ongle incarné.

La durée moyenne du séjour à l'hôpital a été de quinze jours.

XXI. — *Ongle difforme.*

1 cas — 1 femme, 1 opérée, 1 guérie.

J'ai vu beaucoup d'ongles difformes causés par la goutte,

le tabès, l'arthritisme. Mais je n'ai observé qu'un seul cas dans lequel j'ai dû faire une opération.

Obs. 62. — M... (Victoire), âgée de 67 ans, exerçant la profession de journalière, entre à la Pitié le 31 juillet 1891, pour une difformité de l'ongle du 2ᵉ orteil droit. Les ongles de tous les autres orteils sont normaux. Mais celui du 2ᵉ orteil est allongé, hypertrophié, contourné sur lui-même comme une corne de bélier. Il occasionne des douleurs et empêche la malade de se chausser. Il est même étonnant qu'elle ait attendu plusieurs années avant de s'en faire débarrasser.

L'ablation de cet ongle a été très facile, car il était peu adhérent. Il a suffi de le saisir avec une pince et de lui imprimer un moment de torsion.

La malade sortait le 4 août.

XXII. — *Orteil en marteau.*

4 cas. — 4 hommes, 3 opérés, 3 guéris, 1 non opéré.

L'orteil en marteau est une déformation moins rare que ne l'indique notre statistique. Il passe ordinairement inaperçu, parce que les patients le supportent, croyant n'avoir qu'un cor qu'ils coupent et traitent. Mais il y a des cas où il est nécessaire d'opérer cette déformation de l'orteil.

Les chaussures trop étroites et trop courtes jouent un rôle considérable dans la production de l'orteil en marteau. Cependant il est probable que la chaussure défectueuse a simplement rendu apparente une malformation primitive du squelette des phalanges.

Obs. 63. — Le nommé D... (Pierre), âgé de 21 ans, mégissier, entre le 10 juin 1891, pour la déformation dite orteil en marteau, siégeant à la fois aux deuxièmes orteils droit et gauche. Il existait des cors très douloureux sur la saillie dorsale formée par l'inflexion angulaire de ces orteils.

Le 13 juin, chloroformisation. Deux incisions courbes circonscrivent le durillon et ouvrent en même temps l'articulation phalango-phalanginienne de l'orteil droit. La portion de peau, ainsi circonscrite, étant enlevée avec le durillon qu'elle supporte, je fais saillir les extrémités articulaires, et je les réséque avec une pince coupante. Je ferme ensuite la plaie avec trois points de suture et j'immobilise l'orteil redressé.

La même opération est faite séance tenante sur le deuxième orteil gauche.

Guérison sans accident. Les orteils opérés jouissent de leurs mouvements. Ils sont seulement raccourcis.

L'opéré quitte l'hôpital le 7 juillet.

Obs. 64. — Le nommé L... (André), garçon de marchand de vins, âgé de 10 ans, entre le 22 avril 1891, salle Broca, n° 9, dans le service de M. Polaillon.

Aucun antécédent pathologique. Il y a deux mois environ, ayant porté, dit-il, des bottines trop courtes et trop étroites, un durillon s'est formé peu à peu sur la face dorsale du petit orteil droit. Ce durillon gênait la marche et entraînait une légère claudication du pied correspondant. Les troubles fonctionnels ont augmenté progressivement et le malade se décide à entrer à l'hôpital.

On constate la déformation suivante: sur le petit orteil droit, la phalange est en extension légère sur le métatarsien; la phalangine est fléchie à angle presque droit et se trouve subluxée sous la phalange; la phalangette est en continuité directe avec la phalangine. Sur la saillie formée par l'articulation de la première et de la deuxième phalange, on constate l'existence d'un durillon au centre duquel se trouve une petite ulcération légèrement suintante. La deuxième phalange est ankylosée sur la première.

Le petit orteil gauche présente également une légère flexion de la phalangine et un durillon au niveau de l'articulation phalango-phalanginienne; mais celle-ci n'est pas ankylosée et les troubles fonctionnels sont nuls. Les autres orteils ne sont pas déformés. Il n'y a pas d'affection semblable dans la famille.

Opération le 28 avril. Le pied est préalablement lavé et recouvert d'une compresse phéniquée; le malade est endormi.

M. Polaillon circonscrit le durillon par deux incisions curvilignes. Un coup de bistouri dirigé transversalement ouvre l'articulation et fait saillir l'extrémité antérieure de la phalange. A l'aide d'une pince coupante, on en résèque une partie, en ayant soin d'entamer davantage le côté dorsal que le côté plantaire. On résèque ensuite une très minime portion de l'extrémité correspondante de la phalangine. Trois points de suture au crin de Florence réunissent transversalement la peau. On ne place pas de drain. L'orteil est ensuite enveloppé de gaze iodoformée et le pied tout entier enfermé dans un pansement antiseptique.

Les suites de l'opération sont bonnes. Mais le malade, indocile, se lève une partie de la journée. Apyrexie complète.

Pansement le 5 mai, huit jours après l'opération. La réunion est complète, sauf en un point où il s'est fait un léger écoulement sanguin dû à ce que le malade a marché. On enlève les crins.

Nouveau pansement le 10 mai. La guérison est complète, l'orteil est rectiligne.

Le 10 mai, le malade est envoyé à Vincennes.

XXIII. — *Pieds bots.*

1° *Valgus douloureux ou tarsalgie des adolescents.*

27 cas { 18 hommes, 18 améliorés ou guéris { 0 mort.
{ 0 femmes, 0 — — {

Presque tous les malades exerçaient une profession qui les obligeait à rester debout et à marcher une grande partie de la journée. Les hommes étaient garçons de café, de marchands de vins ou garçons d'épiciers et de pâtissiers, apprentis de commerce, télégraphistes ; les filles étaient blanchisseuses, domestiques, employées pour faire des courses chez des modistes ou des commerçants.

Après la profession, la cause principale du valgus douloureux est le jeune âge. Parmi nos 27 malades, 19 avaient de 15 à 17 ans, 5 de 17 à 20 ans ; 3 seulement avaient dépassé 20 ans.

Ainsi donc la station debout et la marche prolongées chez les adolescents, c'est-à-dire à un âge où le squelette du pied est en voie de développement, affaissent la voûte plantaire et produisent une entorse médio-tarsienne chronique. De là des douleurs, des contractures musculaires, en particulier des muscles péroniers, et une déformation du pied caractérisée par l'effacement du creux plantaire, par l'abaissement du bord interne du pied et par le renversement en dehors du bord externe. Il se produit ainsi un pied plat accidentel, qui disparaît pendant le repos de la nuit, mais qui devient permanent, si le jeune malade n'est pas soustrait aux causes de la déformation.

Le pied gauche, qui appartient au membre dont le développement et la musculature sont le moins complets, a été le plus souvent affecté (10 fois); tandis que le pied droit a été plus rarement pris (2 fois). Mais il est arrivé assez souvent (0 fois) que les deux pieds soient atteints en même temps; et, dans ce cas, c'est généralement le pied gauche qui est le plus déformé.

La durée moyenne du séjour à l'hôpital a été de quarante-sept jours. Mais ce temps ne suffit pas pour guérir la tarsalgie des adolescents. Presque toujours les malades sortaient avec un appareil pour garder le repos chez eux.

Notre traitement a consisté à prescrire le repos sans marcher, à faire des frictions, des massages et des électrisations sur le pied et la jambe, à immobiliser le membre dans une bonne position; plus tard, à faire porter des chaussures soutenant le creux plantaire par un relief de la semelle.

2° *Pied bot hystérique.*

10 cas { 4 hommes, 2 guéris, 2 améliorés.
6 femmes, 5 — 1 —

Sous le nom de pied *bot hystérique*, je comprends les déformations du pied, qui sont produites par une contracture permanente des muscles de la jambe et du pied, et qui surviennent chez des hystériques ou chez des sujets à tempérament hystérique.

Une contusion de la jambe (4 cas, obs. 66 et 67)), une entorse tibio-tarsienne (2 cas), une arthrite du gros orteil

(1 cas), un durillon très douloureux du gros orteil (1 cas), ont été les causes déterminantes de la contracture. Dans 2 cas, chez des femmes, hystériques avérées, la contracture ne reconnaissait aucune cause appréciable (obs. 65).

Presque tous les malades étaient jeunes et n'avaient pas dépassé 24 ans. Deux malades seulement avaient l'un, homme, 45 ans, l'autre, femme, 47 ans.

Le pied bot équin, qui s'est combiné le plus souvent avec un varus plus ou moins prononcé, a été observé 8 fois; ce qui revient à dire que c'est la contracture des muscles extenseurs qui a été la plus fréquente. 2 fois seulement le pied bot appartenait à la variété du pied bot talus (obs. 68); et, dans ces cas, la contracture affectait le jambier antérieur et les muscles fléchisseurs du pied.

7 malades ont été soumis à l'électrisation, 4 ont guéri. Chez le 5ᵉ malade il a fallu ajouter à l'électrisation le bromure de potassium à dose élevée pour obtenir la guérison. Chez les 6ᵉ et 7ᵉ malades l'électrisation a échoué.

L'aimantation ne m'a donné aucun résultat.

La suggestion pendant le sommeil hypnotique chez une jeune fille de 16 ans, très hystérique, paraît avoir procuré la guérison. Mais cette jeune fille était restée soixante-sept jours dans le service, et le repos pourrait bien avoir eu autant de part à la guérison que les impressions suggestives.

Les 2 malades qui avaient résisté à l'électrisation, ont été soumis, l'un, au redressement pendant la chloroformisation, l'autre à des sections tendineuses puis à une immobilisation du pied. Ils n'ont été qu'améliorés.

La durée du traitement par l'électrisation a été de quatorze jours.

Obs. 65. — *Pied bot hystérique.* — G... (Clémence), âgée de 16 ans, exerçant la profession de repasseuse, entre le 7 septembre 1881. Son pied droit est dans l'attitude du pied bot équin varus, et cette déformation est survenue sans cause. Par des pressions et par des efforts avec les mains, je cherche à modifier cette attitude, sans pouvoir y parvenir. Tous les muscles de la jambe sont contracturés, et la prédominance des

extenseurs sur les fléchisseurs produit l'état d'extension forcée. Il n'y a aucune lésion des os ni des articulations du pied.
La contracture des muscles est survenue sans cause locale appréciable.

Mais on a affaire à une jeune fille qui a des attaques d'hystérie. Toute la moitié droite du corps est insensible, notamment la moitié droite du voile du palais et de la langue. Il y a
de la dyschromatopsie à droite.

L'aimantation des muscles de la jambe, avec un puissant aimant prêté par mon collègue le Dr Dumontpallier, échoue complétement. L'électrisation rend la contracture moins intense,
mais ne la fait pas disparaître. J'ajoute aux séances d'électrisation le bromure de potassium à la dose de trois grammes par
jour. Au bout de dix-neuf jours de ce traitement, la contracture des muscles de la jambe cesse, le pied droit reprend sa
position naturelle, et la malade peut marcher sans la moindre
gêne. Mais la dyschromatopsie et l'hémianesthésie persistent
à droite.

J'ai lieu de croire que la guérison du pied bot hystérique a
été définitive, car cette jeune malade, qui devait revenir à la
Pitié dans le cas d'un retour de sa contracture, n'a pas été
revue.

Obs. 66. — *Pied bot équin varus par contracture traumatique
des muscles de la jambe* (publiée par M. Barbier en Bul. de la
Société clinique de Paris, t. VIII, p. 151, 1884). — Le nommé
de L... (Paul-Louis), âgé de 22 ans, exerçant la profession
d'écuyer à l'Hippodrome, entre dans mon service le 18 février 1884, salle Broca, n° 20.

La veille de son admission, il fut renversé par une voiture
de place, dont les roues lui passèrent sur les jambes et en particulier sur la jambe gauche. Soit à la suite de l'émotion produite par l'accident, soit que déjà les contractures se soient ma-
nifestées à ce moment, il ne put marcher pour rentrer chez
lui, et ce n'est que dans la nuit (l'accident étant arrivé assez
tard dans la soirée), qu'il s'aperçut de la déformation de son
pied gauche, telle qu'elle se présente aujourd'hui.

L'attitude du membre atteint se caractérise en deux mots :

c'est un pied bot varus équin très accentué. L'extension et la rotation du pied sont tellement prononcées, que l'astragale est subluxé et que la tête de cet os fait une saillie notable à la partie antérieure du cou-de-pied. La voûte plantaire est plus concave qu'à l'état normal. Les orteils sont fortement étendus sur le dos du pied.

Le pied n'est pas absolument fixe dans sa position extrême. De temps en temps l'attitude semble se relâcher ; mais, soit spontanément, soit à l'occasion d'un mouvement ou de toute autre excitation, le pied reprend sa position vicieuse, exagérée, après une série de contractions successives, et comme par sauts.

Tout effort, tenté dans le but de redresser le membre, occasionne des douleurs intolérables et sans résultat aucun. A la suite de ces tentatives, le pied est fixé au maximum de déplacement.

Lorsqu'on fait lever le malade, il est facile de s'apercevoir que la marche est presque impossible ; le poids du corps repose sur la pointe du pied et sur la partie antérieure de son bord externe.

Il n'existe ni ecchymose, ni trace de contusion sur la peau de la jambe. Une douleur vive, que l'on provoque par la pression au-dessous de la tête du péroné, la présence sur le côté externe de la jambe d'une zone d'anesthésie, pourraient faire songer à une fracture directe de la partie supérieure du péroné, fracture dont les fragments auraient lésé le nerf sciatique poplité externe ; mais l'examen attentif du malade éloigne cette hypothèse. Une paralysie ou une excitation du nerf sciatique poplité externe ne produirait pas, en raison de sa distribution anatomique, l'aspect spécial que présente le pied. Les muscles antérieurs de la jambe et le soléaire, peut-être le jambier postérieur, sont seuls intéressés ; les péroniers latéraux, comme nous le verrons, sont intacts.

On constate, d'ailleurs, qu'il existe au devant de la tête de l'astragale, sous la peau violemment tendue qui la recouvre, un filet nerveux, le nerf musculo-cutané, dont les fonctions sensitives sont exaspérées. Le moindre contact suffit pour déterminer une douleur très vive, et, phénomène capital, la contracture semble être plus rigide après chaque excitation. L'interligne articulaire tibio-tarsien est également très douloureux. Il en est de même des faisceaux fioreux périarticulaires. L'entorse permanente que subit l'articulation, du fait de la contracture, explique suffisamment ce phénomène, du reste plus marqué à la partie externe.

L'exploration électrique vient confirmer ce qu'on supposait déjà au sujet de l'état des muscles cités plus haut. Quel que soit le mode d'électrisation, galvanique ou faradique, *ils ne réagissent pas*. Par contre l'excitation portée sur les péroniers latéraux donne les résultats suivants : rotation du pied en dehors, jusqu'à un degré voisin de la position normale, hormis l'extension qui persiste. Mais dès qu'on cesse d'appliquer les électrodes, le pied bot se reconstitue.

Après avoir essayé, mais en vain, de ramener le pied à sa position, le malade étant éveillé, M. Polaillon renonce à ces tentatives extrêmement douloureuses, et le 21 février, le malade est soumis aux inhalations de chloroforme. A peine la période de résolution commence-t-elle, que le pied, jusque-là maintenu en rigidité presque absolue, retombe inerte. La contracture a cessé, brusquement, d'un seul coup. Les mouvements provoqués se font sans roideur aucune. De plus, il n'y a ni mobilité anormale, ni crépitation qui puisse faire soupçonner une fracture de l'extrémité supérieure du péroné.

On applique alors une attelle plâtrée en étrier, maintenant solidement le pied dans sa position normale.

L'appareil fut bien supporté, à part quelques douleurs vagues dans le mollet.

Le 11 mars (dix-huit jours après), on enlève l'appareil plâtré, et l'on voit se reproduire avec les mêmes caractères les contractures du début. Rien n'est changé au tableau ; peut-être la pression est-elle moins douloureuse au-dessous de la tête du péroné.

Après quelques jours d'expectation, pendant lesquels l'attitude du membre n'a pas varié, on remet un deuxième appareil, en y ajoutant une attelle plantaire. Le malade a été de nouveau chloroformé et, de nouveau, la contracture a cessé dès la période de résolution.

Le 1er avril, le malade voulut quitter l'hôpital. Il sortit avec son appareil.

L'observation serait forcément incomplète, si quelques temps après, il n'avait pris lui-même la peine de nous écrire. La contracture avait persisté encore un certain temps, puis environ quinze jours après sa sortie de l'hôpital, elle avait brusquement disparu sans laisser de traces.

Comme antécédent, il nous a affirmé n'avoir eu aucun accident nerveux. Mais c'est un individu à intelligence peu développée; en outre, il est facile de s'apercevoir que c'est un individu fatigué, et il est probable qu'il se livre à des excès alcooliques ou autres.

Obs. 67. — *Pied bot varus équin par contracture traumatique chez une jeune femme qui n'est pas une hystérique franche.* (Obs. recueillie par M. Barbier et publiée *in* Bul. de la Société clinique, t. VIII, p. 154, 1884.) — La nommée D... (Adèle), âgée de 20 ans, domestique, entre le 18 octobre 1884 à la Pitié, salle Gerdy, n° 12.

C'est une femme d'une mauvaise constitution, portant sur le cou des traces d'anciens abcès froids et souffrant encore à l'heure actuelle d'un abcès froid du sein droit. En dehors de ces manifestations, elle n'accuse aucune autre maladie. Quoique habitant Paris, elle fut réglée tard, 18 ans, et la menstruation fut toujours irrégulière.

Elle n'a pas d'antécédents nerveux bien accusés dans sa famille, sauf une de ses tantes, âgée de 54 ans, qui, depuis quelques années, est sujette à des attaques avec perte de connaissance. Quant à elle, à part quelques crises convulsives vers l'âge de six ans, elle n'a jamais eu d'attaque hystérique franche. Mais elle est extrêmement susceptible aux émotions, de quelque nature qu'elles soient. A plusieurs reprises, des envies qu'elle éprouvait, ont provoqué des vomissements bileux abondants.

Il y a neuf mois, ayant fait une chute sur son genou gauche, elle vit se développer, indépendamment d'un léger gonflement du genou, une roideur du pied gauche, mais peu prononcée, car, tout en boitant fortement, elle put continuer son métier.

Cependant, déjà à cette époque, le pied était en varus équin comme aujourd'hui.

Au mois de novembre 1882, elle a l'auriculaire droit écrasé en fermant le magasin où elle était employée. Cet accident nécessita l'amputation du doigt, amputation qui fut faite à la Charité, dans le service du Dr Desprès. Après l'opération, la malade veut uriner, mais en vain. Il existe une rétention complète d'urine, et depuis cette époque, elle en est réduite à se sonder plusieurs fois par jour.

M. Desprès lui applique, en même temps et à plusieurs reprises, des pointes de feu sur la région contracturée, mais sans résultat. C'est également pendant son séjour à la Charité, qu'elle eut une hémoptysie; ses règles n'avaient pas eu lieu à l'époque habituelle.

Elle sort de la Charité boitant toujours. Sans cause appréciable, la contracture s'exagère de plus en plus, au point de ne plus lui permettre la marche qu'avec des béquilles, et elle entre à la Pitié.

On constate alors l'existence d'un pied bot varus équin très prononcé, amenant une déformation permanente du pied. La marche est impossible. Les mouvements qu'on essaie d'imprimer à l'articulation tibio-tarsienne sont horriblement pénibles, et il est impossible de ramener le pied à sa position normale. On constate en même temps une anesthésie complète, à droite comme à gauche, jusqu'à une ligne circulaire passant au-dessus des clavicules. Les piqûres saignent du côté droit seulement. L'interligne articulaire tibio-tarsien est douloureux à la pression, surtout au côté externe et antérieur.

Quelques jours après son entrée, le 22 octobre, on la chloroformise, la contracture cesse, pour reparaître à mesure que la malade se réveille, et reprendre son intensité première.

Le 23 et les jours suivants, on essaie la métallothérapie (argent, zinc), sans résultat.

Le 27. On laisse un aimant dans son lit à gauche.

Le 29. Rien n'est changé dans l'état local. Par contre, elle se plaint de ne pouvoir librement se servir de son bras gauche. Et de fait, il y a de la raideur du coude et de l'épaule. L'extension de l'avant-bras est douloureuse, la pression du bras, et plus particulièrement au niveau du nerf cubital, est très pénible.

Le 30. L'aimant n'ayant rien produit, on a recours à l'électricité. Les courants continus ne donnent rien. Les courants interrompus font contracter normalement les muscles du côté sain, ainsi que ceux du côté opposé au-dessus du genou ; mais ceux de la jambe sont inexcitables. La sensibilité électrique est nulle à gauche, normale à droite.

Le soir on constate que la sensibilité est revenue à droite : la malade perçoit les fortes piqûres. La sensibilité est toujours nulle à gauche. De ce côté, on constate également une exagération manifeste de la sécrétion sudorale ; le pied est couvert de gouttelettes de sueur. La malade a remarqué souvent d'elle-même ce phénomène.

Pendant le mois de novembre, la malade reste dans l'état où elle se trouvait à son entrée, sauf que les raideurs du membre supérieur ont disparu. A plusieurs reprises, on applique des courants continus, sans résultat.

On l'hypnotise plusieurs fois par occlusion des yeux ; pendant le sommeil provoqué la contracture persiste.

Dans les derniers jours de novembre, elle accuse une impossibilité absolue de manger. Il existe un spasme des muscles du pharynx, étendu également aux muscles masticateurs. Il y a un léger degré de trismus. Ces accidents ne persistèrent pas ; la menace du cathétérisme œsophagien a bien pu être pour quelque chose dans leur disparition. On constate également que la sensibilité a disparu de nouveau à droite, même la sensibilité électrique.

Jusqu'à aujourd'hui, aucune modification ne s'est produite dans son état. Ajoutons que le réflexe tendineux, normal à droite, est manifestement exagéré à gauche. Les organes des sens sont également atteints, et le doigt introduit dans l'isthme du gosier ne produit aucun réflexe nauséeux.

Au milieu de décembre, elle contracte dans la salle un érysipèle de la face, ce qui oblige M. Polaillon à la faire passer, le 17 décembre, dans un service de médecine.

Cette malade a été perdue de vue. Mais il est bien probable

que les désordres moteurs et sensitifs ont persisté pour s'amender, disparaître, revenir encore avant de disparaître définitivement.

Obs. 68. — *Pied bot talus par contracture des fléchisseurs chez un alcoolique.* — J... (Jules), âgé de 45 ans, employé de commerce, entre le 24 septembre 1892, à l'hôpital de la Pitié. Il a fait des excès alcooliques pendant de nombreuses années. Actuellement il a une grande surexcitation du système nerveux, confinant à l'hystérie.

Il y a quelques mois, un durillon de la face plantaire du gros orteil droit le faisant beaucoup souffrir, il prit l'habitude de marcher en relevant la pointe du pied. Peu à peu il ne marcha plus qu'en appuyant sur le talon, et son pied prit l'attitude du pied bot talus.

A l'arrivée du malade, je constate que le pied droit est fortement fléchi sur la jambe, et que cette attitude existe, soit pendant le repos au lit, soit pendant la marche qui est très pénible. Le tendon du jambier antérieur fait une forte saillie sur le cou-de-pied. Non seulement le jambier antérieur est contracturé, mais encore l'extenseur propre du gros orteil et l'extenseur commun des orteils sont le siège de la même affection.

Le repos et toutes les manœuvres pour étendre le pied restent sans résultat. Le pied est immobilisé dans la flexion, et l'obstacle des mouvements réside bien dans la contracture et la rétraction invincibles des fléchisseurs. C'est dans ces conditions que je me décide à intervenir.

Le 27 septembre, le malade étant endormi par le chloroforme, je pratique la section sous-cutanée, au tiers inférieur de la jambe, des tendons du jambier antérieur, de l'extenseur propre du gros orteil et de l'extenseur commun des orteils. Après ces sections, le pied peut être facilement étendu. Je l'immobilise dans l'extension forcée à l'aide d'une gouttière en plâtre moulée sur le membre.

Le 25 octobre. J... (Jules) est envoyé à l'asile de Vincennes. Le pied droit est dans une bonne attitude, et il peut marcher en appuyant sur la plante du pied.

Mais le 23 novembre, il rentre dans le service. La marche est redevenue pénible, quoique le pied soit à angle droit sur la jambe. Il n'y a ni arthrite tibio-tarsienne, ni arthrite du tarse. Mais les muscles de la jambe sont encore contracturés et douloureux.

A défaut d'une lésion quelconque pouvant expliquer le trouble fonctionnel, cet état me paraît être sous la dépendance d'une excitabilité nerveuse chez un hystéro-alcoolique.

Le repos au lit, le bromure de potassium, les bains et les douches sur la jambe ont confirmé ce diagnostic en améliorant de plus en plus les douleurs et la contracture musculaires. Mais à la fin de décembre 1892, J... (Jules) n'était pas encore guéri.

3° *Pieds bots proprement dits (acquis et congénitaux).*

10 cas. } 9 hommes. 3 opérés, 6 non opérés.
        } 1 femme, 1 opérée, 0 — —

La rareté des pieds bots dans les services d'adultes s'explique par ce fait que les malades, habitués à la conformation de leur pied, ne viennent pas réclamer les secours de la chirurgie.

Parmi nos 10 cas, 3 appartenaient à des enfants en bas âge, 7 à des adultes.

7 fois le pied bot était d'origine congénitale ; 3 fois il était acquis, à la suite d'un trouble nerveux datant de l'enfance, à la suite d'une attitude vicieuse et d'une rétraction des extenseurs pendant le cours d'un phlegmon diffus, à la suite d'une fracture compliquée de l'extrémité supérieure du tibia.

La variété de pied bot varus équin a été de beaucoup la plus fréquente (9 cas). Le varus simple avec enroulement du pied en dedans ne compte qu'un cas.

4 malades ont été opérés par la section du tendon d'Achille, le redressement du pied et l'immobilisation dans un appareil plâtré. Ils ont tous obtenu un bon résultat, c'est-à-dire que le pied a été redressé et que la marche était devenue aussi facile qu'avec le pied sain. Chez un enfant de six ans,

P. 7

je ne me suis servi que des appareils orthopédiques. J'ai perdu cet enfant de vue, lorsque l'amélioration touchait presque à la guérison.

Sur 5 malades qui portaient des pieds bots osseux, 3 voulurent garder leur déformation. Le 4ᵉ avait bonne envie d'être opéré, et je me proposai de faire chez lui la résection cunéiforme du tarse, mais il fut impossible de l'endormir par le chloroforme (obs. 70). Le 5ᵉ, qui avait été apporté dans le service pour des plaies de poitrine faites dans une intention de suicide, succomba à ses blessures (son décès comptera dans la statistique des plaies de poitrine). Il portait un pied bot accidentel qui fut disséqué par M. Routier. Cette dissection lui servit à démontrer, dans sa thèse inaugurale (Paris 1881), que l'attitude vicieuse du pied entraine assez rapidement des lésions osseuses, ligamentaires et musculaires (obs. 69).

OBS. 69. — *Varus équin gauche consécutif à une fracture compliquée de l'extrémité supérieure du tibia* (thèse pour le doctorat de M. Routier, 1881, p. 33). *En résumé.* — X..., âgé de 35 ans, entre le 2 juin 1881, salle Broca, nᵒ 44, dans le service de M. Polaillon, pour des blessures qu'il s'était faites dans l'intention de se suicider.

Sa santé avait toujours été bonne. Il avait été soldat, et par conséquent il ne peut être soupçonné d'avoir eu un pied bot congénital.

En 1872, il est tombé de quarante-cinq pieds de haut, et cette chute produisit une fracture de la partie moyenne de la cuisse gauche et une fracture sous-condylienne du tibia droit, les deux fractures sans plaies.

Il fut porté à l'hôpital de Blois. Là, il eut des phlegmons consécutifs, car il porte des cicatrices.

La fracture de la cuisse ne s'est pas consolidée. Mais la pseudarthrose de ce côté ne nous occupe pas.

A droite, le pied est en varus équin troisième degré. Les orteils sont fortement dans l'extension et le bourrelet sous-métatarsien les déborde même un peu. Le talon est à peine appréciable. Il ne fait pas saillie en arrière du tendon d'Achille et paraît déjeté en dedans. Le seul mouvement volontaire possible est un peu d'extension, qui, en même temps, augmente le varus.

Quand, avec la main, on veut corriger la difformité, on s'aperçoit vite qu'elle est irréductible. Le jambier antérieur, le triceps sont tendus tour à tour par ces efforts et le pied est animé de mouvements de trémulation.

Le malade étant mort de ses plaies de poitrine, M. Routier trouva, du côté du pied, les altérations suivantes :

Les muscles sont grêles et un peu jaunes. Ils étaient déjà trop vieux pour permettre un examen histologique.

Sous la peau, la graisse est abondante, et forme des paquets sous les articulations métatarso-phalangiennes et sur la face interne du talon.

Les orteils sont subluxés en arrière. Les tendons extenseurs font corde.

Le tendon d'Achille s'insère sur le calcanéum, mais il n'existe pas de séreuse entre l'os et le tendon, et celui-ci paraît être reporté en dedans, en même temps que le calcanéum semble avoir fui en haut et en dehors.

Cet os semble raccourci et courbé de façon à présenter une concavité interne.

Angle saillant au niveau de l'articulation cuboïdienne. Les muscles courts de la plante semblent partir en masse de la tubérosité interne du calcanéum, et les tissus, entre cette tubérosité et la malléole interne, tissus qui recouvrent les coulisses tendineuses, sont lardacés.

L'articulation tibio-tarsienne présente des lésions intéressantes. Les ligaments antérieurs et postérieurs sont épais, lardacés. L'astragale est en abduction forcée et ses mouvements sont à peu près nuls.

Le cartilage d'encroûtement du tibia est traversé de droite à gauche par une fissure à bords mousses. Il présente, comme celui de l'astragale, une couleur rouge. Celui-ci offre, de plus, plusieurs érosions, surtout sur la lèvre interne de la poulie.

Adhérences nombreuses entre les malléoles et les faces latérales de l'astragale. Du côté interne, il n'y a plus vestige d'articulation.

Le scaphoïde et le cuboïde, dont les cartilages sont aussi malades, sont subluxés en dedans et en bas. Un tissu lardacé épaissit tous les ligaments.

Le calcanéum est immobilisé par rapport à l'astragale ou à peu près. Il est aussi descendu que possible, et ici on voit bien qu'à cause du plan incliné, il a tourné. L'extrémité de la surface postérieure articulaire de l'astragale le déborde en arrière.

Ces surfaces paraissent malades. Il y a comme des adhérences vers les parties internes.

J'ai donné cette description, parce que les autopsies de pieds bots acquis sont très rares. Toutes ces lésions sont secondaires, et il a suffi, comme le fait remarquer M. Routier, d'une attitude vicieuse pendant huit années pour les réaliser chez cet homme, ancien soldat et bien portant.

Obs. 70. — C... (Eugène), âgé de 30 ans, exerçant la profession de polisseur, est entré le 1er juin 1889 pour un pied bot osseux varus équin. Il a des habitudes alcooliques et, en même temps, il prend assez fréquemment des attaques d'épilepsie.

Il était indiqué de faire chez ce malade la résection cunéiforme du tarse pour redresser le pied, et le patient avait accepté cette opération avec empressement.

Le 10 juin, toutes mes dispositions sont prises pour faire cette opération.

A 10 h. 42 un de mes internes commence la chloroformisation, par le procédé de la compresse, avec du chloroforme ordinaire. Au bout de cinq minutes, le patient accuse quelques bourdonnements d'oreilles. A 10 h. 53 période d'excitation. A 10 h. 56, je veux commencer l'opération, mais je suis obligé de m'arrêter aussitôt, car il y a une absence complète d'anesthésie. On continue à donner du chloroforme sans résultat. Au lieu d'avoir un engourdissement de la sensibilité, le patient semble plutôt être dans un état d'hyperesthésie.

A 11 h. 17, après trente-cinq minutes de chloroformisation continue, le malade ayant absorbé une grande quantité de chloroforme, qui l'a mis dans un état complet d'ivresse, mais sans produire aucune anesthésie, j'ai cru prudent d'arrêter la choroformisation et de remettre l'opération à un autre jour.

Mais Eugène C... n'a plus voulu s'y soumettre et a renoncé à se faire opérer.

b. MALFORMATIONS CONGÉNITALES (1).

XXIV. — *Malformations des orteils.*

2 cas { 1 homme, 1 opéré, 1 guéri. !
{ 1 femme, 1 non opéré, 1 —

OBS. 71. — *Malformation du quatrième orteil.* — M... (Emma), âgée de 27 ans, couturière, entre dans mon service, le 12 novembre 1884, pour une entorse tibio-tarsienne à droite. Le 4ᵉ orteil de son pied gauche, plus petit qu'à l'état normal, était implanté en arrière des autres orteils, sur la face dorsale du 4ᵉ métatarsien. Il semblait que cet orteil avait subi une luxation complète en haut.

Cette difformité était congénitale. Elle ne gênait en rien la malade. Par suite, aucune opération n'était indiquée.

OBS. 72. — *Malformation du gros orteil* (Présentation du malade à la Société de chirurgie le 6 juin 1883, Bulletin, p. 491.) — Le nommé R... (Emile), âgé de 20 ans, journalier, entre à la Pitié le 4 mai 1883.

Il portait, sur le bord interne du pied gauche, un gros orteil difforme et articulé perpendiculairement à la direction du premier métatarsien. Cet os, qui est un peu plus volumineux que celui du côté opposé, se terminait en avant par une extrémité arrondie, comme s'il y avait eu une désarticulation du gros orteil. Le gros orteil, au lieu de continuer la direction du métatarsien, s'implantait à angle droit sur la face interne de la tête articulaire. Il avait une configuration anormale : sa première phalange étant implantée perpendiculairement au

---

(1) Quelques pieds bots congénitaux du chapitre précédent rentrent dans cette catégorie.

métatarsien, sa deuxième phalange s'articulait à angle droit avec la première et se dirigeait d'avant en arrière parallèlement au premier métatarsien.

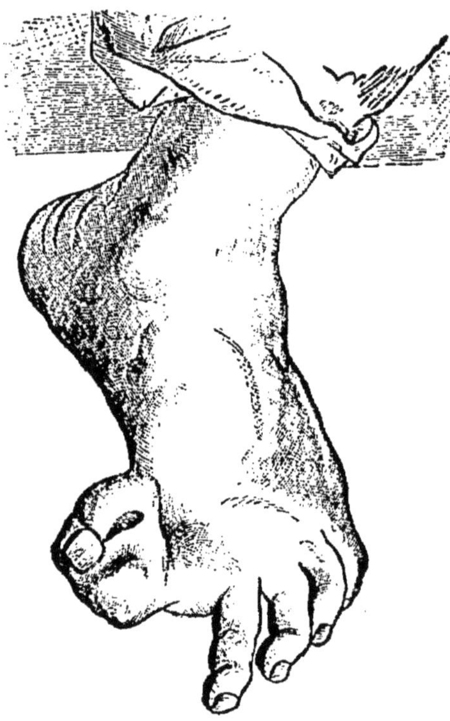

FIGURE 3.

Malformation du gros orteil (dessin par M. Caussade).

On pourrait croire que cette disposition a été produite peu à peu, depuis l'enfance, par une chaussure mal faite, qui aurait déjeté l'orteil en dedans et aurait en même temps infléchi sa dernière phalange en arrière. Mais il n'en est rien, car la malformation existait depuis la naissance. En outre, sur la face postérieure de l'orteil anormal, et séparé de lui par une dépression cutanée, on trouvait un autre orteil surnuméraire, petit et atrophié.

Ces deux orteils, soudés l'un à l'autre, jouissaient de mouvements de flexion du côté de la face plantaire et de mouvements d'extension, qui les redressaient sur le bord interne du pied. La peau qui les recouvrait, possédait la sensibilité commune.

Ils constituaient une difformité extrêmement gênante pour la marche. Cette gêne avait augmenté avec l'âge. Dans ces derniers temps, une marche un peu prolongée devenait impossible et occasionnait des douleurs dans le pied et dans la jambe.

Les parents d'Émile R... ne présentent aucune malformation. Son pied droit est bien conformé, ainsi que les quatre derniers orteils du pied gauche. Notons, sans y attacher de l'importance, qu'il attribue sa malformation à ce que sa mère, étant enceinte de lui, a été serrée entre une voiture et la devanture d'un magasin.

L'opération, faite le 12 mai 1883, a été des plus simples. Une incision dorsale et une incision plantaire circonscrivent les orteils à enlever. La désarticulation se fait ensuite avec une grande facilité, en laissant les os sésamoïdes. Suture métallique, drain. Guérison par première intention.

Examen des orteils enlevés. La peau qui les recouvre, est épaisse, calleuse. Un ongle bien formé existe sur la face dorsale de la phalangette. Le panicule graisseux de la face plantaire est abondant.

Le gros orteil est pourvu de deux tendons, un extenseur et un fléchisseur. Ceux-ci présentent, tous les deux, le même trajet et la même disposition : arrivés à l'extrémité antérieure du premier métatarsien, ils s'infléchissent en dedans, s'attachent par une expansion à l'extrémité antérieure de la première phalange, puis se coudent une seconde fois pour aller s'attacher à la deuxième phalange. Ils agissent sur les phalanges à la manière d'un fil de sonnette.

L'articulation métatarso-phalangienne a la disposition normale. Elle est seulement située sur le côté de la tête métatarsienne. L'articulation phalangienne est déformée.

L'orteil surnuméraire est représenté par une phalange aplatie, de forme triangulaire, longue de deux centimètres, dont la base est réunie par des tissus fibreux à la seconde phalange du gros orteil, et dont l'extrémité porte l'insertion d'un tendon, qui représente un muscle extenseur.

Opérations sur le Pied.

XXV. — *Évidements, grattages, extractions de séquestres.*

13 opérations.

7 hommes : 4 guérisons, 1 amél., 1 non guéri, 1 mort (1).
6 femmes : 3   —   1 —   0   —   2 —

(1) Causée par la maladie primitive.

Presque toutes ces opérations ont été faites pour des ostéo-arthrites suppurées, très étendues, de nature tuberculeuse. Je n'ai relevé que 1 cas dans lequel la maladie paraissait avoir pour origine une ostéo-myélite phlegmoneuse, et 2 cas dans lesquels un traumatisme antérieur paraissait avoir été l'origine de l'ostéo-arthrite.

10 fois la maladie siégeait sur le tarse, et 3 fois sur le métatarse et les phalanges.

Les opérations ont consisté, selon les cas, à enlever les séquestres, à faire le curettage des foyers fongueux, à évider un ou plusieurs des os du tarse, souvent à cautériser la cavité avec le fer rouge ou le chlorure de zinc. La plupart de ces opérations ont été très sérieuses et très étendues.

7 opérés ont guéri.

2 ont été améliorés, conservant une fistule.

1 n'a retiré aucun bénéfice. Le mal a continué à progresser et j'ai dû pratiquer l'amputation intra-malléolaire du pied.

3 opérés sont morts. Leur décès, survenu plus ou moins tardivement, ne peut être mis sur le compte de l'acte opératoire, mais doit bien évidemment être attribué aux progrès de la maladie primitive, c'est-à-dire de la tuberculose (obs. 38, 39, 41).

La durée moyenne du traitement, depuis le jour de l'opération jusqu'à la sortie de l'hôpital, a été de trente-sept jours.

XXVI. — *Résections articulaires des phalanges et des métatarsiens.*

$$10 \text{ cas} \left\{ \begin{array}{l} 9 \text{ hommes,} \\ 1 \text{ femme,} \end{array} \right. \begin{array}{l} 9 \text{ guéris,} \\ 1 \quad — \end{array} \left\{ \begin{array}{l} 0 \text{ mort.} \end{array} \right.$$

Les lésions, qui ont rendu ces opérations nécessaires, sont :

3 arthrites tuberculeuses suppurées.

1 ostéo-arthrite avec nécrose chez un athéromateux.

2 fractures comminutives.

1 luxation irréductible du gros orteil (obs. 12).

3 orteils en marteau (obs. 63, 64).

Quant à la nature de la résection, je compte : 4 résections des articulations phalangiennes, 5 résections des articulations métatarso-phalangiennes, 1 résection de l'os sésamoïde interne du gros orteil (obs. 12).

La durée moyenne du traitement, depuis le jour de l'opération jusqu'à la sortie de l'hôpital, a été de vingt et un jours pour les résections phalangiennes et de trente-sept jours pour les résections métatarso-phalangiennes.

La cicatrisation s'est faite par réunion immédiate chez 8 opérés. 2 fois la plaie a suppuré, laissant, dans 1 cas, une fistule que j'ai dû cautériser avec une petite flèche de pâte au chlorure de zinc.

XXVII. — *Extirpations des os du tarse.*

$$4 \text{ cas} \left\{ \begin{array}{l} 1 \text{ homme, } 1 \text{ guéri, } 0 \text{ mort.} \\ 3 \text{ femmes, } 1 \quad - \quad 2 \quad - \end{array} \right.$$

La cause de ces extirpations a été le traumatisme dans 2 cas, la tuberculose dans les 2 autres cas.

Les 2 extirpations à la suite de traumatisme ont porté sur l'astragale. Il s'agissait de deux femmes, qui avaient une luxation du pied avec large plaie et fracture du péroné. L'une des opérées a guéri, l'autre, qui était atteinte d'albuminurie, a succombé à une pneumonie septicémique. J'ai déjà signalé ce fait dans la statistique des luxations du pied. Je le rapporte ici avec plus de détails (obs. 73.)

Obs. 73. — *Luxation complète du pied en dehors; large plaie avec fracture de la malléole externe ; extirpation de l'astragale; albuminurie; pneumonie septique; mort.* — La nommée B... (Émilie), âgé de 50 ans, exerçant la profession de journalière, est apportée à la Pitié le 7 mai 1883.

On n'a pas de renseignements sur ses antécédents.

Pendant la nuit, vraisemblablement après des excès alcooliques, elle est tombée dans un escalier. Elle essaya de se relever, mais ne put y parvenir et resta sans secours pendant plus d'une heure.

A l'hôpital on constate, au niveau de la malléole interne du pied droit, une plaie par où font issue, d'une part, la mortaise péronéo-tibiale (le corps de ces os est intact), d'autre part, l'astragale et une partie du calcanéum. Le pied est luxé en dehors à angle droit. Hémorrhagie peu abondante. Réduction absolument impossible

L'état général est satisfaisant, mais il y a une grande surexcitation alcoolique.

Anesthésie par le chloroforme. Extirpation de l'astragale, qui ne tient plus que par quelques débris ligamenteux. Lavage phéniqué, réduction, deux points de suture et drain. Pansement de Lister ; appareil plâtré.

Le 7 mai, soir. 39°, langue un peu sèche.

Le 8 mai. Malgré le sulfate de quinine par prises de 0 gr. 15 de trois en trois heures, le soir 39°,7.

Pansement, rien de particulier.

Le 9. Les sutures, qui n'ont pas pris, sont enlevées. Langue sèche ; faciès terreux. Petite quantité d'albumine dans l'urine, pas de sucre. Sulfate de quinine 0 gr. 10 toutes les deux heures, deux verres d'eau de sedlitz.

Le 10. Nouveau pansement. Eschare superficielle et phlyctènes à la face antérieure de la jambe. Le soir, fièvre presque tombée. Le sulfate de quinine est continué.

Le 11. Pas de pansement. Fièvre modérée, cependant le faciès est peu satisfaisant. Langue toujours sèche.

Les 12, 13 et 14, 38°,2 ; 38°,5 le matin, le soir 40°.

Le 15. Fusée purulente à la face externe de la jambe. Ouverture au thermocautère.

Le soir, fièvre moins vive. Toux: pas d'expectoration ; matité sous la clavicule droite; râles crépitants et sous-crépitants disséminés; pas de souffle.

Le 16. L'exaspération fébrile vespérale fait défaut.

Le 17. Faciès grippé et plombé avec plaques cyaniques, subdelirium continu. Ecchymoses sous-cutanées aux deux membres inférieurs, indiquant des embolies. Respiration anxieuse.

Mort dans la soirée.

Autopsie, le 10 mai.

Cœur flasque, pas d'athérôme, ni de lésions valvulaires. Caillot agonique dans le cœur droit.

Poumon : congestion généralisée du poumon gauche, avec points de splénisation. A *droite*, pneumonie massive à l'état d'hépatisation grise du lobe supérieur. Dans le lobe inférieur, mélange de congestion et de splénisation. En aucun point du poumon ni infarctus, ni abcès métastatiques.

Foie gras ; pas d'abcès métastatiques, non plus que dans la rate.

Reins. Apparence normale.

Pied. *Fusée purulente* dans la gaine des péroniers remontant jusqu'au tiers supérieur de la jambe.

Tendons exfoliés, baignant dans le pus.

Tibia et péroné intacts, sauf en deux points, où la substance osseuse fait défaut par arrachement des ligaments.

Dans la cavité de la plaie, trois à quatre petits débris osseux Un morceau de la tête de l'astragale adhère par un faisceau ligamenteux au scaphoïde.

Le tiers inférieur de la grande apophyse du calcanéum est détachée.

Le pus baigne les surfaces articulaires antérieures des cunéiformes et du cuboïde.

On a recherché dans les urines la présence de l'acide phénique, afin de savoir s'il n'y avait pas eu un certain degré d'intoxication par cette substance. Mais les réactifs ont démontré l'absence de la moindre trace d'acide phénique.

La malade, qui était alcoolique et albuminurique, a succombé à une pneumonie septique, développée sous l'influence du traumatisme accidentel et du traumatisme opératoire.

Les deux extirpations, nécessitées par la tuberculose, ont porté, l'une sur le calcanéum, l'autre sur le cuboïde. La première avait réussi comme opération, mais l'opérée est morte de méningo-encéphalite tuberculeuse plus de quatre mois après son opération (obs. 40).

La seconde, extirpation du cuboïde, n'a donné qu'un

succès momentané. Au bout de sept mois et demi, il restait encore une fistule ; le pied était fortement déjeté en dehors et ne pouvait servir pour la marche. Le patient, nommé G... (Charles), âgé de 48 ans, mécanicien, a dû rentrer dans mon service pour une récidive de l'affection tuberculeuse dans le tarse. J'ai été obligé de lui amputer le pied quelque temps après (obs. 120).

XXVIII. — *Ostéotomie.*

1 cas — 1 femme guérie.

Obs. 74. — *Consolidation vicieuse d'une fracture du 2ᵉ métatarsien, ostéotomie cunéiforme, guérison* (déjà citée obs. 4). — D... (Elise), âgée 16 ans, domestique, entre le 29 septembre 1884 à l'hôpital de la Pitié, pour une douleur du pied droit, que l'on considéra comme une entorse. Quelques jours auparavant, son pied ayant glissé sur un caillou, elle fit un faux pas et ressentit une vive douleur. Cependant elle put rentrer chez elle, en marchant sur le talon pour éviter le contact de la plante du pied avec le sol.

A l'hôpital, on constata du gonflement sur le dos du pied, de la douleur dans la région du 2ᵉ métatarsien, de l'ecchymose ; mais on ne trouva aucun signe certain pouvant mettre sur la voie d'une fracture.

La fracture fut donc méconnue pendant quinze jours, jusqu'au moment où, le gonflement ayant disparu, on put sentir un cal très net sur le milieu du 2ᵉ métatarsien.

La fracture était déjà vicieusement consolidée. Le fragment antérieur s'était incliné en bas, formant un angle droit avec le fragment postérieur, de sorte que la tête du métatarsien et l'orteil correspondant appuyait douloureusement sur le sol pendant la marche. La malade ne pouvait marcher qu'en se portant sur le talon et en relevant la pointe du pied.

Je lui proposai de remédier à cet état en redressant le métatarsien par une ostéotomie.

Le 18 novembre, la malade est endormie par le chloroforme et le membre est ischémié avec la bande d'Esmarch. Je pratique, sur la face dorsale du deuxième métatarsien, une incision de quatre centimètres. Après avoir fait écarter le tendon de l'extenseur, j'arrive sur le cal vicieux. Avec un ciseau ordinaire, j'enlève un coin d'os sur la saillie formée par les deux fragments. Le métatarsien est aussitôt redressé. Quelques points de suture cutanée, un pansement de Lister et un appareil plâtré complètent l'opération.

Le 23 décembre, l'appareil plâtré fut enlevé. L'os était consolidé dans une bonne position.

Le 7 janvier, Élise D... marchait très bien et sortait de l'hôpital.

XXIX. — *Amputations.*

1° *Amputations ou désarticulations du gros orteil.*

22 cas $\left\{ \begin{matrix} 19 \text{ hommes, } 19 \text{ guéris.} \\ 3 \text{ femmes, } 3 \text{ guéries.} \end{matrix} \right\}$ 0 mort.

Les causes de ces amputations ont été :

Le mal perforant grave dans 13 cas.

L'ostéo-arthrite tuberculeuse, 5 cas.

L'ostéo-arthrite traumatique simple, 1 cas.

Un durillon très douloureux, 1 cas.

Un moignon douloureux à la suite d'un écrasement par chemin de fer, 1 cas.

Une malformation du gros orteil, 1 cas.

L'amputation a été faite : 13 fois dans la continuité de la première phalange et 1 fois dans la continuité de la phalangette. La désarticulation du gros orteil a eu lieu 8 fois.

J'ai noté que 11 fois la réunion immédiate avait été obtenue, et que 8 fois la réunion avait été presque immédiate avec un peu de sphacèle ou un peu de suppuration des lèvres de la plaie. Dans 3 cas, le mode de cicatrisation n'a pas été mentionné.

La durée moyenne de la guérison a été de vingt-quatre jours dans le cas de réunion immédiate, et de trente-deux jours dans le cas de cicatrisation avec un peu de suppuration.

Sur les 22 opérés, aucune mortalité opératoire. Je signale toutefois le fait suivant, dans lequel un décès est survenu tardivement sans qu'on puisse l'attribuer à l'amputation :

Obs. 75. — Une femme D... (Marie), âgée de 60 ans, marchande ambulante, entre à la Pitié le 20 juillet 1888. Elle est affectée d'une ostéo-arthrite suppurée du gros orteil gauche. Elle est en même temps glycosurique à un degré avancé.

Le 28 juillet, je pratique la désarticulation du gros orteil. Suture du lambeau. Pansement de Lister.

Malgré le diabète, l'opération guérit sans suppurer par réunion immédiate, et la malade semblait hors d'affaire.

Mais, au bout de quelques semaines, une plaque de gangrène apparaît au talon. Bientôt la gangrène s'étend au pied et aux orteils, et prend la forme humide. Suppuration sanieuse à odeur infec:..

Malgré les pansements au crésole et au sublimé alternativement, la malade s'affaiblit peu à peu. La quantité du sucre augmente dans les urines, et la mort arrive le 10 novembre, trois mois et demi après la désarticulation du gros orteil.

Obs. 76. — *Mal perforant, ostéo-arthrite suppurée du gros orteil, désarticulation. Guérison.* — Le nommé H... (Henri), garçon boucher, âgé de 31 ans, entre le 10 janvier 1883 à la Pitié.

Rien dans les antécédents héréditaires.

Il n'a jamais eu de maladie antérieure. Pas de scrofule. Signes et aveux d'habitudes alcooliques prononcées.

En 1878, étant soldat, il fut piqué par un clou à l'orteil droit, mais la petite plaie se referma. Au bout d'un an, épaississement de l'épiderme à la face inférieure du gros orteil. Ce durillon a été enlevé. Le malade l'attribue à la piqûre du clou. En même temps que le durillon, il s'est formé latéralement une fente qui laissait suinter un peu de pus. Ce petit mal persista, empêchant le malade de travailler et causant des douleurs pendant la marche.

A la fin de 1882, le malade entra dans le service de M. le Dr Polaillon. A la suite de lavages à l'eau phéniquée forte, le malade sortit presque guéri, ne suppurant plus, mais conservant un petit orifice fistuleux sans aucune importance.

Il rentra à la Pitié, le 10 janvier 1883. La fistule était largement ouverte, les douleurs assez considérables, la suppuration beaucoup plus prononcée que par le passé.

Le malade est d'une constitution sèche. Il paraît bien portant; il n'a aucun signe de scrofule ni de tuberculose.

La marche est possible, mais difficile, à cause des douleurs. Les mouvements des articulations du pied et des orteils sont relativement faciles et non douloureux; c'est surtout dans la position déclive du pied que les douleurs se font sentir.

Au niveau du gros orteil du côté droit, immédiatement sur la première phalange, on trouve une ulcération de la largeur d'une pièce d'un franc, irrégulièrement circulaire. Le fond en est rougeâtre, fongueux, granuleux et saigne quand on le touche. Les lèvres de l'ulcération sont livides, amincies et décollées. Par l'exploration avec le stylet, on arrive sur l'os, qui est irrégulier et dénudé. On peut constater une perte de substance dans le corps de la première phalange. L'articulation métatarso-phalangienne paraît saine. Les mouvements sont indolents et normaux.

Immédiatement autour de l'ulcération, la sensibilité tactile et douloureuse est complètement perdue. Plus en dehors, il y a un retard considérable de la sensibilité à la douleur. La thermesthésie et la sensibilité profonde, ainsi que la sensibilité articulaire, sont conservées. Les réflexes tendineux du pied et de la rotule sont absolument perdus. Il en de même de ceux de la main. Lorsque la malade cherche à faire des mouvements les yeux étant fermés, il a une certaine incoordination; néanmoins le but est toujours atteint. Il n'y a pas de douleurs fulgurantes. On ne peut pas explorer la marche à cause des douleurs. Pas d'autres signes d'ataxie.

25 janvier. Chloroformisation. Lavages phéniqués. Pulvérisation phéniquée. Désarticulation du gros orteil. Lambeau dorsal et externe, à cause de la présence de l'ulcération plantaire. Les tissus sont durs et lardacés. Pendant que M. Polaillon opère, la portion terminale de la phalange se rompt et se détache avec la phalangette. Il termine l'opération en saisissant la phalange avec un davier de Farabeuf.

Il y a des fongosités autour de l'os et de l'articulation métatarso-phalangienne; mais l'articulation elle-même est absolument saine.

Sutures métalliques. Petit drain à la partie antérieure de la plaie.

Le 26. Pas de douleur. Pas de fièvre. Bon état général du malade qui mange bien.

Le 28. On retire deux sutures. Pas de suppuration.

Le 30. On enlève les autres sutures. La plaie est réunie par première intention.

Le 4 février. Petite fusée purulente à la face dorsale, probablement dans la gaine de l'extenseur du gros orteil.

Le 26. Le malade quitte l'hôpital complètement guéri.

2° Amputations ou désarticulations de l'un des quatre derniers orteils.

$$10 \text{ cas} \left\{ \begin{array}{l} 9 \text{ hommes, } 9 \text{ guéris} \\ 1 \text{ femme, } 1 \text{ guérie} \end{array} \right\} 0 \text{ mort.}$$

Les ostéo-arthrites suppurées, le mal perforant, une déformation acquise, un durillon douloureux, telles sont les causes qui ont nécessité ces amputations.

$$\begin{array}{llll} \text{L'opération a porté sur le } 2^e \text{ orteil} & 3 \text{ fois} \\ \phantom{\text{L'opération a porté sur le }} — \phantom{\text{orteil}} 3^e & — & 1 & — \\ \phantom{\text{L'opération a porté sur le }} — \phantom{\text{orteil}} 4^o & — & 1 & — \\ \phantom{\text{L'opération a porté sur le }} — \phantom{\text{orteil}} 5^e & — & 5 & — \end{array}$$

Il y a eu 6 amputations dans la continuité et 4 désarticulations.

La guérison par réunion immédiate a eu lieu 7 fois avec une durée moyenne de dix-huit jours.

Dans 1 cas la cicatrisation s'est faite par suppuration et le traitement a duré quatre-vingt-six jours.

3° Amputations de métatarsiens avec l'orteil correspondant.

$$17 \text{ cas} \left\{ \begin{array}{l} 13 \text{ hommes, } 13 \text{ guéris} \\ 4 \text{ femmes, } 4 \text{ guéries} \end{array} \right\} 0 \text{ mort.}$$

12 fois, la cause de l'amputation a été une ostéo-arthrite tuberculeuse; 4 fois, le mal perforant; 1 fois, un épithélioma

récidivant après l'amputation du gros orteil deux années auparavant.

Le tableau suivant indique la fréquence de l'opération selon l'espèce du métatarsien et la nature de l'amputation :

1er métatarsien, 6 amputations { 5 dans la continuité. / 1 désarticulation.

1er et 2e métatarsien, 1 amputation dans la continuité.
2e métatarsien, 1 amputation dans la continuité.
3e métatarsien, 1 amputation dans la continuité.

5e métatarsien, 5 amputations { 3 dans la continuité. 2 désarticulations.

4e et 5e métatarsiens, 3 amputations { 1 dans la continuité. 2 désarticulations.

Comme résultat, j'ai obtenu :

5 réunions immédiates et guérison en vingt-sept jours.

6 réunions avec un peu de suppuration ou un peu de sphacèle, et guérison en quarante-neuf jours en moyenne.

3 cicatrisations par suppuration avec guérison en cent quatre jours.

3 cas dans lesquels le mode de cicatrisation n'a pas été mentionné.

Aucun des opérés n'a succombé, et j'ai montré, dans une note à la Société de chirurgie (Bull., t. VII, p. 328, 1881), que ces amputations longitudinales du pied pouvaient se concilier avec un bon fonctionnement et la facilité de la marche.

4° Amputations partielles du pied.

6 cas — 6 hommes, 6 guéris, 0 mort.

2 écrasements du pied, 2 ostéo-arthrites suppurées, 1 carcinôme de la région métatarsienne, 1 mortification de tous les orteils par gelure avec large plaie consécutive du métatarse, m'ont obligé à pratiquer ces amputations partielles.

J'ai eu 4 fois recours à la désarticulation sous astragalienne, et 2 fois à l'amputation de Chopart.

Dans toutes ces opérations, j'ai suturé le lambeau et j'ai appliqué le pansement de Lister.

J'ai obtenu une réunion immédiate parfaite chez 3 opérés. Dans 2 cas, la réunion immédiate a été retardée par un peu de sphacèle du lambeau. Dans 1 cas la plaie opératoire a suppuré (obs. 77).

La durée moyenne de la guérison, depuis l'opération jusqu'au moment où l'opéré était capable de marcher, a été de soixante-douze jours.

Dans tous les cas, le moignon était très satisfaisant. Dans les 2 amputations de Chopart notamment, il n'y avait aucun renversement du calcanéum en arrière, et le moignon avait conservé des mouvements de flexion et d'extension comme le pied sain. Tous les opérés marchaient avec un soulier spécial.

Obs. 77. — Le nommé L.... (Jules), cocher, âgé de 34 ans, entre à la Pitié, le 12 octobre 1887. A la suite d'un coup de pied de cheval sur son pied droit, il s'est formé une ostéo-arthrite qui a suppuré. La partie antérieure du pied est tuméfiée, douloureuse à la pression, et présente plusieurs fistules qui laissent échapper un pus ichoreux et fétide. L'exploration avec le stylet indique que le métatarse et la rangée antérieure du tarse sont atteints d'ostéite suppurée.

Après avoir désinfecté, autant que possible, les foyers purulents en les lavant chaque jour avec une injection d'eau phéniquée à 5 p. 100, je me décidai à enlever les parties malades.

Le 20 octobre, le malade étant soumis à l'anesthésie chloroformique, je pratiquai la désarticulation de Chopart. Suture du lambeau, drain, pansement de Lister.

Le lambeau se réunit partiellement, et suppura dans quelques points. Tout marcha assez bien pendant quinze jours, la température montant parfois, vers le soir, à 38° et 39°.

Mais le 6 novembre, la température s'éleva à 40°,1, et je constatai un épanchement dans le genou droit. L'opéré était affecté de septicémie et l'épanchement du genou était vraisemblablement purulent.

Le 9 novembre, j'ouvris largement le genou et je lavai l'articulation avec une solution phéniquée forte. Drains. Pansements antiseptiques.

La fièvre continua avec de grandes oscillations pendant un mois. Entre temps l'amputation de Chopart s'était complètement cicatrisée.

A partir du 7 décembre, l'opéré était complètement guéri de son empoisonnement septicémique.

Le 14 février 1888, il quittait la salle Broca pour aller en convalescence à Vincennes.

Revu depuis, il a repris son métier de cocher et marche très facilement avec un soulier spécial.

XXX. — *Désarticulations tibio-tarsiennes.*

2 cas : 2 hommes, 1 guéri, 1 mort.

Ces 2 désarticulations ont été pratiquées, l'une pour un épithélióma des orteils envahissant le pied, l'autre pour une tumeur blanche suppurée de l'articulation astragalo-calcanéenne.

Le premier opéré, homme de 72 ans, a succombé à une broncho-pneumonie survenue plus de trois semaines après son opération, qui était en voie de guérison (obs. 59). Ce décès n'est pas imputable à l'opération.

L'autre opéré a guéri. Voici son observation en abrégé :

Obs. 78. — M... (Emile), âgé de 26 ans, cocher aux omnibus, entre dans mon service de la Pitié le 13 novembre 1886.

Il y a trois ans, il s'est fait une entorse qu'il n'a pas soignée. Il a continué son travail malgré un gonflement et une douleur persistants.

Actuellement, le pied est gonflé et déformé. Plusieurs orifices fistuleux livrent passage à des fongosités. L'exploration avec le stylet montre que l'astragale et le calcanéum sont à nu. Les ligaments sont en partie détruits, ce qui permet d'imprimer au pied des mouvements de latéralité tout à fait anormaux. Il s'agit d'une arthrite fongueuse suppurée, probablement tuberculeuse, de l'articulation calcanéo-astragalienne, envahissant probablement l'articulation tibio-tarsienne.

L'amputation est refusée et le malade sort de la Pitié le

10 novembre, pour y rentrer quelque temps après, décidé à subir l'opération.

Le 3 février 1887. Anesthésie avec le chloroforme. Désarticulation tibio-tarsienne avec section des deux malléoles. Suture, pansement de Lister.

Réunion par première intention.

Le 1er mars. L'état local et général sont excellents. Il sort pour aller à Vincennes.

Le 15. Il revient pour avoir un appareil prothétique.

XXXI. — *Résections tibio-tarsiennes.*

6 cas : 6 hommes, 6 guéris, 0 mort.

Ces résections ont été pratiquées pour une tumeur blanche, 1 cas (obs. 79), pour une fracture compliquée du péroné avec luxation du pied, 1 cas (obs. 80) et pour une déviation du pied à la suite d'une fracture du péroné seul ou d'une fracture bimalléolaire vicieusement consolidée 4 cas (obs. 81, 82, 83, 84).

Obs. 79. — *Tumeur blanche, résection tibio-tarsienne, guérison.* — Le nommé B... (Adrien), âgé de 17 ans, exerçant la profession d'imprimeur, entre à la Pitié le 16 juillet 1890. Il porte une tumeur blanche fongueuse, suppurée, de nature tuberculeuse, à l'articulation tibio-tarsienne gauche. Il existe des fistules par lesquelles on arrive sur les os dénudés et friables. Ce jeune garçon paraît d'une assez bonne santé, et ne présente pas d'autres manifestations de la tuberculose. Cette considération me fait préférer la résection tibio-tarsienne à l'amputation de la jambe.

Le 30 août, il est endormi par le chloroforme. La bande d'Esmarch est appliquée pour produire l'ischémie du membre. Deux incisions longitudinales, l'une en dehors suivant le péroné, l'autre en dedans dans la direction du tibia, permettent de détacher les tendons et les parties molles. L'articulation étant largement ouverte, la malléole externe est réséquée, puis le pied est luxé en dehors. L'extrémité inférieure des deux os de la jambe fait alors saillie à travers la plaie. Ils sont très malades. Je détache autour d'eux les parties molles, et je les sectionne, avec une scie, à environ huit centimètres de la mortaise. Ruginer l'astragale, enlever les fongosités avec la curette, laver tout le champ opératoire avec un jet de la solution phéniquée (à 5 p. 100) complètent l'opération.

Suture de la peau. Drain. Pansement de Lister. Immobilisation du pied et de la jambe dans un appareil plâtré, présentant des ouvertures pour les pansements.

Une portion très étendue de la peau à la partie interne du pied se mortifia. La plaie suppura et se cicatrisa peu à peu par granulation.

Le 20 octobre, l'appareil plâtré fut renouvelé.

Le 15 novembre, la fièvre qui avait oscillé jusqu'alors entre 37°,5 et 38°,5 et même 30°, tomba, et se maintint à peu près à la normale.

Mais la large plaie bourgeonnante, due à la chute des escharres, fut très longue à se fermer. Ce n'est que le 7 juin 1891, que le jeune opéré put quitter l'hôpital. La plaie était complètement guérie. Il marchait avec une béquille, ne pouvant pas encore s'appuyer sur le pied posé sur le sol.

Le 25 août, il rentra à la Pitié pour obtenir un soulier à haute semelle, avec lequel il put un peu marcher.

Le 17 décembre, il rentra encore à la Pitié, pour un œdème généralisé. Il avait, en effet, une albuminurie qui céda au régime lacté.

Dans le courant de l'année 1892, il présenta une typhlite tuberculeuse, sur laquelle je reviendrai à propos des maladies de l'abdomen.

Le pied réséqué avait une conformation parfaite. Le cou-de-pied, privé de ses malléoles, était aminci, presque immobile, sans qu'il y eut une ankylose véritable. Le malade pouvait marcher, mais pour peu que la marche se prolongeât, le pied devenait douloureux et refusait son service. En somme, le pied était peu utile.

OBS. 80. — *Luxation du pied en dedans à la suite d'une frac-*

ture de la malléole externe. Résection du péroné. — Le nommé L... (Victor), âgé de 49 ans, camionneur, entre le 27 novembre 1882. A la suite d'une chute, qui date de trois ou quatre jours, il a une luxation du pied en dedans et une fracture de la malléole externe avec plaie et sphacèle des lèvres de cette plaie.

Après avoir pris les précautions antiseptiques habituelles, la plaie fut agrandie, l'extrémité inférieure du péroné fut réséquée, et le pied fut remis en place sans qu'il fût nécessaire d'étendre la résection au tibia. Pansement de Lister sans sutures. Application d'un appareil plâtré.

Je surveillai le malade, et je m'attendais à ce que l'amputation de la jambe devînt indispensable. Mais il n'en fut rien. La plaie suppura très peu et se cicatrisa par bourgeonnement. L'appareil plâtré fut renouvelé trois fois.

Quoique le blessé ait eu une pleuro-pneumonie pendant le cours de son traitement, il guérit et sortit de la Pitié, le 10 mars 1883. Le pied était exactement dans l'axe de la jambe et jouissait de quelques mouvements de flexion et d'extension. Le cou-de-pied était seulement un peu élargi.

Les 4 résections pour déviation du pied en dehors, à la suite d'une fracture malléolaire vicieusement consolidée, ont été faites d'après un procédé que j'ai communiqué à l'Académie de médecine, en 1881, séance du 20 septembre (Bulletin de l'Acad. de médecine, pp. 1153 et 1422, 1881). Ce procédé consiste essentiellement dans la conservation de la malléole externe. Il comprend les quatre temps suivants :

1er *temps.* — Incision suivant le bord externe du péroné; *résection sous-périostée, avec la scie à chaîne ou le ciseau, d'un segment de pérone au-dessus de la malléole externe que l'on laisse attachée à l'astragale et au calcanéum par ses ligaments.*

2e *temps.* — Incision sur le bord interne du tibia, décollement du périoste sur l'extrémité inférieure de cet os et luxation du pied en dehors.

3e *temps.* — Section de l'extrémité articulaire du tibia, et, s'il y a lieu, de l'extrémité inférieure du péroné, pour bien mettre ces deux os au même niveau.

4° temps. — Rugination ou section de la surface articulaire de l'astragale et rétablissement du pied dans sa position normale.

Dans les procédés ordinaires de résection tibio-tarsienne, le premier temps consiste à sectionner le péroné au-dessus de la malléole et à enlever celle-ci. Or, je soutiens que cette pratique doit être évitée, toutes les fois que cela est possible. En enlevant la malléole externe, on augmente inutilement le champ opératoire, on s'expose à ouvrir la gaine des péroniers latéraux et surtout on prive le pied d'un point d'appui indispensable pour le rétablissement de ses fonctions.

La résection sous-périostée est un grand progrès, car elle permet de reconstituer la mortaise, si l'os se reproduit. Mais la reproduction osseuse peut manquer, et, dans tous les cas, au lieu de conserver seulement la gaine périostique de la malléole externe dans l'espérance de sa régénération, on conviendra qu'il est plus sûr de conserver cette malléole elle-même.

Obs. 81. — P... (Georges), âgé de 41 ans, d'une constitution robuste, s'était brisé le péroné et l'extrémité inférieure du tibia, et en même temps s'était luxé le pied en dehors, en tombant avec une voiture dans le fond d'un ravin. L'accident avait eu lieu en juillet 1880, pendant un voyage en province. On fit, durant plusieurs jours, des tentatives répétées pour réduire la luxation et les fractures. On rompit même, pendant ces manœuvres, la peau amincie, et probablement mortifiée, qui recouvrait la malléole interne. Enfin, le dixième jour, une réduction plus ou moins complète ayant été obtenue, on plaça le membre dans un bandage amovo-inamovible. On pansait chaque jour la plaie interne. Au bout de deux mois et demi, les fractures étaient consolidées ; mais le pied était fixé dans une attitude tellement vicieuse que le blessé ne pouvait marcher.

Le 15 janvier 1881, Georges P... étant entré dans mon

service de la Pitié (salle Broca, n° 41), je constatai l'état suivant : le pied gauche, luxé en dehors, avait subi un mouvement de rotation selon son axe antéro-postérieur, si bien que la face plantaire regardait en dedans et n'appuyait plus sur le sol. C'était la partie supérieure du bord externe qui formait point d'appui pendant la station debout, comme dans un pied bot varus très prononcé. En même temps, la pointe du pied était fortement déviée en dehors et le talon était porté en dedans. Le pied paraissait ankylosé dans cette position, et quand on lui imprimait des mouvements, on faisait beaucoup souffrir. Le cou-de-pied était très notablement élargi, état qui ne dépendait nullement d'une tuméfaction inflammatoire, mais de la présence d'un cal volumineux. Au niveau de la malléole interne existait une plaie transversale, longue de 3 centimètres environ, laissant passer cette saillie osseuse et versant un pus très fétide. En dehors, on sentait une dépression un peu au-dessus de la malléole externe.

La marche étant presque impossible et très douloureuse, le malade voulut être débarrassé de son infirmité par une opération quelconque, fût-ce même par une amputation.

Je pensai que la résection de l'extrémité inférieure des deux os de la jambe permettrait de replacer le pied dans sa position normale et de constituer un membre utile.

Le 8 février, après avoir chloroformisé le malade et appliqué la bande d'Esmarch, je fais la résection tibio-tarsienne d'après mon procédé.

Dans le premier temps, je pratique, sur le bord externe du péroné, une incision, de quatre centimètres, que je termine à un travers de doigt au-dessus du sommet de la malléole externe. Je décolle le périoste, et j'enlève avec le ciseau et le maillet, *au-dessus de la base de la malléole externe que je laisse en place,* une portion de péroné longue de deux centimètres.

Dans le deuxième temps, je fais, sur la face interne de la jambe, une incision que je prolonge jusqu'au sommet de la malléole interne, et qui tombe sur la plaie transversale signalée plus haut, de manière à former une incision en T. Je décolle le périoste autour de l'extrémité inférieure du tibia ; puis, toutes les connexions ligamenteuses étant détruites, je luxe complètement le pied en dehors, de manière à faire saillir le tibia.

La section de l'extrémité articulaire de cet os, par un trait de scie bien perpendiculaire à son axe, forme le troisième temps de l'opération. Je réséque ainsi, à travers un cal très dur, à peu près deux centimètres du tibia.

L'astragale me parait sain. Le cartilage qui recouvre sa face supérieure a presque complètement disparu. Je me contente de ruginer légèrement cette surface et de laver le pus qui la recouvre.

Le pied est ensuite placé dans une position régulière par rapport à l'axe de la jambe. Les incisions latérales sont suturées avec des fils d'argent.

Un pansement phéniqué est appliqué, et une large attelle plâtrée est moulée sur la face postérieure de la jambe, sur le talon et sur la plante du pied, de manière à embrasser le membre comme dans une gouttière et à le maintenir dans une immobilité rigoureuse.

Aucun des tendons, qui entourent le cou-de-pied, n'a été intéressé.

Les suites de cette opération furent simples. Le malade n'eut point de fièvre. Les plaies furent pansées tous les trois jours. La suppuration fut peu abondante et disparut le 11 mars.

Le 16. Un appareil ouaté et silicaté permit au malade de se lever.

Le 21 avril, le malade pouvait s'appuyer sur son pied sans éprouver trop de douleur. Mais le pied et la jambe étaient œdématiés comme après une fracture. Application d'un nouvel appareil ouaté et silicaté.

Le 24 mai. Un très petit abcès s'ouvre au niveau de l'incision péronière et donne issue à un petit séquestre qui n'a pas plus de 3 ou 4 millim. de longueur. Le malade est envoyé à l'asile de convalescence de Vincennes.

Le 18 juillet. Georges P... vient nous montrer son pied. Il marche aisément avec un soulier à talon élevé et en s'aidant d'une canne.

Le 20 septembre, l'opéré est présenté à l'Académie de médecine. On peut voir que le pied a sa position normale dans l'axe de la jambe et qu'il n'est pas déformé. Le cou-de-pied reste seulement un peu élargi. En dehors, le pied est bien soutenu par la malléole externe, qui est restée attachée à l'astragale et qui s'est réunie à la diaphyse du péroné par un cal osseux. En dedans, à la place de la malléole interne, existe une cicatrice solide. La jambe est raccourcie d'au moins quatre centimètres, non seulement par suite de la résection, mais encore par suite du chevauchement des fragments lors de la fracture du tibia et du péroné.

Au point de vue des fonctions, le pied possède quelques mouvements de flexion et d'extension. Ces mouvements sont limités à peu près au quart de ce qu'ils sont à l'état normal. J'espère que l'exercice augmentera encore leur étendue.

Obs. 82. — *Résection tibio-tarsienne avec conservation de la malléole externe.* — Le nommé N... (Jacques), âgé de 49 ans, employé de commerce, porte, depuis le 31 octobre 1881, une déviation du pied gauche en dehors, survenue à la suite d'une fracture du péroné vicieusement consolidée. Impossibilité de marcher.

Il entre à la Pitié le 19 mai 1882.

Indépendamment de la luxation du pied en dehors, la malléole interne nécrosée fait saillie à travers une plaie.

Le 31. Résection de l'extrémité inférieure des deux os de la jambe, en conservant la malléole externe, d'après mon procédé décrit plus haut. Immobilisation dans un appareil plâtré.

Un peu de suppuration au niveau des incisions. Guérison sans autre accident.

Le 7 novembre, N... va à l'asile de convalescence de Vincennes. Il peut marcher. Le pied est droit, mobile dans une certaine étendue. Une fistule persiste au niveau de la malléole interne.

Revu au milieu de décembre, il marchait sans canne et sans boiter.

Le 21 septembre 1883, un petit abcès tardif, au niveau de la face externe du cou-de-pied, fut incisé et guérit en trois semaines.

Le 17 avril 1885, N... rentra à la Pitié pour une légère ulcération au niveau de la malléole interne. Le pied droit avait
une conformation parfaite, et remplissait ses fonctions comme
le pied du côté opposé. Je signale ce résultat qui a été constaté trois ans après la résection.

Obs. 83. — *Résection tibio-tarsienne avec conservation de la
malléole externe.* — Le nommé A... (Alexandre), domestique,
âgé de 30 ans, a subi la résection tibio-tarsienne d'après mon
procédé, le 19 décembre 1885.

Les suites de l'opération ont été heureuses ; mais le résultat
laisse un peu à désirer. L'opéré conservait une légère déviation du pied en dehors. Il marchait bien ; mais il était obligé
de porter un soulier avec tuteurs latéraux.

Revu en avril, en juin et en décembre 1886, j'ai constaté
que les fonctions du pied tendaient à s'améliorer de plus en
plus.

Le 2 juin 1887, A..., revint à la Pitié, où il séjourna près de
trois mois pour une entorse qui avait pour siège le pied opéré.
L'immobilisation et un long repos amenèrent la guérison de
cette entorse. L'état du pied n'en fut pas aggravé.

Obs. 84. — *Fracture bimalléolaire vicieusement consolidée et
luxation du pied en dehors. Résection tibio-tarsienne avec conservation de la malléole externe.* — Le nommé T... (Pierre),
âgé de 48 ans, exerçant la profession de manœuvre, n'a aucun
antécédent morbide. Il a fait des excès alcooliques dans sa
jeunesse. Mais il n'a pas de tremblement alcoolique ni d'athérôme artériel.

Le 4 octobre 1885, fracture bimalléolaire de la jambe gauche
produite par le sabot d'un âne, dont il tenait le pied pour
le faire ferrer. L'animal était sur un plan plus élevé que le
sol d'environ cinquante centimètres. L'une de ses pattes ayant
glissé, le sabot vint frapper la jambe de T... au niveau de
l'articulation tibio-tarsienne. Il en résulta une fracture bimalléolaire avec luxation du pied en dehors.

T... fut alors transporté à son domicile, près de Reims. On
fit venir deux médecins d'Epernay qui, après avoir réduit la

luxation, immobilisèrent le pied et la jambe dans un appareil avec attelles de carton et bandes.

Au bout de dix à douze jours, le malade, ayant enlevé l'appareil, s'aperçut que son pied était fortement dévié en dehors et qu'il ne pouvait s'en servir. Il resta sans marcher et sans remettre de nouvel appareil. Ce n'est que six semaines environ après l'accident, qu'il put commencer à se servir un peu de son pied. La fracture était consolidée, mais dans une position vicieuse.

Le blessé entra à la Pitié le 12 mars 1880, cinq mois et demi environ après son accident.

Il avait un œdème considérable du pied lui interdisant l'emploi de toute espèce de chaussure.

La plante du pied gauche est fortement déviée en dehors. Une verticale abaissée du milieu de la jambe passe en dedans du 1er métatarsien. Du côté externe, au-dessus de la malléole, dépression en coup de hache, tandis que, du côté de la malléole interne, on remarque un volumineux massif osseux, résultant du cal. Les mouvements de l'articulation sont très limités et assez douloureux. Les tendons extenseurs sont déviés du côté externe du cou-de-pied. Pas d'atrophie des muscles de la jambe.

La marche est impossible. Le malade ne peut faire que quelques pas appuyé sur un bâton, et encore, dans ces conditions, la marche est-elle très défectueuse. Il ne peut se tenir debout en faisant reposer le poids du corps sur la jambe malade sans se soutenir avec les mains.

On a fait faire le moule de la jambe, et l'on a pris l'empreinte des pieds sur le sol, le malade étant dans la station verticale.

Le 25 mars. Chloroformisation. Ischémie avec la bande d'Esmarch.

Incision de la peau au-dessus de la malléole externe, dans une étendue de cinq centimètres. On écarte les tendons des péroniers latéraux, puis on fait la résection sous-périostée du péroné, immédiatement au-dessus de la malléole, dans une étendue de deux centimètres.

Incision verticale de la peau dans une étendue de quatre

centimètres sur la malléole interne, puis incision horizontale à angle droit avec la première, s'avançant en avant au niveau de l'interligne articulaire. Décollement des tendons autour du cal volumineux, puis ouverture de l'articulation. Luxation du pied en dehors et résection, avec la scie à main, de l'extrémité inférieure du tibia à un centimètre au-dessus de l'articulation. Le pied est alors ramené dans l'axe de la jambe. Sutures des incisions avec des fils d'argent. Drainage. Pansement de Lister et immobilisation du pied dans une gouttière plâtrée.

Le 25. Le soir, température 37°,4. Le malade a passé une bonne journée ; pas de vomissements, peu de douleurs locales, léger suintement à travers le pansement.

Le 26. T. m., 36°,6 ; s., 38°,6. On enlève les bandes qui maintenaient le plâtre. On remet au niveau de la plaie, par dessus le plâtre, du coton salicylé et quelques tours de bande. Le malade a mal dormi, mais il souffre peu. Quelques crampes dans la jambe.

Le 27. T. m., 37° ; s., 36°,8. Il a mal dormi, soubresauts dans les tendons de la jambe opérée, douleur vive dans le talon et les orteils. Il mange peu.

Dix centigrammes de sulfate de quinine de deux heures en deux heures.

Le 28. T. m. ; 37°,5 ; s., 38°,0. Le malade va bien, douleurs moins vives.

Le 29. T. m. ; 37°,8 ; s., 37°,9. La langue est bonne, le malade mange davantage. On desserre un peu la bande surajoutée qui le faisait souffrir par sa pression.

Le 30. T. m., 37°,4 ; s., 38°,9. Il souffre de moins en moins. Va régulièrement à la selle, mange bien.

Le 31. T. m., 37°,3 ; s., 38°,3. Les douleurs dans le talon sont revenues avec irradiation dans la jambe. L'état général est toujours très satisfaisant.

1er avril. T. m., 37°,4 ; s., 37°,9.

Le 2. T. m., 37°,2. Les douleurs persistent au niveau du talon quoique diminuant d'intensité.

Le 3. T. m., 37°,6 ; s., 37°,2. Très bon état.

Le 5. Premier pansement, fait le 12e jour après l'opération.

On est obligé d'inciser un peu le plâtre pour le fenêtrer davantage. La plaie du côté du péroné est réunie par première intention, on enlève les points de suture à ce niveau.

La plaie du côté interne est aussi réunie par première intention. On enlève le drain et on laisse seulement un fil d'argent. Pas trace de suppuration.

Le pansement est bien supporté par le malade. Pendant qu'on remue la jambe il ne paraît éprouver aucun douleur. La consolidation osseuse semble se faire très régulièrement.

Un nouveau pansement de Lister est appliqué.

Le 26. Deuxième pansement. La cicatrisation des deux plaies est complète. On enlève le dernier point de suture. Pansement avec coton salicylé et bandage roulé.

Le 6 mai. Troisième pansement. On enlève l'appareil plâtré. Réunion parfaite. Massif osseux considérable du côté du tibia ; à ce niveau, la consolidation osseuse est parfaite. Du côté du péroné, il existe un peu de mobilité ; aussi on applique une attelle plâtrée analogue à celles que l'on place pour les fractures du péroné.

Du 6 mai au milieu de juin, le malade va très bien et n'a plus de douleurs. A la fin de mai il commence à faire quelques pas dans la salle, appuyé sur un bâton.

Le 15 juin. On enlève l'attelle plâtrée. La consolidation est parfaite. A la fin du mois de juin, le malade commence à marcher. Bientôt il descend se promener dans le jardin.

Le 6 juillet. Complètement guéri et marchant assez bien, il est envoyé à Vincennes. Quoique le fonctionnement du pied soit bon, le résultat, au point de vue de la forme, est moins satisfaisant que celui des deux précédents opérés. Le pied est resté un peu dévié en dehors.

Le 7 mars 1887. T... revient dans le service. Le pied opéré se fatigue facilement. Néanmoins T... a pu reprendre ses pénibles fonctions de manœuvre. Il marche sans canne et boite légèrement. Il est obligé de porter un soulier orthopédique avec guêtre lacée.

Résumé.

Pendant la période de quatorze années, qui s'est écoulée du 1er janvier 1879 au 1er janvier 1893, 1,525 malades, atteints d'affections chirurgicales du pied, ont été traités dans mon service :

818 pour des *lésions traumatiques*, dont 5 morts.

677 pour des *lésions organiques ou des malformations*, dont 21 morts.

Parmi ces 26 décès, 18 ont eu lieu sans intervention opératoire, et 8 après opération.

En analysant les causes de mort chez *les malades qui n'ont pas été opérés*, on trouve que 12 d'entre eux ont succombé à des accidents produits par l'affection primitive diathésique dont ils souffraient, à savoir :

6 malades affectés de gangrène spontanée sont morts d'artério-sclérose ou d'une affection cardiaque après avoir séjourné à l'hôpital vingt-cinq jours en moyenne (obs. 26-27-29-31-34-35).

3 malades ont succombé aux progrès du diabète après un séjour de quinze jours en moyenne (obs. 19-32-33).

1 malade est mort de néphrite albumineuse (obs. 37).

1   —   de cachexie cancéreuse (obs. 56).

1   —   de pneumonie double tuberculeuse (obs. 21).

Les 6 autres malades *non opérés* ont été emportés par une complication intercurrente :

2 malades par une pneumonie survenant après un séjour de plus de quatre mois (obs. 36 et page 30).

1 malade par hémorrhagie cérébrale (obs. 28).

1   —   septicémie (obs. 30).

1   —   tétanos (p. 13).

1   —   une cause indéterminée le 49e jour (obs. 1).

Les *opérations* ont été au nombre de 406, parmi lesquelles 315 ont eu pour siège les parties molles et 91 le squelette du pied.

Les *opérations sur les parties molles* ont été peu importantes pour la plupart. C'étaient des incisions d'abcès, des opérations d'ongle incarné, des grattages de fongosités, des ablations de tumeur, etc. Elles ne devaient donner aucune mortalité, et, en effet, ce résultat s'est réalisé.

Les 91 *opérations sur le squelette*, toujours beaucoup

plus sérieuses, ont occasionné les 8 décès précédemment mentionnés.

Parmi ces 8 décès, 7 au moins ne sont pas imputables à l'opération elle-même, mais à l'évolution de la maladie pour laquelle j'avais dû intervenir. C'est ainsi que

3 opérés d'un évidement des os du tarse pour des ostéo-arthrites tuberculeuses sont morts de méningo-encéphalite tuberculeuse, tardive dans 2 cas (obs. 38 et 40), précoce dans 1 cas (obs. 39).

1 opéré d'un évidement des os du tarse est mort de tuberculose pulmonaire soixante-douze jours après l'opération (obs. 41).

1 opéré d'une désarticulation tibio-tarsienne est mort de broncho-pneumonie le 20° jour (obs. 59).

3 opérés en pleine septicémie sont morts de septicémie (obs. 42-73-89).

Le seul cas de mort, qui est réellement imputable à l'opération, est celui de l'obs. 39. L'opération a, en effet, déterminé une poussée tuberculeuse du côté de l'encéphale, et la malade mourut subitement quatre jours après l'évidement des os du tarse.

Je suis loin de nier que le traumatisme opératoire ne puisse donner un coup de fouet à la diathèse tuberculeuse et déterminer du côté des viscères, de l'encéphale en particulier, une explosion mortelle de tubercules. Deux observations, au moins, de notre statistique en font foi (obs. 38 et 39). C'est un risque à courir. Mais je crois qu'en général la suppression d'un foyer bacillaire rend service aux malades. Les tuberculeux, qui ont été améliorés et guéris par une opération, sont beaucoup plus nombreux que ceux qui en ont retiré un résultat funeste. Il faut donc opérer les tuberculeux. L'opération est surtout indiquée lorsque la manifestation bacillaire est locale ; et l'opération doit être radicale, surtout chez les adultes. Ma statistique prouve que les amputations au-dessus des parties malades n'ont occasionné aucun cas de mort, tandis que la mortalité a été considérable pour les évidements, les grattages, les résections atypiques.

B. — JAMBE (1).

Affections traumatiques.

I. — *Contusions sans plaie.*

84 cas.

75 hommes, 5 incisions, 70 guéris sans incision, 0 mort.
9 femmes, 1 incision, 8 — sans incision, 0 —

Les causes de ces contusions ont été les plus diverses.
Mais, parmi elles, j'ai surtout noté comme fréquentes les
contusions par coup de pied de cheval et par roue de voiture.

La jambe droite a été atteinte   41 fois
La jambe gauche   27 —
Les deux jambes   8 —
Le côté n'a pas été déterminé   8 —

35 blessés avaient des contusions légères et ont séjourné
de un à cinq jours dans l'hôpital.

21 blessés, avec des contusions de moyenne intensité,
sont restés de cinq à dix jours.

10 blessés, avec des contusions plus sérieuses, sont restés de dix à quinze jours.

12 blessés, avec des contusions graves, ont été soignés
pendant quinze à vingt jours.

6 blessés ont dû prolonger leur séjour au-delà de vingt
jours.

La durée moyenne du traitement des contusions de la
jambe a été de neuf jours.

Dans quelques cas la contusion s'est accompagnée d'une
entorse tibio-tarsienne ou d'une entorse du genou avec plus
ou moins d'épanchement intra-articulaire.

Mais la complication la plus fréquente a été l'épanchement sanguin ou séro-sanguin, qui a été observé 15 fois.

___

(1) Statistique pendant quatorze années et sept mois, du 1er janvier
1879 au 1er août 1893.

Comme complications assez rares, je signalerai le sphacèle de la peau (3 cas) et l'ostéite ou l'ostéomyélite (4 cas) avec un abcès sous-périostique consécutif dans un seul cas.

Le traitement a consisté en applications résolutives, en bains, massages, compression ouatée.

Les épanchements sanguins ont nécessité, chez 5 blessés, l'incision du foyer. Cette incision a eu pour but de donner issue au sang et aux caillots, qui ne semblaient pas pouvoir se résorber spontanément. La cavité était ensuite lavée avec soin par un jet d'eau phéniquée, et l'incision pansée antiseptiquement. Dans aucun de ces cas, il ne se forma de suppuration ; la plaie se cicatrisa toujours par première intention.

L'abcès sous-périosté fut incisé et se guérit aussi par réunion immédiate.

II. — *Plaies contuses.*

141 cas { 131 hommes, 131 guéris } 0 mort.
{ 10 femmes, 10 guéries }

Indépendamment des causes vulgaires, qui sont des chocs et des chutes, j'ai relevé 11 plaies contuses par coup de pied de cheval, 11 par roue de voiture, 9 par morsure de chien, 1 par morsure d'homme, 3 par balle de revolver.

La jambe droite a été le siège de la plaie contuse 58 fois ; la jambe gauche 57 fois ; les 2 jambes simultanément 9 fois. 21 fois le côté n'a pas été déterminé.

La fréquence d'après les âges donne les résultats suivants, non seulement pour les plaies contuses, mais aussi pour les contusions sans plaie.

	Contusions sans plaie.	Plaies contuses.
de 15 à 25 ans	11 ou 13,09 0/0	20 ou 20,56 0/0
de 25 à 35 —	26 ou 30,95 —	42 ou 29,78 —
de 35 à 45 —	23 ou 27,38 —	20 ou 20,56 —
de 45 à 55 —	7 ou 8,33 —	19 ou 13,47 —
de 55 à 65 —	8 ou 9,52 —	13 ou 9,21 —
Au-dessus de 65 —	7 ou 8,33 —	0 ou 6,38 —

Les plaies contuses se sont partagées en deux catégories: les *plaies contuses légères*, au nombre de 68, et les *plaies contuses graves* au nombre de 73. Les premières, dont le séjour à l'hôpital a varié de deux à dix jours, ont été guéries dans un délai de six jours en moyenne. Parmi les secondes, 33 ont exigé un traitement de 10 à 20 jours.

—	22	—	20 à 30 —
	5	—	30 à 40 —
—	9	—	plus de 40 —

La durée moyenne du traitement des plaies contuses graves a été de vingt-cinq jours.

Les plaies contuses légères ont été sans complication, si ce n'est 1 cas de dénudation peu étendue du tibia. Elles n'ont produit, comme accident consécutif, que 1 cas d'angéioleucite.

Les plaies contuses graves, au contraire, se sont compliquées d'épanchement sanguin (2 cas), de dénudation du tibia (7 cas), de plaie pénétrante du tibia par balle de revolver (1 cas), de hernie des muscles (1 cas), d'hémorrhagie (1 cas). Elles ont occasionné plusieurs accidents consécutifs, qui ont été l'angéioleucite (3 cas), l'érysipèle (1 cas), le phlegmon suppuré (1 cas), la gangrène des tissus (0 cas), des phénomènes nerveux d'hystéro-traumatisme (1 cas).

Le traitement a toujours consisté en des pansements avec des compresses imbibées soit d'une solution phéniquée soit d'une solution de sublimé ou avec des compresses iodoformées. Il n'y a eu aucune intervention chirurgicale.

III. — *Plaies par instruments tranchants et piquants.*

8 cas — 8 hommes, 8 guéris.

Comme on le voit par le chiffre précédent, ces plaies ont été rares. Elles ont été produites soit par des morceaux de verre, soit par des coups de couteau. Elles ont donné lieu 3 fois à des hémorrhagies abondantes. Dans 2 de ces cas, l'instrument tranchant avait intéressé une veine variqueuse. Dans le troisième cas, un coup de couteau avait sectionné la partie interne du mollet, intéressant les muscles de la couche profonde.

La durée moyenne du séjour à l'hôpital a été de dix-sept jours.

IV. — *Brûlures.*

39 cas { 32 hommes, 30 guéris, 1 non guéri, 1 mort.
7 femmes, 7 guéries,   0 mort.

Comme les brûlures du pied, les brûlures de la jambe n'ont pas été sensiblement plus fréquentes pendant les mois les plus froids d'octobre à avril, que pendant les mois plus chauds d'avril à octobre. C'est que beaucoup de ces brûlures ont été produites par du sirop de sucre, par des produits chimiques, par des essences, chez des ouvriers qui, travaillant toute l'année dans des raffineries ou des usines, sont exposés à l'action de ces agents aussi bien l'été que l'hiver. Les brûlures produites par le feu ou par les vêtements enflammés au contact d'un foyer, n'ont pas été les plus nombreuses.

La jambe droite a été le siège de la brûlure dans 16 cas.
La jambe gauche   —   11 —
Les deux jambes   —   8 —
Côté non mentionné   —   4 —
5 fois la brûlure de la jambe s'étendait au pied.

J'ai compté 21 brûlures superficielles, du 1er et du 2e degré, et 18 brûlures profondes atteignant le 3e et le 4e degré.

La durée moyenne du traitement des brûlures superficielles a été de dix-neuf jours, tandis qu'elle a été de cinquante-cinq jours pour les brûlures profondes. La durée du traitement pour chaque cas en particulier varie beaucoup, non seulement avec la profondeur de la brûlure, mais aussi avec son étendue en surface.

Parmi les brûlures profondes, 3 fois le tibia a été mis à nu. L'un des blessés a guéri par des pansements. Chez les deux autres, l'amputation de la jambe était indiquée, mais ils la refusèrent. Ces deux malades furent néanmoins gardés dans le service. L'un y resta six mois et sortit non guéri (obs. 85); l'autre y mourut de congestion pulmonaire (obs. 86).

Obs. 85. — J... (Anna-Victorine), âgée de 50 ans, journalière, entra à la Pitié le 20 octobre 1884, pour une brûlure de la jambe droite. Pendant une attaque d'épilepsie, elle avait renversé une lampe de pétrole qui mit le feu dans la pièce où elle se trouvait. La jambe droite, qui avait été seule atteinte, présentait une brûlure au 2ᵉ et au 3ᵉ degré, s'étendant depuis le métatarse jusqu'à la tubérosité du tibia et occupant presque toute la circonférence du membre.

Pansements avec des compresses phéniquées.

Après l'élimination des eschares, qui comprenaient tout le jambier antérieur et son tendon, le tibia fut mis à nu dans l'étendue de dix centimètres.

La plaie suppura abondamment, et malgré les pansements antiseptiques on arrivait difficilement à combattre la septicémie. La température montait à 39°,8.

En présence de ces accidents, en présence aussi de l'impossibilité d'obtenir la cicatrisation de cette vaste plaie, je proposai l'amputation de la jambe. La malade s'y refusa.

Les pansements antiseptiques furent continués. La fièvre tomba peu à peu. Mais la cicatrisation par bourgeonnement marcha avec une extrême lenteur.

Le 18 avril 1885, après six mois de pansement, J... (Anna-Victorine) quitta le service. Elle conservait une plaie étendue à toute la face antérieure de la jambe, et gagnant le mollet de chaque côté. Cette plaie n'avait plus son étendue primitive, mais la cicatrisation ne semblait plus pouvoir faire de nouveaux progrès. La perte de substance ne se comblera jamais et deviendra fatalement un ulcère incurable.

Obs. 86. — F... (Antoine), âgé de 70 ans, entre dans le service, le 20 février 1888, pour une brûlure aux 3ᵉ et 4ᵉ degrés des faces antérieure et interne de la jambe gauche dans toute sa hauteur.

Le tibia est mis à nu dans une grande étendue, après la chute des eschares.

Les pansements sont faits avec des compresses imbibées d'une solution de crésole. Le bourgeonnement de la plaie se fait très bien. Mais l'étendue de la plaie et la dénudation du tibia empêcheront que la cicatrisation puisse se faire complètement. Je propose l'amputation de la jambe, opération que le malade ne se résout pas à accepter.

F... (Antoine), qui était emphysémateux et asthmatique, mourut le 13 avril d'une congestion pulmonaire.

V. — *Ruptures de tendons, de muscles ou de vaisseaux par effort musculaire.*

4 cas { 3 hommes, 2 opérés, 1 non opéré, 3 guéris.
　　　　 1 femme, 　1 opérée 　　　　　　1 guérie.

J'ai observé 4 lésions de cette espèce : 1 rupture du tendon d'Achille (obs. 87) et 3 ruptures de vaisseaux ou de muscles formant des épanchements sanguins plus ou moins volumineux (obs. 38). J'ai suturé la rupture tendineuse. Quant aux épanchements sanguins, je les ai incisés, lorsqu'il m'a été démontré qu'ils ne pouvaient se résorber.

Obs. 87. — *Rupture du tendon d'Achille ; suture ; guérison.* (Obs. mentionnée in *Bulletin Médical,* 22 juillet 1888, p. 059.) — Le nommé S... (Joseph), âgé de 21 ans, artiste gymnasiarque à l'Hippodrome, entre dans mon service de la Pitié, le 22 mai 1888.

Il y a huit mois, en faisant le saut périlleux en avant, douleur subite et intense, que le blessé compare à un coup de pierre, au niveau du tendon d'Achille gauche. Le saut est exécuté régulièrement, et Joseph S... se fait retomber seulement sur la jambe droite. Pas de chute. Impossibilité de poursuivre ses exercices. Immédiatement après l'accident la marche est difficile et s'exécute en boitant.

Point de rougeur au niveau du point douloureux. Seulement une légère tuméfaction.

Le blessé reste trois jours au lit, la jambe immobilisée. Le quatrième jour l'appareil est enlevé. Le blessé essaie de marcher et constate qu'il boite toujours. La jambe est alors placée dans un appareil plâtré pendant quinze jours. Dans l'appareil Joseph S... éprouvait des contractions involontaires des muscles de la jambe et sentait comme quelque chose qui lui remontait dans le mollet.

Ce laps de temps écoulé, la marche est aussi difficile qu'auparavant.

On lui prescrit de marcher beaucoup, et on le soumet à des massages trois fois par jour durant trois à quatre minutes chaque fois.

Au bout d'un mois, ce traitement n'a amené aucune modification favorable.

Joseph S... a toujours marché sans le secours d'une canne.

Six mois après l'accident, reprise des exercices, pendant une répétition. Joseph S... saute mal. Tout à coup, au milieu d'un nouveau saut périlleux en avant, il éprouve exactement la même douleur qu'au moment du premier accident ; mais cette fois la douleur est suivie d'une chute.

Il ne peut plus marcher qu'en sautant sur la jambe saine et en s'appuyant sur deux de ses camarades.

A l'entrée à l'hôpital, il marche en boitant, mais sans le secours d'une canne.

Je remarque que tous les muscles ont un développement considérable.

Au-dessus du calcanéum, je constate aisément, à la palpation, une dépression oblique de haut en bas et de dedans en dehors. Sur le bord externe du tendon d'Achille, à environ deux centimètres au-dessus de la face supérieure du calcanéum, il y a une échancrure très prononcée, où l'on peut loger la pulpe du doigt. Le long du bord interne du tendon je ne peux arriver à constater nettement cette disposition. Aucune douleur à la pression ni à l'occasion des mouvements spontanés ou provoqués.

L'extension du pied sur la jambe s'effectue dans toute son étendue, mais lentement et avec bien moins d'énergie que du côté sain. Cette conservation des mouvements est attribuée à des adhérences entre le bout supérieur du tendon et les parties ligamenteuses voisines.

Au niveau de la rupture, les téguments sont absolument indemnes.

Je propose au blessé de rétablir la continuité du tendon d'Achille, en pratiquant une suture. Cette opération est acceptée avec joie.

Le 2 juin. *Opération.* Chloroformisation. Incision de près de dix centimètres sur la ligne médiane de la face postérieure du tendon d'Achille. Je constate que ce tendon est complètement rompu, obliquement en bas et en dehors. Le trait de la rupture fait avec l'horizon un angle d'environ quarante degrés. Il n'y a pas arrachement de l'insertion osseuse du tendon.

Le plantaire grêle est intact et offre un volume considérable. Son diamètre égale celui d'un des tendons fléchisseurs de l'avant-bras d'un adulte vigoureux. L'intégrité et le développement de ce tendon expliquent dès lors la conservation dés mouvements du pied.

Les bouts du tendon d'Achille sont bien avivés et suturés par cinq points de fil de catgut fin, mais très résistant. Par dessus, les téguments sont réunis par une suture au crin de Florence. Pansement de Lister ouaté. Puis je maintiens le pied dans l'extension forcée à l'aide d'un appareil plâtré.

Le 4. Légère douleur sur la face dorsale du pied. L'appareil est un peu desserré à ce niveau.

Le 15. L'appareil plâtré est enlevé. Réunion par première intention. Les fils de la suture cutanée sont retirés. Pansement à la gaze iodoformée.

Le 16. Le blessé se lève pour la première fois et marche avec des béquilles.

Le 20. Il marche sans béquilles et sans canne.

Le 27. Le pansement iodoformé est supprimé et remplacé par un simple pansement ouaté.

Le 30. Joseph S... quitte l'hôpital, marchant sans boiter. Il conserve une atrophie notable des muscles du membre inférieur gauche. Le tendon d'Achille n'offre plus de solution de continuité et paraît très solide.

J'ai appris qu'il était resté plusieurs mois sans exercer sa profession de gymnasiarque.

Obs. 88. — *Trois faits d'épanchement sanguin par rupture vasculaire ou musculaire :*

1° B... (François), cordonnier, âgé de 56 ans, entré le 9 mars 1881, vit se former, pendant la marche et spontanément, une tumeur sanguine, à la partie externe du genou gauche, en avant de la tête du péroné.

Je constate de la fluctuation, de l'empâtement, de la rougeur. Incision et évacuation d'une grande quantité de caillot et de sang noir. Lavage de la poche. Pansement antiseptique. Guérison presque sans suppuration. Sortie de l'hôpital le 4 avril.

2° Ch... (Aristide), âgé de 45 ans, admis le 20 novembre 1885, a vu un épanchement sanguin se former dans son mollet gauche à la suite d'un effort. Il y a une ecchymose à la jambe s'étendant à la cuisse. Ce malade a une cirrhose du foie qui le prédispose aux hémorrhagies. Je le mets au repos, et je m'abstiens de faire une incision. Il sort de la Pitié le 10 décembre.

3° G... (Anna), âgée de 46 ans, concierge, entrée le 11 avril 1888, eut à subir de grandes fatigues, il y a cinq mois. A la suite d'un effort, il se forma tout à coup une tumeur dans le mollet gauche. Cette tumeur est actuellement un kyste hématique. Il est très probable que c'est la rupture d'une veine variqueuse qui lui a donné naissance, au moment de l'effort signalé.

L'incision de la poche donne issue à des caillots noirs et à un liquide citrin. Lavages phéniqués. Pansement de Lister. Le 16 avril elle rentre chez elle en voie de guérison.

VI. — *Fractures.*

1° *Fractures du péroné.*

299 cas.

247 hommes	244 fract. simples,	243 guéris	1 mort.
	3 fract. compliq.	2 guéris	1 mort.
52 femmes	51 fract. simples,	50 guéries	0 mort.
	1 fract. compliq.	0 guérie	1 mort.

Plus des deux tiers de ces fractures ont été produites par une cause indirecte c'est-à-dire, par la distorsion du pied, par l'abduction ou l'adduction forcée du pied pendant une chute.

Le péroné droit a été fracturé 140 fois : le péroné gauche 133 fois. 1 fois la fracture intéressait les deux péronés simultanément. 18 fois le côté du péroné n'a pas été désigné.

Sur 266 cas où le siège de la fracture a été nettement diagnostiqué, j'ai trouvé :

221 fractures malléolaires, situées à la base de la malléole ou très près de la malléole.

33 fractures au tiers inférieur du péroné, à trois ou quatre travers de doigt au-dessus de la malléole (c'est la fracture de Dupuytren).

6 fractures à la partie moyenne ou au tiers moyen.

6 fractures au tiers supérieur se rapprochant plus ou moins de la tête du péroné. Je n'ai observé dans aucun de ces cas une lésion du nerf sciatique poplité externe.

L'entorse tibio-tarsienne accompagne presque toujours les fractures du tiers inférieur ou de l'extrémité inférieure du péroné. Après l'entorse, la complication qui se montre exclusivement dans les fractures de l'extrémité inférieure, est la luxation du pied. (Voy. luxations tibio-tarsiennes, page 26.) J'ai observé avec la fracture du péroné seul, 21 luxations du pied en dehors, 6 luxations en dedans, 3 luxations en arrière. Ces luxations étaient ordinairement incomplètes.

Parmi les femmes admises pour une fracture du péroné, l'une d'elles, âgée de 31 ans, était enceinte de sept mois. La grossesse continua son cours sans accident.

Presque toujours les fractures du péroné ont été *simples*. Elles se sont *compliquées*, 4 fois seulement, d'une plaie communiquant avec le foyer de la fracture. 3 fois ces plaies pénétrantes se sont combinées avec une luxation du pied, et elle ont donné lieu à 2 cas de mort. (Obs. 73, cas de mort déjà compté dans la statistique des opérations sur le pied, et obs. 89.)

Lorsque la fracture était sans déplacement, on l'immobilisait, le plus tôt possible, dans un étrier formé de deux attelles de tarlatane plâtrée embrassant la plante du pied et remontant jusqu'au genou. Si les signes de l'entorse semblaient prédominer, on employait les massages et un simple bandage ouaté compressif. Dans les cas où il existait un déplacement caractérisé par l'élargissement transversal du cou-de-pied, on s'efforçait de réduire la fracture avant de l'immobiliser dans l'étrier plâtré. A plus forte raison, lorsque le pied était luxé, on réduisait la luxation, avec ou sans chloroformisation, puis on immobilisait le membre. Les fractures compliquées de plaie étaient lavées et pansées antiseptiquement avant l'application de l'appareil.

La durée moyenne du séjour à l'hôpital a été de trente jours. Les malades sortaient avec leur fracture bien consolidée, mais ils étaient encore loin de pouvoir marcher librement.

Dans un seul cas, chez une femme de 60 ans, la consolidation a été retardée et a mis soixante-douze jours à s'accomplir.

Chez 10 blessés j'ai observé un résultat défectueux, élargissement du cou-de-pied, déviation du pied en dehors.

Chez beaucoup de blessés, dont je ne saurais fixer le nombre, une raideur articulaire et même une arthrite chronique subsistèrent pendant plusieurs mois.

Chez un homme de 47 ans, qui avait eu une fracture de l'extrémité inférieure du péroné droit, une nouvelle fracture récidivante s'est produite, dans le même point, cinq mois après la première.

Sans compter les réductions de luxation du pied, les fractures du péroné ont nécessité 3 opérations :

1 résection de la malléole externe.. 1 guérison (obs. 80).
1 extirpation de l'astragale........ 1 mort (obs. 73).
1 amputation de cuisse........... 1 mort (obs. 80).

La mortalité des fractures du péroné a été de 3 sur 200. L'un de ces décès est tout à fait accidentel : il s'agissait d'un homme de 55 ans, qui avait un cancer du foie avec ascite, ictère, fièvre et état cachectique avancé. Il mourut dix jours après une fracture simple de la malléole gauche. Les deux autres décédés avaient des fractures compliquées de plaie pénétrante et de luxation du pied (obs. 73 et obs. 80).

Obs. 80. — *Fracture du péroné avec large plaie et luxation complète du pied en dedans; sphacèle ; septicémie ; amputation de jambe refusée d'abord par le blessé ; amputation de la cuisse pendant l'infection septicémique; mort.* — B... (François), âgé de 51 ans, terrassier, est apporté à la Pitié, le 8 février 1882, salle Broca, n° 31.

Cet homme jouit d'une bonne santé habituelle. Il n'a été malade qu'une seule fois, en 1851, d'une fluxion de poitrine.

Habitudes alcooliques, se traduisant par des cauchemars, par un sommeil agité, par des tremblements des mains.

Ce matin, en déchargeant une voiture de terre, cet homme a eu le pied gauche pris entre le timon de sa voiture et celui d'une voiture voisine, qui est venu heurter violemment sa jambe. Il est relevé et conduit à l'hôpital deux heures après l'accident.

Voici ce que nous constatons : une plaie transversale existe au niveau de la malléole externe. Le péroné fracturé fait une saillie d'environ deux centimètres à travers la plaie, et le pied, luxé en dedans, forme un angle presque droit avec la jambe. La malléole interne est brisée, et le tibia est légèrement porté en dehors, ainsi qu'on peut s'en assurer en suivant avec le doigt le bord antérieur de cet os. La malléole externe, séparée du reste du péroné, est très nettement sentie à travers la peau; elle présente une grande mobilité. On voit à travers la plaie le cartilage articulaire qui revêt la malléole externe et le tibia.

La réduction, impossible tout d'abord, se fait très facilement sous le chloroforme. Les fragments sont exactement remis en place. La plaie est lavée à l'eau phéniquée au 1/20. Pansement de Lister ; immobilisation du membre dans une gouttière en fil de fer.

Le 9 février. Insomnie à peu près complète. Inappétence marquée. Nouveau lavage phéniqué ; suture des lèvres de la plaie ; pansement de Lister ; immobilisation dans une gouttière plâtrée.

Le 10. Nuit très agitée. T. 39°,7. Pas de pansement.

Le 11. T. 40°,2. Gangrène de la peau dans une étendue de six centimètres carrés environ, au niveau de la plaie faite par le péroné. Les fils de la suture sont enlevés ; les parties gangrénées réséquées avec des ciseaux. L'articulation se trouve ainsi largement ouverte à sa partie externe. Lavage abondant de la plaie et de l'articulation.

En présence des accidents de la septicémie, qui prend un caractère très grave, en présence de l'inutilité des efforts pour conserver le pied, M. Polaillon propose l'amputation de la jambe. Mais le malade ne veut rien entendre et s'y refuse absolument.

Le 12. Le malade n'a pas passé une trop mauvaise nuit ; il a dormi un peu. Il souffre à peine au niveau de sa plaie et a conservé encore un peu d'appétit, aussi *refuse-t-il aussi énergiquement que la veille l'amputation*. T. 39°,6.

Pendant qu'on renouvelle le pansement, il s'exhale une forte odeur de gangrène ; celle-ci s'est étendue de quelques centimètres. Des parties gangrenées partent des traînées rouges, douloureuses à la pression, qui remontent sur la jambe, dans l'étendue de quatre à cinq centimètres. Le pouls présente des intermittences. Frissons.

Le 13. T. 39°,8. Le malade a passé une mauvaise nuit ; insomnie, cauchemars. Inappétence à peu près complète. La plaque gangréneuse s'est étendue ; les traînées rougeâtres ont remonté, et la face interne de la jambe présente une teinte rouge presque jusqu'au genou. Le malade se décide à accepter l'amputation.

Il est chloroformisé. Le couteau porté d'abord sur le tiers supérieur de la jambe, permet de constater que le tissu cellulaire sous-cutané est infiltré de pus. L'amputation de la cuisse est donc jugée nécessaire et pratiquée, séance tenante, au tiers inférieur. Pansement de Lister ouaté.

Examen de la jambe. A la partie inférieure et interne de la jambe, le pus est étendu en nappe au-dessous de la peau ; à la partie supérieure, il est infiltré dans le tissu cellulaire ;

à la partie externe la peau est saine. La peau de la partie inférieure de la cuisse n'est pas absolument saine à sa partie interne. Il y a aussi du pus dans le tissu cellulaire profond de la jambe, en avant du ligament interosseux.

L'articulation, largement ouverte, est remplie de pus. Les ligaments, qui unissent le tibia et le péroné, sont intacts. Les deux malléoles sont complètement séparées des os correspondants.

Le ligament péronéo-astragalien antérieur est rompu ; les autres ligaments sont intacts.

Le 14. T. 38°,0. Insomnie ; agitation ; subdelirium ; frissons. Langue sale, un peu sèche. Faciès tiré, amaigrissement considérable ; inappétence complète ; en un mot tous les signes d'une infection purulente.

La plaie a légèrement suinté ; pas de pansement. Dans la journée, le malade est pris de délire ; il veut se lever, et retourner à son travail.

Le 15. Mort à 1 heure du matin.

L'autopsie ne peut être faite, par suite d'opposition judiciaire, que le 17 à cinq heures du soir, soixante-quatre heures après la mort. Décomposition assez avancée des viscères.

Poumons. Le droit est très adhérent à la cage thoracique. Rien de particulier dans leur intérieur.

Cœur. Hypertrophie assez considérable du ventricule gauche ; insuffisance aortique ; aorte très dilatée, présentant des plaques d'athérome. Valvules athéromateuses.

Foie. Très décomposé ; sur certains points on peut encore voir cependant qu'il était graisseux.

Rate. De volume normal, sans altération.

Reins. Poids total : 250 grammes. La capsule s'enlève facilement. Le droit est notablement plus petit que le gauche. Il ne pèse que quatre-vingt-dix grammes ; sa surface cependant est lisse, sans granulations ; pas de kystes, mais la substance corticale diminuée d'épaisseur, est décolorée (teinte grisâtre). Le gauche, de couleur gris jaunâtre, a une apparence graisseuse.

Dans aucun des viscères, il n'y a traces d'infarctus.

La cuisse du côté opéré présente une coloration verdâtre. Des gaz se sont développés dans le tissu cellulaire. En

appuyant sur le moignon, on fait sortir une assez grande
quantité de caillots. Pas de traces, du moins apparentes, de
pus dans les ganglions inguinaux.

2° *Fractures du tibia seul.*

25 cas.

22 hommes	21 fract. simples, 20 guéris 1 mort.
	1 fract. compliq. 1 — 0 mort.
3 femmes	2 fract. simples, 2 guéries 0 mort.
	1 fract. compliq. 1 — 0 mort.

Les fractures du tibia seul ont été produites, 20 fois par
choc directe, 4 fois par une distorsion du pied.

Dans 1 cas la fracture était spontanée, chez un ataxique
(obs. 91).

Il y a eu 13 fractures du tibia droit et 8 du tibia gauche.
Dans 4 fractures, le côté n'a pas été indiqué.

La fracture siégeait :

7 fois au niveau du tiers inférieur ;
5 fois sous les condyles, au niveau de la tubérosité anté-
        rieure ;
4 fois à la malléole interne ;
1 fois au tiers moyen ;
1 fois félure longitudinale.

Dans les fractures sous-condyliennes ou de l'extrémité
supérieure, le trait de la fracture a toujours été transversal.

Dans les autres variétés, il était plus ou moins oblique.
La félure longitudinale paraît avoir été produite par la
pression d'une roue de voiture (obs. 90).

Obs. 90. — A... (Jeanne), âgée de 60 ans, est apportée à
l'Hôtel-Dieu le 10 janvier 1893. Elle porte une large plaie
contuse sur la face antérieure de la jambe droite. Cette plaie a
été faite par une roue de voiture, qui paraît avoir roulé sur
la jambe depuis le genou jusqu'au pied. La plaie s'étend depuis
l'extrémité supérieure jusqu'à l'extrémité inférieure de la
jambe. Les tissus sont décollés, et la face antérieure du tibia
est mise à nu dans une grande étendue. Sur ce tibia privé de

son périoste, on voit une fissure longitudinale du tissu osseux.

Il s'agit donc d'une fracture compliquée de plaie, dont le pronostic paraît grave.

Un pansement antiseptique et ouaté est immédiatement appliqué avec immobilisation du membre dans une gouttière en fil de fer.

Des eschares se formèrent au niveau des parties molles qui avaient subi une attrition considérable. Peu à peu ces eschares s'éliminèrent. Des bourgeons de bonne nature s'étendirent sur la surface dénudée du tibia et finirent par la recouvrir complètement.

La cicatrisation était presque achevée au bout de soixante-dix-huit jours, lorsque la malade fut dirigée sur la maison de convalescence du Vésinet.

La durée moyenne du traitement à l'hôpital a été de quarante et un jours pour les fractures du tiers inférieur ou de la malléole interne, et de quatre-vingt-six jours pour les fractures sous-condyliennes. On voit, par ce dernier chiffre, combien cette variété des fractures du tibia est lente à se consolider.

Un des blessés est mort. Ce décès n'est pas attribuable à la fracture du tibia, mais aux progrès de l'ataxie dont le malade souffrait depuis longtemps (obs. 91).

Obs. 91.—N... (François), âgé de 67 ans, sans profession, entre à la Pitié, le 20 juin 1888. Il souffre d'une ataxie depuis plusieurs années. On reconnaît une fracture de l'extrémité supérieure du tibia droit, au-dessous de la tubérosité antérieure. Cette fracture s'est produite spontanément, sans coup, sans chute, pendant un simple mouvement.

La jambe et la cuisse sont immobilisées dans un appareil plâtré. Au bout d'un mois, on enlève l'appareil. Il n'y avait aucune consolidation, mais une eschare s'était produite au niveau de la tête du péroné. Une autre eschare s'était formée au sacrum. Ces mortifications indiquaient combien la vitalité des tissus était défectueuse.

Enfin le malade s'affaiblit de plus en plus. Une rétention

complète des urines vint s'ajouter à toutes ses souffrances.

Il succomba aux progrès de son ataxie le 1er août, quarante-deux jours après la production de la fracture.

3° *Fractures des deux os de la jambe.*

303 cas.

246 hommes
{ 187 fractures simples, 184 guéris, 3 morts.
{ 59 fractures compliq., 53 guéris, 6 morts.

57 femmes
{ 47 fractures simples, 45 guéris, 2 morts.
{ 10 fractures compliq., 10 guéris, 0 mort.

Je n'ai rien de spécial à noter sur les causes efficientes, qui ont été, les unes directes, chocs, chutes, les autres in-directes, inflexion ou distorsion de la jambe. Mais j'ai cherché à étudier, d'après les données de ma statistique, les causes prédisposantes qui peuvent résulter de l'âge et des saisons. J'ai fait cette étude non seulement pour les fractures des deux os de la jambe, mais aussi pour les fractures du péroné et pour celles du tibia seul.

	Fracture du péroné	Fracture du tibia seul	Fracture des deux os	Total
De 15 à 25 ans, je compte :	37	4	43	84
De 25 à 35 ans, —	63	5	63	131
De 35 à 45 ans, —	90	6	83	179
De 45 à 55 ans, —	61	4	51	116
De 55 à 65 ans, —	36	2	46	84
De 65 à 75 ans, —	10	3	12	25
au-dessus de 75 ans —	1	1	3	5

Ce tableau confirme la règle, par laquelle les lésions traumatiques des membres inférieurs s'observent surtout à la période moyenne de la vie. En effet, entre 25 et 45 ans, je compte autant de fractures de jambe qu'à tous les au-tres âges. L'âge qui y prédispose le plus est celui de 35 à 45 ans. De 25 à 35 ans, et de 45 à 55 ans, la fréquence des fractures est sensiblement la même. De 55 à 65 ans, elles sont moins nombreuses, mais ce moins grand nombre tient en partie à la diminution de la population. Au-dessus de 65 ans, elles deviennent rares, parce que c'est l'âge du repos et des habitudes sédentaires. Dans la jeunesse, de 15 à 25 ans, les fractures de jambe sont relativement moins fréquentes qu'on ne serait tenté de le croire au premier abord.

Au point de vue du nombre des fractures selon les saisons, ma statistique donne les résultats suivants :

	Fractures du péroné	Fractures du tibia	Fractures des deux os	Total
Janvier.. ...	20	2	31	65
Février......	20	1	21	51
Mars.......	31	5	23	59
Avril.......	21	0	20	41
Mai	27	2	20	49
Juin........	21	2	18	41
Juillet	19	3	25	47
Août........	23	2	17	42
Septembre..	18	2	21	41
Octobre.....	20	2	25	47
Novembre...	27	0	23	50
Décembre...	21	2	31	60

Il résulte du tableau précédent que pendant la saison froide, d'octobre à avril exclusivement, le nombre des fractures de jambe est sensiblement plus considérable que pendant la saison chaude d'avril à octobre. Il y a eu 332 fractures pendant les mois de la saison froide, et 267 fractures seulement pendant les mois de la saison chaude. Le mois qui prédispose le plus aux fractures de jambe est le mois de janvier; puis viennent les mois de décembre et de mars, et à peu près en proportions égales les mois de février, de novembre et d'octobre.

Les causes des *fractures simples* et des *fractures compliquées* sont les mêmes; elles ne diffèrent que par l'intensité du traumatisme. Comme les conditions d'un traumatisme intense se réalisent plus rarement, les fractures compliquées sont moins fréquentes que les fractures simples. Dans ma statistique je compte 231 fractures simples des deux os de la jambe pour 69 fractures compliquées de plaie pénétrant jusqu'au foyer de la brisure des os.

Je m'occuperai d'abord des *fractures simples*, puis des *fractures compliquées*.

Les *fractures simples de la jambe* ont eu pour siège :
117 fois la jambe droite,
91 fois la jambe gauche,
23 fois le côté n'a pas été indiqué.
Le trait de la fracture était situé :
Au-dessous de la tubérosité antérieure du tibia
dans . . . . 3 cas
Au tiers supérieur . . . . 5 —
Au tiers moyen. . . . . 21 —
A la réunion du tiers moyen et du tiers inférieur, 111 —
Au-dessus des malléoles. . . . . 64 —
Au-dessous de la tubérosité et au tiers inférieur
à la fois, la fracture étant double. . . . . . . 1 —
Le siège de la fracture n'a pas été reconnu ou
n'a pas été mentionné. . . . . 26 —

Dans les fractures du tiers inférieur et du tiers moyen, j'ai trouvé que le péroné était ordinairement cassé plus haut que le tibia ; et quelquefois, le tibia étant brisé au tiers inférieur, la fracture du péroné siégeait au tiers supérieur. Cette différence de niveau dans le trait de la fracture des os de la jambe est d'ailleurs classique.

Dans 4 cas, j'ai eu affaire à des fractures itératives, se reproduisant au niveau du cal d'une fracture, traitée antérieurement dans le service et consolidée.

Les complications des fractures simples ont été rares :
3 fois la fracture était comminutive.
1 fois la fracture de la jambe coïncidait avec d'autres fractures : une fracture des métatarsiens, une fracture du radius, une fracture du fémur et de l'humérus droits avec rupture de la vessie, une fracture des deux fémurs. (Voy. Fractures de cuisse.)

12 fois les fractures sus-malléolaires ou intra-malléolaires se compliquèrent d'une luxation du pied; et parmi ces luxations, j'ai noté 8 luxations en dehors, 1 en dehors et en arrière, 1 en dedans, 1 en avant, 1 en arrière.

Une femme de 29 ans, arrivée au huitième mois d'une grossesse, tomba et se fit une fracture au tiers inférieur de la jambe droite. Elle resta quatorze jours dans mon service, puis elle fut évacuée dans le service des accouchements, où elle mit au monde, à terme, un enfant mort. Il est probable que la chute de la mère avait été la cause de la mort du fœtus.

Les accidents pendant le cours de la consolidation se sont bornés à :

2 abcès, l'un sans communication avec le foyer de la fracture, l'autre formé dans le foyer de la fracture (obs. 93). L'un et l'autre furent incisés, mais le second détermina un retard dans la consolidation.

3 érysipèles bénins de la face.

2 cas de délirium tremens chez des alcooliques, l'un des malades est mort (obs. 92, n° 4).

3 cas de pneumonie avec mort de deux malades (obs. 92, n°ˢ 1 et 2).

1 cas d'urémie entraînant la mort (obs. 92, n° 3).

En général, les fractures ont été facilement réduites. Les fractures irréductibles ou partiellement réductibles ont été de beaucoup les moins nombreuses.

Une fois la réduction obtenue, le traitement a consisté invariablement dans l'immobilisation immédiate du membre inférieur par des attelles de plâtre, rarement par un appareil silicaté.

Ces attelles, dont il est si souvent question, sont formées par une pièce de tarlatane grossière, pliée en huit ou douze doubles, de manière à former une bande, large de 15 centim. environ et longue deux fois comme le membre inférieur. Cette bande est trempée dans le plâtre liquide où elle est bien imbibée, puis elle est exprimée pour enlever l'excès du plâtre. On l'applique alors sur la face externe de la cuisse et de la jambe; on la fait passer sous le talon et la plante du pied, et on la fait remonter sur la face interne du membre inférieur. Cela fait, on enroule autour du membre une bande de toile, qui a pour but de mouler exactement l'attelle plâtrée sur les parties qu'elle recouvre.

Lorsque la fracture siège à la partie inférieure de la jambe, on ajoute sous le pied une attelle plantaire, également en tarlatane plâtrée, pour immobiliser plus exactement l'articulation tibio-tarsienne.

On maintient avec les mains la réduction de la fracture et la bonne attitude du membre, le pied étant à angle droit sur la jambe, pendant les huit à dix minutes qui sont nécessaires pour la solidification du plâtre. Le membre est ensuite placé dans une gouttière de fil de fer jusqu'au lendemain, afin que l'appareil ne se déforme pas pendant sa dessiccation. Lorsque le plâtre est suffisamment sec, on enlève la bande de toile. On voit alors la jambe fracturée et tout le membre inférieur pris entre deux attelles latérales, qui, laissant à découvert une partie de la face antérieure de la jambe, du genou et de la cuisse, se rejoignent en arrière de manière à former gouttière. Pour que les attelles ne s'écartent pas, on les maintient par un tour de bandes à la partie supérieure, à la partie moyenne et à la partie inférieure. La fracture est ainsi exactement maintenue. Si un des fragments a de la tendance à se déplacer, il est facile d'ajouter une attelle antérieure et d'exercer sur lui une pression continue en prenant un point d'appui sur les attelles plâtrées latérales.

Avec les attelles plâtrées, moulées sur le membre, nous n'avons jamais eu ces plaques de sphacèle, qui sont produites par la compression, et qui se montrent parfois avec les autres appareils.

J'ai noté 16 consolidations sans déformation, sans que l'on pût reconnaître où avait été le siège de la fracture. Par contre, dans 8 cas, la consolidation avait été défectueuse, soit que l'un des fragments fît une saillie incommode, soit que la partie inférieure de la jambe et le pied fussent fixés dans un état de déviation ou de rotation un peu anormales. Mais ces consolidations défectueuses n'ont jamais nécessité une opération secondaire. Toutes les autres fractures, c'est-à-dire la grande majorité, se sont guéries avec un cal plus ou moins volumineux réunissant les fragments, ordinairement bien coaptés, et exceptionnellement avec un peu de déplacement, suivant l'épaisseur ou suivant la longueur.

Sous le rapport de la durée de la consolidation, ma statistique a donné les résultats suivants :

Consolidation rapide	en 30 à 40 jours chez 22 blessés.	
Consolidation ordinaire	en 40 à 50 — — 60 —	
	en 50 à 60 — — 52	
Consolidation lente	en 60 à 70 — — 34 —	
	en 70 à 80 — — 14 —	
Consolidation retardée	en 80 à 90 — — 5 —	
	en 90 à 100 — — 8 —	
	en 100 à 120 — — 5 —	
	en 120 à 150 -- — 7 —	
	en 150 à 200 — — 1 —	
	en 300 à 365 — — 3 —	

L'âge moyen des blessés qui ont subi des retards dans la consolidation, a été de 46 ans, tandis que l'âge moyen des blessés, qui ont eu des consolidations rapides, a été de 36 ans 1/2. On voit donc que l'âge joue un rôle important dans la rapidité de la guérison des fractures de la jambe.

La consolidation a toujours fini par se faire et je n'ai eu à enregistrer aucun cas de pseudarthrose.

La durée moyenne du séjour à l'hôpital pour les fractures des deux os de la jambe a été de soixante-quatre jours.

A la sortie de l'hôpital, les malades marchaient avec des béquilles, rarement avec une simple canne. On sait, en effet, que les articulations du genou et du pied sont souvent le siège d'épanchement intra-articulaire et d'un endolorissement plus ou moins pénible, que la circulation du membre est troublée et que la station debout produit un œdème considérable. Les fonctions du membre sont donc plus ou moins lentes à se rétablir, surtout chez les sujets âgés et rhumatisants. J'ai vu ainsi revenir plusieurs malades qui se plaignaient de ces artralgies consécutives. Les douches et les bains sulfureux, l'usage d'un bas ou d'une genouillère élastique, contribuent à faire disparaître ces phénomènes morbides.

J'ai eu 5 décès sur les 231 fractures simples, mais aucun de ces décès ne dépendait de la fracture elle-même ; 3 ont été produits par des maladies intercurrentes accidentelles, 1 par le délire alcoolique, 1 par le choc traumatique, le blessé ayant subi avec la fracture de la jambe, une fracture des deux cuisses et la fracture de la jambe n'étant qu'une lésion comparativement bien accessoire à celle des cuisses (voy. Cuisse). On peut donc considérer comme nulle la mortalité des fractures simples des deux os de la jambe.

Obs. 92. — *Cinq cas de mort par maladie intercurrente pendant le traitement des fractures de jambe.*

1° Un homme de 64 ans, entré en mai 1886, pour une fracture de la jambe gauche au tiers inférieur, par le choc d'une barre de fer, contracte un pneumonie et succombe seize jours après son admission à l'hôpital.

2° Une femme de 61 ans est entrée en novembre 1892 pour une fracture du tiers inférieur de la jambe droite par chute. Elle est ataxique. Le vingt-troisième jour après son entrée, elle meurt d'une congestion pulmonaire.

3° Une femme de 87 ans est admise en janvier 1889, pour une fracture du tiers inférieur de la jambe gauche. La fracture est immobilisée dans un appareil plâtré. La consolidation était retardée par le grand âge de la malade, lorsqu'elle succomba, au bout de deux mois et vingt jours, à des accidents d'urémie (diarrhée, vomissements, etc.).

4° Un homme, C... (Pierre), âgée de 39 ans, maçon, est apporté dans le service, le 1er novembre 1890, pour une fracture simple des deux os de la jambe gauche au tiers inférieur, arrivée pendant une chute en descendant d'un tramway. Cet homme a du tremblement des mains et des lèvres. Il est profondément alcoolique. Il est pris de délire alcoolique aigu, qui oblige a lui mettre la camisole de force. Il meurt, le 4 novembre, sans que le délire ait cessé, quatre jours après sa fracture.

5° Enfin le blessé, qui a succombé au choc traumatique, était un homme de 38 ans, qui avait été renversé par une locomotive. Il avait des fractures simples de la jambe droite et des deux cuisses. Il était en état de stupeur et d'athermie, et il succomba le jour même. (Voy. Fractures de la cuisse.)

Obs. 93. — *Fracture simple des deux os de la jambe; suppuration du foyer de la fracture; incision; guérison.* — D... (Zéphirin), âgé de 44 ans, garçon de magasin, est apporté, le 31 décembre 1886, pour une fracture simple des deux os de la jambe gauche au tiers inférieur. Les fragments sont déplacés suivant l'épaisseur. Ils sont réduits et un appareil plâtré est appliqué.

Quelques jours après, un gonflement se produit au niveau de la fracture et s'accompagne de fièvre. La fièvre se montre avec des ascensions de température brusque, comme dans la septicémie. Un abcès se forme dans le foyer de la fracture, sans cause extérieure appréciable.

Incision de l'abcès. Lavage exact de sa cavité. Pansements de Lister.

L'extrémité de l'un des fragments se nécrose et s'élimine. La cicatrisation se fait par bourgeonnement. La consolidation de la fracture est retardée, néanmoins elle finit par s'effectuer dans de bonnes conditions.

Le 10 mai 1887, Zéphirin D... va à l'asile de convalescence de Vincennes.

Les 69 *fractures compliquées* de plaies pénétrantes ont été observées : 32 fois à la jambe gauche ; 28 fois à la jambe droite ; 2 fois aux deux jambes.

L'extrémité supérieure a été le siège de la fracture dans :

						1 cas.
Le tiers supérieur	—		—	—	—	3 —
Le tiers moyen	—		—	—	—	8 —
Le tiers inférieur	—		—	—	—	30 —
L'extrémité inférieure (fracture sus-malléolaire)					11	—

Dans les autres cas le siège de la fracture n'a pas été déterminé.

La plaie pénétrante a présenté plusieurs variétés importantes :

Dans 16 cas la plaie était large, avec des bords plus ou moins décollés, déchirés et contus ; elle paraissait produite par l'action directe du corps contondant.

Dans 7 cas, non seulement la plaie communiquait avec la fracture, mais encore elle ouvrait une articulation (1 fois l'articulation du genou, 6 fois l'articulation tibio-tarsienne).

Dans 12 cas, la plaie était petite et avait été produite par l'un des fragments, qui avait perforé et déchiré la peau.

Dans 4 cas, la plaie coïncidait avec une mortification des téguments ou avait été causée par la chute d'une eschare.

J'ai noté 9 fractures comminutives. Indépendamment de ces dernières, beaucoup de fractures compliquées ont présenté une ou plusieurs esquilles.

Dans 5 fractures compliquées de plaie, on a eu à arrêter des hémorrhagies inquiétantes. Dans 1 cas, une des grosses artères de la jambe avait été déchirée. Dans 1 autre cas, la déchirure atteignait l'artère crurale.

En même temps que les fractures de l'extrémité inférieure, le pied a été 4 fois luxé (3 fois en dedans, 1 fois en dehors).

Dans 3 fractures avec grand délabrement, j'ai observé une infiltration gazeuse dans la jambe. L'un des blessés a refusé l'amputation et a guéri (obs. 98). Les deux autres ont été amputés de la cuisse, l'un d'eux est mort rapidement (obs. 95, n° 3).

Les fractures compliquées de la jambe ont nécessité les opérations suivantes :

1 Résection du péroné	guérison.
1 Résection du tibia.	—
2 Résections de l'extrémité inférieure des deux os de la jambe.	—
1 Extirpation de l'astragale. . . .	—

2 Amputations de jambe (obs. 97).
     Chez l'un de ces amputés de
     jambe il a fallu faire secondaire-
     ment une amputation de cuisse.   guérison
9 Amput. de la cuisse (obs. 95 et 96).   5   —   et 4 morts.

Chez 2 blessés, qui ont été apportés dans un état grave de choc traumatique, et qui sont morts rapidement, il n'y a eu ni opération ni application d'appareil (obs. 94).

Chez tous les autres blessés, au nombre de 52, j'ai réussi à conserver le membre et aucun n'est mort. Cependant beaucoup d'entre eux avaient des écrasements et des délabrements très graves. Ces succès sont dus à des soins antiseptiques minutieux.

Dès l'arrivée du blessé, le foyer de la fracture et le membre étaient lavés avec un jet d'eau phéniquée (à 1 p. 20), puis pansé avec des compresses imbibées de la même solution, ou d'une solution au sublimé. J'ai employé plus rarement la gaze iodoformée, qui ne me paraît pas assez antiseptique dans ces cas. Après le pansement, le membre était immobilisé dans des attelles plâtrées, ou dans une gouttière en fil de fer. Les appareils inamovibles étaient fenêtrés, afin de permettre les pansements consécutifs, sans imprimer des mouvements aux fragments osseux.

J'ai souvent suturé les lèvres de la plaie, et quelquefois j'ai obtenu une réunion immédiate, la fracture se consolidant ensuite comme une fracture simple.

Mais ordinairement le foyer de la fracture suppurait plus ou moins, et la guérison se faisait par bourgeonnement.

Les accidents pendant la durée de cette cicatrisation ont été fort rares. J'ai observé : 1 cas d'érysipèle bénin partant de la plaie ; 2 cas de septicémie aiguë qui ont cédé à des lavages antiseptiques fréquents, et, dans 1 de ces 2 cas, des fusées purulentes s'étant formées, il a fallu faire plusieurs incisions (obs. 99) ; 1 cas de pleuro-pneumonie.

La durée moyenne du séjour à l'hôpital pour la consolidation des fractures compliquées a été de quatre-vingt-un jours.

La consolidation a été :

rapide	en	40 à	50	jours chez	8	blessés.
de durée ordinaire . }	en	50 à	60	—	8	—
	en	60 à	70	—	10	—
lente . . . . }	en	70 à	80	—	7	—
	en	80 à	100	—	7	—
retardée . . . . . . }	en	100 à	150	—	10	—
	en	150 à	200	—	3	—

Je n'ai observé aucun cas de non consolidation.

La mortalité des fractures compliquées des deux os de la jambe a été de 6 pour 69 blessés. Dans ces 6 cas, la mort a eu lieu par choc traumatique, 2 fois sans intervention opératoire (obs. 94), 4 fois après amputation de la cuisse (obs. 95).

OBS. 94. — *Deux cas de mort rapide par choc traumatique à la suite de fracture compliquée de la jambe :*

1° L .. (Alfred), voiturier, est apporté à la Pitié le 18 mars 1885. Une roue de voiture chargée de briques, et pesant plus de 5.000 kilos, a écrasé sa jambe gauche. La roue a aussi atteint la main et l'avant-bras droits, qui sont également écrasés. Le blessé meurt à son arrivée à l'hôpital.

2° B... (Auguste), manœuvre, âgé de 28 ans, est transporté à la Pitié, le 8 octobre 1888. Il a une fracture comminutive des deux jambes, produite par une machine des forges d'Ivry. Il est dans le collapsus. Athermie. On s'abstient de faire aucune opération en raison de l'abaissement de la température et de l'état syncopal. Il meurt le jour de son entrée.

OBS. 95. — *Quatre cas de mort à la suite d'amputations de la cuisse faites pour des fractures compliquées de la jambe.*

1° R... (Dominique), cocher, âgé de 57 ans, entre le 16 novembre 1879. Il a une fracture comminutive du tiers supérieur du tibia droit. L'articulation du genou est ouverte. Les téguments sont décollés et contus jusqu'à la partie supérieure de la cuisse. T. 30°. Le lendemain, la température s'étant un peu relevée, et malgré les mauvaises conditions du malade, qui est obèse et probablement alcoolique, je me décide à amputer la cuisse. La chloroformisation est faite avec une grande prudence. L'amputation sous-trochantérienne de la cuisse est pratiquée. Le patient a perdu très peu de sang. Cependant il tombe dans un état syncopal, et malgré les soins qui lui sont donnés, il succombe quelques instants après l'opération.

2° P... (Arthur), âgé de 22 ans, exerçant la profession de charretier, est amené à la Pitié le 18 juillet 1883. Broiement de la jambe gauche par une roue de voiture. Contusion de la cuisse et plaie contuse au niveau de l'anneau du troisième adducteur. Lésion de l'artère crurale et, comme conséquence, circulation interrompue dans la jambe, qui est froide et va se gangréner. Plaie contuse à l'autre cuisse. Le blessé, qui est alcoolique à un haut degré, refuse l'amputation immédiate.
Pansement antiseptique, immobilisation du membre dans dans une gouttière.
Le 20 juillet, le blessé se décide au sacrifice de son membre. L'amputation de la cuisse est pratiquée, séance tenante, à la partie moyenne. Le lendemain de l'opération, gangrène gazeuse foudroyante du moignon. Mort le 23 juillet.

3° R... (André), âgé de 61 ans, représentant de commerce, est apporté, le 3 juillet 1889, pour une fracture esquilleuse de la jambe droite avec petite plaie pénétrante. Un épanchement sanguin considérable, avec énorme gonflement, indique qu'une grosse artère a été déchirée. Des gaz sont infiltrés dans les tissus. Le lendemain, le membre ne présentant aucune chance d'être conservé, chloroformisation et amputation de la cuisse au tiers inférieur. Mort de choc vingt minutes après le pansement.

4° S... (Antoine), âgé de 72 ans, marchand des quatre saisons, a eu la jambe droite écrasée le 17 septembre 1889. Les os, les muscles et la peau ne forment plus qu'une bouillie. Il y a en même temps une fracture compliquée de plaie du tarse gauche. M. Ricard, appelé auprès du blessé, pratique séance tenante l'amputation de la cuisse. Mort dans la journée par choc traumatique.

Obs. 96. — *Cinq cas de guérison après amputation de la cuisse faite pour des fractures compliquées de la jambe :*

1° O... (Eugène), charretier, âgé de 56 ans, est apporté, le 23 mars 1884, pour une fracture esquilleuse en deux endroits, produite par le passage d'une roue de voiture. Au tiers inférieur de la jambe, on voit une large plaie avec issue des fragments. Hémorrhagie par l'artère tibiale antérieure. Epanchement sanguin jusqu'au-dessus du genou. Infiltration gazeuse dans les tissus. Le lendemain, 24 mars, chloroformisation et amputation de la cuisse au tiers inférieur. Réunion immédiate. Guérison en quarante-quatre jours.

Examen de la jambe. Toute la peau de la jambe est décollée, et les muscles sont réduits en une bouillie sanglante avec formation de gaz. La peau a une couleur violette, jusqu'auprès du genou. Le pied est seulement ecchymosé. En incisant les parties molles, on met à nu les deux os de la jambe. Le péroné est fracturé en deux endroits : à la partie supérieure, tout près de la tête, avec de nombreuses esquilles, et à la partie inférieure à environ deux doigts de la malléole, fracture avec plusieurs petits fragments. A ce niveau le tibia est fracturé de façon à présenter un gros fragment à peu près transversal. Ce fragment très tranchant a coupé l'artère tibiale antérieure. De nombreuses esquilles entourent le foyer de cette fracture. C'est ce fragment qui faisait saillie à travers la plaie.

2° Le nommé K... (Nicolas), garçon de magasin, âgé de 34 ans, se fait une fracture de la jambe droite au tiers inférieur, le 10 janvier 1887. Les fragments sortent par une large plaie. Hémorrhagie. On applique d'abord un pansement antiseptique et un appareil de Scultet, mais la jambe commence à se sphacéler et une fièvre traumatique intense se développe. Le 21 janvier. Amputation de la cuisse au tiers inférieur. Pansement de Lister ouaté. Réunion immédiate. Guérison en quarante-trois jours.

3° H... (Joseph), âgé de 5 ans, est apporté à la Pitié, le 18 janvier 1888, à quatre heures du soir.

L'accident vient d'arriver. Une roue de tramway a passé

sur sa jambe droite. Une portion du membre est restée sur la voie publique. Le pied n'est plus retenu que par un lambeau de peau, de la largeur de un centimètre environ. Hémorrhagie abondante qui nécessite l'application de deux pinces ; sang rouge, vermeil. Etat de collapsus de l'enfant. Application d'un pansement phéniqué provisoire.

En l'absence de M. Polaillon, M. Thiéry, interne du service, cherche à pratiquer l'amputation de la jambe au tiers supérieur ; mais la peau est décollée presque jusqu'à l'interligne du genou et les muscles sont en outre remplis de boue. Il songe alors à la désarticulation du genou ; mais le lambeau postérieur est lacéré par la plaie et beaucoup trop contus. Il en arrive à l'amputation au tiers inférieur du fémur en faisant l'incision cutanée au niveau du genou et du creux poplité.

L'opération est assez sanglante, la compression étant mal faite et n'ayant pas d'aide pour rétracter les lambeaux. Le lambeau est très matelassé par les muscles. Suture profonde au fil d'argent ; suture superficielle au crin. Pansement iodoformé médiocrement compressif.

Après l'opération l'enfant est dans un collapsus extrême. Injection d'une seringue et demie d'éther. Il est presque impossible de le réveiller ; pouls très petit à 120.

La nuit suivante a été assez bonne. Il a un peu reposé, a bu du lait et du bagnols, a vomi deux fois, longtemps après l'opération, les aliments ingérés précédemment.

Le 19 janvier. T. 38°2, il va très bien. Alimentation liquide; lait, bagnols. Le soir, fièvre plus vive, pouls un peu rapide ; assez bon état. T. 38°4.

Le 20. La nuit a été bonne. Il réclame sa mère et dit souffrir un peu dans sa jambe.

Le 21. La nuit a été excellente. T. 37°4. Le ventre est ballonné aussitôt après le repas, douleurs très vives. Un lavement glycériné amène l'expulsion de scybales. Le soir le malade va très bien et dort.

Le 22. Premier pansement. Etat excellent. Il n'y a eu qu'un peu d'écoulement sanguin. Je supprime le drain. J'enlève deux fils de crin et deux d'argent. Bonne réunion, sauf un peu de hernie du tissu cellulaire. Pansement iodoformé. Les fonctions du ventre sont normales. Il mange et dort bien.

Le 23. Le pansement est tombé, je le refais. Très bon état.

Le 24. Le malade a encore laissé tomber son pansement. L'état est des plus satisfaisant.

Les 3 derniers fils d'argent et de crin sont enlevés. *Très bonne réunion.*

Le 27. L'enfant est guéri. Il a très bon aspect, joue, et a bon appétit.

Il sort le 28 janvier.

4° La nommée D... (Françoise), sans profession, âgée de 30 ans, est tombée le 15 juillet 1888, et une roue d'omnibus a passé sur sa jambe gauche. Il en est résulté une fracture comminutive des deux os, avec plaie pénétrante et grand épanchement sanguin. Pendant cinq jours j'essaie de conserver la jambe, mais la peau et les tissus sous-jacents se gangrènent, et une fièvre traumatique menaçante fait son apparition.

Le 20 juillet. Amputation de la cuisse au tiers inférieur. Réunion immédiate. Guérison en quarante-cinq jours.

5° G... (Eugène), homme d'équipe au chemin de fer d'Orléans, âgé de 39 ans, a subi, le 7 septembre 1891, un écrasement de la partie inférieure de la jambe et du pied par une roue de vagon. Amputation immédiate de la jambe, mais, le lendemain, la gangrène a déjà envahi le moignon. Je pratique alors l'amputation de la cuisse au tiers inférieur. Guérison en soixante et onze jours.

Obs. 97. — *Écrasement de la jambe ; amputation de la jambe au lieu d'élection ; guérison.* — Le nommé C... (Édouard), âgé de 4 ans, est apporté à la Pitié le 30 novembre 1888, pour une fracture compliquée de la jambe. Une roue de tramway vient de passer sur la partie inférieure de ce membre. Les os sont écrasés. Le lendemain, la conservation de la jambe me parait impossible. Je pratique donc l'amputation de la jambe au lieu d'élection, et je ne fais pas de réunion immédiate, persuadé que les lambeaux peuvent se sphacéler dans une certaine étendue. La plaie se guérit par suppuration.

Jusqu'au treizième jour, la température oscilla entre 38° et 39°,5. Mais, à partir de ce moment, la température devint normale.

Le 1) janvier 1880. La plaie opératoire n'était pas encore complétement cicatrisée, lorsque l'enfant retourna chez ses parents.

OBS. 98. — *Fracture sus-malléolaire ; plaie ouvrant l'articulation tibio-tarsienne ; plaies contuses graves à la jambe ; emphysème traumatique ; écrasement des quatre derniers orteils; refus de l'amputation ; tentative de conservation ; guérison.* — M... (Pierre), âgé de 32 ans, homme d'équipe au chemin de fer d'Orléans, est apporté dans mon service le 16 novembre 1884, dans la soirée.

Il raconte être tombé, à sept heures du soir, du marchepied d'un vagon dont la roue lui a passé sur la jambe gauche.

Le lendemain, à ma visite, je constatai avec mon collègue le Dr Gallard, une attrition profonde de toute la jambe gauche. Les deux malléoles sont fracturées : l'externe à la base ; l'interne, complétement détachée, est devenue horizontale. L'articulation tibio-tarsiennne est largement ouverte par une plaie à sa partie antérieure. Contusion violente de la face dorsale du pied au niveau du premier métatarsien et des quatre derniers orteils. Plaies contuses graves à la jambe. Les muscles font hernie par ces plaies. Emphysème souscutané remontant jusqu'à la partie supérieure de la jambe. Léger épanchememt dans l'articulation du genou. Collapsus. Les urines rendues en très petite quantité ne contiennent ni sucre, ni albumine.

Je propose l'amputation immédiate, mais le malade s'y refuse absolument.

Je cherche donc à conserver le membre sans espoir de succès. Pansement de Lister. Appareil plâtré.

Le 17. T. s., 38°,2.

Le 18. État général meilleur. T. m., 37°,6 ; s., 39°.

Le 19. Deuxième pansement. Persistance de l'emphysème qui ne s'est point étendu. Le malade mange avec appétit. T. m., 38° ; s., 38°,3.

Le 20. T. m., 37°,5 ; s., 38°,1.

Le 21. T. m., 37°,9 ; s., 38°,1.

Le 22. T. m., 37°,9 ; s., 38°,3.

Le 23. T. m., 37°,8 ; s., 38°,6.

Le 24. Troisième pansement. Bon état général. T. m., 37°,8 s., 38°,8.

Du 25 au 28. T. m., 37°,6 ; s., 38°,3.

Le 29. Quatrième pansement. Dans la journée d'hier, le malade s'est plaint d'élancements au niveau du pied. Larges plaques de sphacèle. Le petit doigt s'élimine en totalité.

Le 30. T. m., 37°,5 ; s., 37°,7.

1er décembre. T. m., 37°,1 ; s., 38°,3.

Le 2. T. m., 37°,2 ; s., 38°.

Le 3. T. m., 37°,7 ; s., 38°,7.

Le 8. Cinquième pansement. Sphacèle du 4° orteil qui est enlevé.

Le 15. Sixième pansement. On enlève l'appareil plâtré. La consolidation est complète. Chute d'une eschare comprenant la phalangette et la phalangine du 3° orteil. Pansement de Lister. Gouttière en fil de fer.

Le 23. Septième pansement. Très bon état. Pansement de Lister et ouate.

Le 22 mai. Le blessé quitte l'hôpital. Il jouit de quelques mouvements d'extension et de flexion du pied. Il peut marcher avec des béquilles. Son pied a une bonne direction. Je ne doute pas que, plus tard, il ne puisse s'appuyer sur ce pied et marcher sans boiter.

Obs. 99. — *Fracture ouverte du tibia ; suppuration orangée ; pseudo-rhumatisme infectieux ; péricardite ; guérison.* (Résumé d'une observation publiée par M. Legrand, interne, in *Gazette médicale de Paris*, n° 44, p. 519 ; 1888.) — Le nommé L..., (Jean-Baptiste), tonnelier, 20 ans, est apporté à la Pitié le dimanche 19 juin 1887, et placé dans le service de M. Polaillon, salle Broca, n° 33.

Pas d'antécédents pathologiques. Pas de rhumatisme, ni de signe d'arthritisme.

Dans la matinée, en prenant un bain dans une des écoles de

natation de la Seine, il tomba à faux sur le fond du bain, formé à ce niveau de poutres écartées et dégarnies de planches.

« Un premier choc eut lieu, raconte-t-il, et un piton ou un éclat de bois frappa violemment le côté interne de la jambe gauche ; puis, le pied s'étant trouvé pris entre deux pièces de bois, au moment où il essaie de se dégager, il éprouve une douleur encore plus forte. »

A 2 heures, il est apporté à la Pitié. La jambe est entourée, pour tout pansement, d'un mouchoir imbibé d'eau camphrée. Elle présente, à sa partie inférieure et interne, une plaie longue de cinq centimètres, large de deux centimètres, parallèle à son axe, profonde, mâchée, arrivant assurément jusqu'à la face interne du tibia. On aperçoit même un peu de la surface périostique, entre les lèvres déchiquetées de la plaie, encore souillée des détritus verdâtres qui recouvrent les pièces de bois immergées depuis longtemps.

L'écoulement sanguin est minime. Peu de gonflement.

Pas de déformation notable du membre, sauf une saillie légère de l'arête du tibia vers le tiers inférieur, permettant de reconnaître à la simple inspection une fracture en V. L'articulation tibio-tarsienne ne paraît pas plus mobile que de coutume et ne contient aucun épanchement liquide.

La plaie est copieusement lavée à l'acide phénique à 5 p. 100, puis avec le sublimé au 1/1000. Tout le membre est nettoyé antiseptiquement. Pansement de Lister. Immobilisation dans une attelle plâtrée en forme d'étrier.

Les 20 et 21 juin. Gonflement et rougeur des parties visibles. Phlyctènes.

Le 24. Le pansement est traversé par un liquide séro-purulent, sans odeur spéciale. La couleur rouge orangée de ce liquide attire l'attention. En examinant le pansement, on y découvre un grand nombre de petites gouttes, d'un rouge vif, orangé : les unes grosses comme la tête d'une épingle ; d'autres comme une petite lentille, à surface arrondie, non luisante, ayant bien l'aspect de petites colonies microbiennes.

Lavage phéniqué. Pansement à l'iodoforme. Une nouvelle attelle plâtrée est appliquée.

Le 25. État général bon. T. m., 38° ; s., 39°.

Le 27, Malaise, Inappétence ; le soir, frissons répétés.

Le 28. Douleurs vagues dans les jointures. T. s., 39°,6.

Le 29. T. m., 39. La nuit a été mauvaise, Le malade a eu des sueurs profuses, très fétides. Au matin, la peau est brûlante. La poitrine et l'abdomen sont parsemés de nombreux sudamina. Frissonnements continus. Langue sèche. Albumine assez abondante dans les urines. Dans les épaules et les poignets, le malade éprouve de violentes douleurs que le moindre mouvement exaspère. La main droite et le poignet correspondant sont notablement gonflés, rouges,

En présence de cet état général grave, M. Polaillon se décide à ouvrir encore le pansement. La plaie a encore suppuré, mais le pus n'est plus orangé ; il est blanchâtre, mêlé de sérosité encore un peu rougeâtre, sans mauvaise odeur. Une fusée purulente s'est glissée entre les muscles antérieurs de la jambe jusqu'à trois ou quatre travers de doigt au-dessus de l'extrémité supérieure de la plaie, dans le voisinage immédiat du foyer principal de la fracture.

M. Polaillon incise largement et pratique un lavage antiseptique. Pansement iodoformé. Sulfate de quinine, 1 gr. 50. Toniques, T. s., 39°,

Le 30. Les signes de la septicémie s'accentuent de plus en plus. Abattement. Diarrhée infecte et abondante. Gonflement et rougeur de l'épaule droite, du poignet. Douleurs très vives dans ces articulations. Respiration courte, pressée. Pouls 130. T., 38° et 39°,8.

On distingue un frottement péricardique au niveau de l'origine des gros vaisseaux, immédiatement après la systole.

Le 1er Juillet. Persistance de la douleur et du gonflement dans le membre supérieur droit. Douleurs dans le genou gauche.

Le frottement péricardique est devenu rude, râpeux, très net. Pouls 110. Respiration un peu moins gênée. Rien à l'auscultation des poumons. État typhoïde.

Le 2. Pansement. La suppuration a tout à fait changé de nature ; le pus a perdu toute couleur rougeâtre et présente la couleur blanc jaunâtre ordinaire. Les douleurs articulaires persistent, mais le gonflement a un peu diminué. Moins d'albumine dans l'urine. Le frottement péricardique s'est étendu en surface.

Le 8. Pansement. La plaie suppure beaucoup moins; ses lèvres bourgeonnent.

Les douleurs articulaires diminuent. Le malade reste profondément affaibli et émacié; cependant, l'état général est meilleur, et depuis lors ira constamment en s'améliorant.

Le 12 juillet. Cicatrisation presque complète de la plaie.

Enfin, guérison complète et consolidation.

Voici donc un fait de guérison d'une septicémie grave avec suppuration orangée, et il n'est pas douteux que cette guérison est due à la persistance des pansements antiseptiques et aux soins avec lesquels on a désinfecté la plaie. La bonne constitution du malade a fait le reste.

VII. — *Cals vicieux*.

14 cas : 14 hommes, 5 opérés, 9 non opérés, 0 mort.

Pour 12 cals vicieux à la suite de fractures sus-malléolaires des deux os de la jambe ou de fractures du péroné dites de Dupuytren, je n'ai observé que 2 cals vicieux de la partie moyenne de la jambe.

J'ai redressé 4 fois les cals vicieux de l'extrémité inférieure de la jambe avec déviation du pied par une opération de résection. Ces 4 cas sont mentionnés dans le chapitre des résections tibio-tarsiennes (p. 110). J'ai amputé, au lieu d'élection, un cinquième malade pour une fracture du tiers moyen de la jambe, qui avait été vicieusement consolidée dans un autre service hospitalier. La jambe, très raccourcie et infléchie à angle obtus, rendait la marche impossible. Les conditions du cal ne permettaient pas l'ostéotomie et le redressement. L'amputation était la seule opération utile.

Parmi les autres malades, les uns présentaient une déformation compatible avec l'usage du pied, et il n'y avait pas lieu de les opérer; les autres, habitués à leur infirmité, refusaient l'opération. Ainsi un malade, qui portait un

cal vicieux de la partie moyenne de la jambe à la suite
d'une fracture datant de l'enfance, ne voulut point entendre
parler d'opération. Cependant, il n'avait que 23 ans, et sa
jambe était consolidée à angle droit. Il prétendit qu'étant
cordonnier, il n'était pas gêné par cette difformité.

Affections organiques.

VIII. — *Abcès chauds.*

72 cas.

57 hommes, 5 ouvertures spontanées, 52 incisions | 0 mort.
15 femmes, 2   —   —   13   —

Les abcès chauds ont eu pour siège :
    La jambe gauche. . . . . 31 fois
    La jambe droite. . . . . 27 —
    Les deux jambes en même temps.   1 —
    Côté indéterminé. . . . . 13 —

Les contusions, les petites plaies contuses, qui produisent une angioleucite en plaques, ont été les causes les
plus fréquentes de ces abcès. Quelquefois, ils ont été le
résultat d'un épanchement sanguin qui s'enflammait, ou
d'une phlébite d'une veine variqueuse. J'ai observé deux
abcès critiques, l'un après une fièvre puerpérale, l'autre à
la suite d'une fièvre typhoïde.

5 fois ces abcès étaient multiples, 3 fois ils avaient un
caractère gangreneux.

Les abcès superficiels ont été beaucoup plus nombreux
que les abcès profonds.

Les 65 abcès, ouverts par l'incision, ont été immédiatement lavés et pansés antiseptiquement avec ou sans
drain.

Les accidents consécutifs se réduisent à 1 cas d'érysipèle,
1 cas de sphacèle de la peau et de l'aponévrose jambière,
1 cas de phlébite à la jambe du côté opposé. Un seul des
malades était glycosurique.

La durée moyenne du traitement a été de vingt-cinq jours.

10 abcès ont été guéris dans l'espace de 1 à 10 jours.
22 —   —   —   de 10 à 20 —
13 —   —   —   de 20 à 35 —
16 —   —   —   au-delà de 35 —

IX. — *OEdèmes phlegmoneux.*

9 cas { 7 hommes, 7 guéris.
        { 2 femmes, 2 guéries.

Sous cette dénomination, je comprends des cas dans lesquels, à la suite de fatigues, de marches et de stations debout prolongées, quelquefois à la suite d'une contusion, il s'est produit une infiltration œdémateuse de la jambe, avec induration des tissus et tendance à l'inflammation aiguë ou chronique.

Ces œdèmes guérissent ordinairement par le repos, la compression, les bains. Mais souvent ils constituent la première phase du phlegmon diffus et, à ce titre, leur statistique se confond avec celle des phlegmons diffus du membre inférieur.

La durée moyenne du traitement de ces œdèmes phlegmoneux ou diffus avortés a été de douze jours.

X. — *Ulcères; ulcères variqueux.*

35 cas { 20 hommes. { 0 mort.
         { 5 femmes. {

Si le nombre des ulcères de jambe est si restreint, relativement à la fréquence de cette maladie, c'est que nous ne les admettions qu'exceptionnellement dans notre service. Dans une salle de chirurgie, où le nombre des lits est déjà insuffisant pour les opérés et pour les affections aiguës, on ne peut guère admettre des maladies essentiellement chroniques comme les ulcères variqueux ou autres. En outre, les sujets affectés d'ulcères suppurants, malpropres, exhalant une mauvaise odeur, sont une cause d'infection pour les autres malades. Ils devraient être hospitalisés dans des établissements spéciaux. C'est, dans tous les cas, le devoir du chef de service de les éloigner, autant que possible, des blessés et des opérés chez lesquels il cherche à éviter la suppuration.

Je n'ai donc rien de spécial à dire sur les ulcères de jambe, dont la plupart sont sortis améliorés, mais non guéris.

XI. — *Eruptions cutanées tendant à l'ulcération.*

10 cas $\left\{ \begin{array}{l} \text{11 hommes.} \\ \text{5 femmes.} \end{array} \right\}$ 0 mort.

Ce sont des érythèmes, des eczémas, des ecthymas, des pemphygus, avec excoriation consécutive de la peau ou ulcération établie. Tous ces malades n'ont fait que passer peu de temps dans mon service et ont été évacués dans les services spéciaux des maladies cutanés.

XII. — *Abcès froids ; gommes tuberculeuses.*

11 cas $\left\{ \begin{array}{llll} \text{3 hommes,} & \text{0 opéré,} & \text{3 guéris.} \\ \text{8 femmes,} & \text{5} & - & \text{8} & - \end{array} \right.$

5 de ces malades n'avaient pas 20 ans ; 5 n'avaient pas dépassé 30 ans ; 1 seul avait 50 ans.

L'affection primitive me paraît être la *gomme tuberculeuse.* Cette gomme suppure et forme l'*abcès froid* ; ou elle s'ulcère et donne naissance à des *ulcérations scrofuleuses.*

J'ai observé à la jambe 2 gommes tuberculeuses, 0 abcès froids et 3 gommes ulcérées ou ulcères scrofuleux.

J'ai disséqué et enlevé les gommes tuberculeuses comme s'il se fût agi d'une tumeur. La plaie a été ensuite suturée et j'ai obtenu une réunion immédiate.

Les abcès froids ont été incisés, curettés avec la curette

tranchante et lavés avec la solution phéniquée forte. Puis leur cavité a été touchée avec une solution de chlorure de zinc au dixième. J'ai quelquefois laissé à demeure dans cette cavité une flèche de chlorure de zinc. La guérison est assez lente, parce que la cavité de l'abcès suppure toujours plus ou moins.

Les ulcérations scrofuleuses ont été pansées avec la poudre iodoformée et la gaze iodoformée.

XIII. — *Affections syphilitiques.*

43 cas { 18 hommes, 11 améliorés, 7 guéris } 0 mort.
25 femmes, 18 — 7 —

A l'exception de 1 cas où il n'existait que des syphilides papuleuses secondaires, tous les autres malades présentaient des tumeurs ou des ulcères pouvant être confondus avec des affections chirurgicales. C'est ainsi que j'ai eu à traiter 27 gommes syphilitiques et 15 ulcères syphilitiques.

Dans 11 cas, les gommes, siégeant dans les parties molles ou sur le tibia, n'avaient pas suppuré. Dans 7 cas, elles avaient suppuré, et dans 9 cas, la suppuration s'étant frayé une voie au dehors, la gomme était ulcérée. Dans 1 cas la gangrène avait envahi le tissu de la gomme.

3 fois, les deux jambes portaient plusieurs gommes.

5 fois les gommes siégeaient non seulement sur les jambes, mais aussi sur d'autres parties du corps, le front, l'avant-bras, la cuisse, l'articulation sterno-claviculaire.

Parmi les 15 ulcères, l'un d'eux revêtit les caractères de *l'ulcère syphilitique malin :* bords indurés, de coloration cuivrée, taillés à pic, à contours arrondis; fond grisâtre, livide, creusant en profondeur, recouvert çà et là de croûtes noirâtres.

Le traitement spécifique avec iodure de potassium à haute dose a été suivi par tous ces malades. Les ulcères étaient pansés avec l'onguent gris ou les bandelettes de Vigo.

La durée moyenne du séjour à l'hôpital a été de vingt-quatre jours. Beaucoup des malades n'y restaient pas le temps nécessaire à leur guérison, et sortaient seulement améliorés pour continuer le traitement chez eux.

XIV. — *Gangrènes.*

27 cas { 19 hommes, 19 guéris, 0 améliorés, 0 mort.
8 femmes, 3 — , 3 améliorées, 2 morts.

Les causes de ces gangrènes ont été des traumatismes chez 14 malades ; des phlegmons occasionnés par des angioleucites, des ulcères ou des varices enflammés, chez 9 malades ; des affections internes, diabète, albuminurie, maladie du cœur, chez 4 malades.

L'âge moyen des malades atteints de gangrène traumatique ou de gangrène par phlegmon était de quarante-cinq ans. L'âge moyen des malades atteints de gangrène par cause interne (diabète, albuminurie, affection cardiaque) était de soixante-cinq ans.

Avant 30 ans, j'en ai observé. . . . . 4 cas.
de 30 à 50 ans. . . . . 12 —
de 50 à 60 ans. . . . . 2 —
de 60 à 70 ans. . . . . 7 —
au-dessus de 70 ans . . . . 2 —

Dans 12 cas, l'eschare était superficielle, n'intéressant que la peau et le tissu cellulaire sous-cutané. La durée moyenne du séjour à l'hôpital a été, dans ces cas, de vingt-six jours. Dans 10 cas, la gangrène était profonde, intéressant les muscles et nécessitant un séjour de quatre-vingt-quatre jours.

Comme complication, j'ai noté : 1 cas d'érysipèle, 2 cas d'épanchement intra-articulaire du genou avec suppuration dans l'un de ces cas, arthrotomie, guérison.

Deux des malades, deux femmes, sont mortes, l'une par les progrès du diabète (obs. 100), l'autre par une broncho-pneumonie intercurrente (obs. 101).

Obs. 100. — L... (Anaïs), institutrice, âgée de 73 ans, est

admise, le 26 juin 1883, pour une vaste gangrène du tiers inférieur et externe de la jambe gauche. La malade est atteinte de démence sénile, et l'examen de ses urines fait reconnaître une quantité considérable de sucre. On lui fait des pansements humides avec des compresses phéniquées. Le 10 août, quarante-six jours après son entrée, elle succomba dans le coma diabétique.

Obs. 101. — B... (Annette), âgée de 51 ans, entre à la Pitié le 4 mai 1892. Elle a une vaste gangrène à la jambe gauche avec phlegmon suppuré et œdème à la cuisse. En même temps elle est atteinte de néphrite interstitielle avec albuminurie. Je pratique des incisions, je fais des lavages phéniqués pour enlever le pus et les eschares. Les plaies sont pansées avec des compresses imbibées d'une solution alcoolisée au sublimé, mais la malade est prise d'une broncho-pneumonie, qui paraît légère d'abord, puis prend un caractère grave et amène la mort le 11 mai.

XV. — *Ostéites et ostéomyélites.*

69 cas.

35 cas sans opération.	30 hommes, 8 guéris, 22 amél.	0 mort.
	5 femmes, 1 — 4 —	
34 cas avec opération.	26 hommes, 23 guéris, 1 amél. 2 morts.	
	8 femmes, 5 — 3 — 0 —	

Le tibia a été le siège de l'inflammation osseuse 65 fois, tandis que le péroné n'en a été le siège que 4 fois.

Si l'on fait abstraction de toutes les ostéites et ostéomyélites qui sont le résultat d'un traumatisme, de la syphilis ou de la tuberculose, on trouve que le lieu de prédilection de l'inflammation osseuse spontanée est la zone juxta-épiphysaire. Ainsi, j'ai noté 11 ostéomyélites juxta-épiphysaires à l'extrémité supérieure du tibia et 10 ostéomyélites juxta-épiphysaires à son extrémité inférieure, pour 2 ostéomyélites de sa diaphyse.

Ces ostéomyélites spontanées se montrent toujours pendant l'enfance ou à l'époque de l'adolescence. L'âge moyen de nos malades était de dix-huit ans, mais la plupart avaient eu leur première attaque d'ostéomyélite plusieurs années avant leur arrivée à l'hôpital.

19 fois l'ostéite, suppurée ou non suppurée, était d'origine traumatique. 43 fois l'ostéite a paru spontanée ou de nature tuberculeuse. Parmi ces 43 cas, 21 fois l'inflammation a affecté une marche chronique sans suppurer, et 22 fois l'inflammation était plus ou moins aiguë avec suppuration et nécrose. Il y a eu 9 cas de nécrose.

3 fois, la syphilis a été la cause reconnue.

4 fois, une ostéite suppurée a été un des accidents ultimes de la fièvre typhoïde (obs. 103).

Les *ostéites qui ne m'ont pas paru nécessiter une opération*, étaient : 1° des ostéo-périostites limitées, sans suppuration, survenues à la suite d'un traumatisme ; 2° des ostéites suppurées, peu étendues, avec fistule et de formation récente ; 3° des ostéomyélites anciennes, dont quelques-unes avaient été opérées autrefois, et qui étaient devenues indolentes ou ne provoquaient des douleurs qu'à intervalles éloignés. Quelques-unes de ces ostéomyélites s'accompagnaient d'une hyperostose. Les malades, porteurs de ces inflammations chroniques, entraient à l'hôpital pour une poussée inflammatoire momentanée, mais en somme, ils étaient peu gênés par leur mal qu'ils considéraient comme une simple infirmité, et beaucoup n'auraient pas voulu subir une nouvelle opération.

En fait, dans les cas précédents, une opération est inutile ou d'une efficacité douteuse, car les soins médicaux suffisent pour guérir le mal ou pour amender ses accidents.

Le repos du membre, les bains sulfureux, les révulsions avec la teinture d'iode, et, lorsqu'il y avait soupçon de syphilis, les frictions mercurielles et l'iodure de potassium, ont été les principaux moyens employés. Lorsqu'il y avait suppuration osseuse, des injections avec une solution phéniquée forte (à 5 p. 100) dans les trajets fistuleux et dans les cavités suppurantes et des pansements avec des compresses antiseptiques humides m'ont donné de très bons résultats. Il est remarquable de voir que beaucoup d'ostéites suppuratives se guérissent par des lavages persévérants du tissu osseux avec les solutions phéniquées fortes (obs. 102).

Obs. 102. — Chez un jeune garçon, L... (Louis), âgé de 21 ans, qui était entré dans mon service, le 10 février 1870, pour une ostéite suppurée avec fistules du tibia droit, des injections phéniquées et des pansements phéniqués, continués pendant huit mois et demi, amenèrent une guérison complète. L'ostéite ne récidiva pas dans le tibia, mais la suite démontra qu'il s'agissait d'une diathèse tuberculeuse, car le malade fut atteint plus tard d'un mal de Pott et de tuberculose pulmonaire, et il succomba, le 20 janvier 1882, à une méningite tuberculeuse.

La durée moyenne du séjour à l'hôpital pour les ostéites sans opération a été de quarante jours.

Les 31 *malades opérés pour des ostéites ou des ostéomyélites* ont subi des interventions de natures diverses, à savoir :

3 Incisions du périoste, avec grattage superficiel et lavage du tibia ; 3 guérisons.

10 Evidements du tissu spongieux avec la curette tranchante. Le foyer opératoire était toujours lavé avec la solution phéniquée forte et quelquefois cautérisé avec le fer rouge. Chez un opéré, l'ostéite n'ayant pas de tendance à guérir, j'ai dû pratiquer 3 fois, à intervalle de plusieurs semaines et de plusieurs mois, l'évidement de la malléole interne et de l'extrémité inférieure du tibia. Il a fini par guérir. Il en résulte que 8 malades seulement ont eu un évidement du tibia ; 6 ont guéri, 2 ont été améliorés.

22 Trépanations ou incisions avec la gouge et le maillet pour arriver jusqu'au foyer de la suppuration ou pour enlever des séquestres. 3 malades ayant dû subir deux fois la même opération, les 22 trépanations ont porté sur 19 sujets, parmi lesquels 15 ont guéri, 2 ont été améliorés et 2 sont morts.

3 Résections très étendues du tibia ou du péroné, 3 guérisons.

1 Amputation de la jambe, 1 guérison.

Il n'est pas rare, après les opérations d'évidement ou de
trépanation, de voir revenir les malades au bout de quelques
mois ou même de quelques années, pour une douleur dans
le point opéré, pour un petit abcès qui est resté fistuleux,
pour un petit séquestre qui s'élimine, quelquefois pour une
récidive qu'il faut opérer de nouveau. Sur mes 27 opérés
par l'évidement et la trépanation, j'ai vu survenir 8 fois ces
accidents consécutifs qui n'ont eu aucune gravité.

La durée moyenne du séjour des malades opérés pour les
ostéomyélites et les ostéites a été de quatre mois et demi.

Les 2 cas de mort sont dûs, l'un à la méningite tuberculeuse pendant le cours de la guérison (obs. 103), l'autre
à la septicémie dans une ostéomyélite aiguë à forme
typhoïde, où nous avons été appelé à intervenir trop tard
(obs. 104).

Obs. 103. — Le nommé D... (Eugène), âgé de 21 ans, exerçant la profession de cordonnier, entre à la Pitié, le 24 septembre 1800. Il est affecté d'une ostéomyélite chronique, limitée à l'extrémité supérieure de la diaphyse du tibia droit.
Deux fistules permettent au stylet d'arriver sur l'os dénudé.
Le malade attribue à une chute sur la jambe l'origine de son
mal. Mais il est fort probable qu'il s'agit d'une ostéomyélite
tuberculeuse.

Le 21 octobre, après avoir endormi le malade par le
chloroforme et appliqué la bande d'Esmarch, j'incise les
téguments, je décolle le périoste, et j'applique deux couronnes de trépan à intervalle de trois centimètres environ.
Je fais ensuite sauter le pont intermédiaire avec la gouge et
le maillet. La cavité de l'os mise à nu est curettée, nettoyée
et lavée. Pansement avec la gaze iodoformée, et enveloppement de ouate.

Les pansements sont renouvelés tous les huit ou dix jours.

La plaie était en voie de cicatrisation presque terminée,
lorsque, vers le 15 janvier, le malade eut de la fièvre et

une éruption scarlatiniforme, sans albuminurie. Les jours suivants, il eut de la surdité. Puis les conjonctives se congestionnèrent. Une céphalalgie intense survint. Le malade tomba dans le coma et succomba le 30 janvier 1891.

La mort fut probablement causée par une méningo-encéphalite tuberculeuse. L'autopsie n'a pu être faite.

Obs. 104. — *Ostéomyélite juxta-épiphysaire aiguë suppurée, septicémie ; trépanation tardive ; endocardite végétante septique ; mort.* — Le nommé P... (Philibert), âgé de 16 ans, employé dans une fabrique de tuiles, est transféré d'un service de médecine dans mon service, le 1er décembre 1890.

Antécédents héréditaires. Père et mère bien portants, ne toussant pas. Le père, qui a fait plusieurs campagnes, a eu dernièrement des douleurs généralisées qui ressemblent à du rhumatisme subaigu. Cinq frères et sœurs sont tous très bien portants.

Comme antécédents personnels, Philibert P... affirme n'avoir jamais été malade. Il n'a eu dans son enfance ni glandes, ni écoulements d'yeux ou d'oreilles.

Il y a cinq semaines, il commença a ressentir, dans la jambe gauche, des douleurs affectant la forme de crampes, partant du genou et allant en s'irradiant dans le mollet. Ces douleurs étaient surtout vives le soir, après le travail de la journée, qui était très pénible. Le malade, en effet, se trouvait alors employé dans une fabrique de tuiles, et avait pour ouvrage de transporter les tuiles d'un endroit dans un autre pendant toute la journée. La douleur allant en augmentant, il prit le métier de sellier.

En même temps, la jambe et le cou-de-pied devenaient le siège d'un gonflement douloureux à la pression.

Vers le 1er novembre, Philibert P... entra dans le service de M. Lancereaux.

L'état général, la courbe de la température, la disparition de l'enflure après quelques jours de repos, firent admettre le diagnostic de fièvre typhoïde.

Au bout de trois semaines, la peau rougit à la face interne du tibia gauche, et un abcès fut ouvert par l'interne du service. Trois jours après un autre abcès se déclara au genou droit; c'est alors que, craignant une ostéomyélite, on fit passer le malade dans le service de M. Polaillon où il entrait le 1er décembre.

Le malade paraît trop grand pour son âge. L'état général est déplorable. La peau a la coloration de la cire blanche. Les lèvres, un peu épaisses, sont sèches ; pourtant il ne se plaint pas d'une soif excessive. Pas de diarrhée, ni de sueurs nocturnes.

A l'examen, on trouve la jambe gauche très notablement tuméfiée. Sur la face interne du tibia existe un trajet, d'environ trois centimètres de longueur, presque perpendiculaire à l'axe du tibia, et conduisant dans le canal médullaire. Il en sort un pus jaunâtre, qui a les caractères du pus de l'ostéomyélite. Avec le stylet, on sent l'os exfolié, siège d'une ostéite raréfiante. La pression n'est douloureuse qu'autour du foyer de l'abcès.

A la jambe droite, même œdème moins prononcé. Un abcès a été ouvert à la face interne du genou, mais l'os n'est pas à nu.

On fait un lavage et un pansement phéniqué.

Le soir, la température est à 38° et le matin à 37°.

Brusquement, le 6 au soir, la température monte à 40°. Le lendemain, M. Polaillon trouve l'articulation du genou gauche envahie par une collection liquide. Il fait une incision de l'articulation qui donne issue à trente grammes environ d'un liquide séreux, dans lequel nagent quelques flocons fibrineux puriformes. Lavages intra-articulaires.

Le malade est sous l'influence d'un empoisonnement septicémique et on prévient la famille qu'une amputation de la cuisse peut devenir nécessaire, mais la famille s'y refuse.

Comme la température est moins élevée, on attend et on pratique des pansements et des lavages antiseptiques.

Le 9, on place un gros drain dans la plaie articulaire. La fistule du tibia a des bords blanchâtres, atones, du plus mauvais aspect. Le membre est toujours œdémateux, pas de douleur. L'état général semble s'amender un peu.

Mais, le 11 décembre, la température monte de nouveau à

40°,5. Le malade est abattu. Le faciés est très jaune. Les lèvres et les dents sont fuligineuses. Les réponses sont lentes; le malade a l'air de n'avoir pas couscience de ce qui se passe autour de lui.

Le 13, on lui fait respirer quelques gouttes de chloroforme et M. Polaillon applique une première couronne de trépan sur l'épiphyse tibiale, sans qu'il en sorte du pus. Il en est de même d'une seconde couronne placée un peu plus bas. Mais une troisième couronne tombe dans un clapier, d'où sort un pus fétide. L'os est friable et se laisse entamer comme une pâte. Avec la gouge et le maillet, on réunit les couronnes de trépan, de manière à constituer une vaste gouttière. Lavages phéniqués très soignés, gros drain dans la plaie, pansement iodoformé.

Pendant tout ce temps, le malade, qui s'est réveillé, semble ne pas ressentir une douleur quelconque. Il regarde faire sans proférer une plainte. Potion de Todd et sulfate de quinine.

Le 15, à 1 heure du matin, il succombe sans agonie.

Autopsie. A l'ouverture de la cage thoracique, les poumons apparaissent petits, grisâtres. Le cœur est très pâle. Le foie est très volumineux. On enlève tous les organes thoraciques et on trouve à la coupe du poumon une sorte d'hépatisation grise, la base étant fortement congestionnée. Le cœur gauche est atteint d'endocardite infectieuse des mieux caractérisées. Sur les bords de la mitrale se voient de petites excroissances polypiformes, en choux-fleurs, grosses comme deux fois une tête d'épingle. Rien dans l'aorte, ni aux valvules sigmoïdes, ni ailleurs. Quant aux organes abdominaux, ils présentaient : 1° du côté des reins, des infarctus de la substance corticale, dont l'une, très étendue en longueur avait au moins deux centimètres ; 2° quelques infarctus de la rate, mais on n'en trouva pas trace dans le foie. Tous les infarctus et les végétations de l'endocarde sans exception étaient gorgés de staphylocoques. Le malade a donc succombé à une septicémie résultant d'une ostéomyélite juxta épiphysaire des mieux caractérisées.

Obs. 105. — *Ostéomyélite aiguë de la diaphyse des deux tibias;*

ostéomyélite subaiguë de l'extrémité inférieure de l'humérus droit; trépanation et incision des tibias. Guérison. — J... (Lucien-Alexandre), âgé de 15 ans, apprenti graveur, m'est adressé par le Dr Tourneux, le 20 janvier 1891. Il est couché au n° 5 de la salle Broca, à la Pitié.

Le lendemain, 30 janvier, à la visite du matin, je trouve le jeune malade dans le décubitus dorsal, évitant de faire le moindre mouvement. Ses pommettes sont rouges et contrastent avec la pâleur de sa face. Sa langue et ses lèvres sont sèches. La température est à 40°,1. Sa jambe gauche est le siège d'un gonflement œdémateux très considérable. Sa jambe droite présente le même gonflement, mais à un degré moindre. Une fluctuation profonde existe à la jambe gauche. La pression produit de vives douleurs et le malade éprouve dans les deux membres inférieurs une pesanteur avec souffrances si pénibles qu'il ne peut faire le moindre mouvement.

Ce gonflement des jambes est survenu assez rapidement sans cause déterminée.

Or, la nature de ce gonflement, la fluctuation profonde à gauche, l'impotence des membres inférieurs, la douleur excessive, l'appareil fébrile intense, ne laissent pas de doute sur la nature de la maladie, qui est bien évidemment une ostéomyélite aiguë de la diaphyse des deux tibias.

Séance tenante, et sans endormir le patient, j'incise largement l'abcès sous-périosté de la jambe gauche, et je lave abondamment le foyer avec la solution phéniquée forte.

Les jours suivants la température oscille entre 40° le soir et 38° le matin.

Le 3 février, le malade est endormi par le chloroforme. J'applique trois couronnes de trépan sur la face antéro-interne du tibia gauche, dans son tiers inférieur, qui est dénudé ; puis je fais sauter les ponts intermédiaires avec la gouge, de manière à ouvrir largement le canal médullaire. Celui-ci est rempli de pus. Je nettoie le canal médullaire et j'évide le tissu spongieux avec une curette tranchante dans tous les points qui me paraissent malades. Cet évidement s'étend, à la partie inférieure, jusqu'au voisinage de l'articulation du pied. Pansement avec la gaze iodoformée.

Après cette opération la température ne diminue pas sensiblement. Elle approche de 40° le soir, pour tomber aux environs de 38° le matin. La cause de cette persistance de la fièvre est évidemment l'ostéomyélite du tibia droit.

Le 11 février, nouvelle chloroformisation du malade. Trépanation et incision du tibia droit.

La température tombe alors à 37°, pour remonter de temps en temps, vers le soir, à 37°,5 ou 38°.

Mais peu à peu les facultés intellectuelles du jeune malade s'altèrent. Il ne répond plus sensément aux questions qu'on lui adresse. Parfois il pousse des cris, qui ne sont plus motivés par les douleurs. D'autres fois il reste des journées entières dans une hébétude profonde. Il laisse aller sous lui ses matières fécales et ses urines. Sans avoir conscience de ce qu'il fait, il en barbouille son lit. Ces phénomènes me paraissent graves et me font craindre une tuberculose cérébrale. Mais, au bout d'un mois, ils se dissipent. L'intelligence revient peu à peu. Le délire des paroles et des actions n'était vraisemblablement pas la manifestation d'un trouble matériel, mais simplement un délire de la nature du délire nerveux.

La convalescence ne fut troublée que par une poussée d'ostéomyélite au niveau du cartilage juxta-épiphysaire inférieur de l'humérus droit. Mais ici l'inflammation osseuse n'affecta qu'une marche chronique. On sentait à l'extrémité inférieure de l'humérus, au-dessus de l'épitrochlée et de l'épicondyle, un gonflement dur, peu douloureux à la pression. Une gêne dans les mouvements du bras et du coude avait appelé l'attention sur cette lésion.

La cicatrisation des deux tibias marcha très lentement. Tous les quinze jours les pansements avec la gaze iodoformée étaient renouvelés.

Ce n'est que le 20 mars 1892, que J... (Lucien) put quitter l'hôpital, un an et deux mois après son entrée. Il ne marchait pas encore très facilement.

Le 8 mars 1893, J... (Lucien) revint me trouver à l'Hôtel-Dieu, où il séjourna une quinzaine de jours. Il avait quelques douleurs légères dans la jambe droite, où il restait une très petite fistule, ne conduisant pas sur l'os. Les tibias s'étaient bien réparés. La cicatrice était solide, complète. Le jeune garçon s'était beaucoup fortifié, et marchait très facilement.

Obs. 106. — *Quatre faits d'ostéite suppurée du tibia à la suite de fièvre typhoïde ; guérison.*

1° B... (Jean), âgé de 18 ans, a été traité dans un service de médecine pour une fièvre typhoïde. Pendant sa convalescence un abcès s'est formé à la jambe. C'est pour cet abcès qu'il est transporté en chirurgie le 30 mai 1883.

Sur la partie antérieure du tibia gauche existe, en effet, un orifice qui conduit jusqu'à l'os mis à nu et friable. Le tissu osseux suppure dans l'étendue d'une pièce d'un franc environ. L'abcès s'est ouvert spontanément ou a été ouvert dans le service de médecine. Il suffit de faire des lavages et des pansements antiseptiques pour améliorer rapidement l'ostéite. Au bout treize jours, le malade était en voie de guérison, et fut emmené par ses parents.

2° R... (Eugène), âgé de 16 ans, entre le 21 avril 1885. Il y a huit mois, à la suite d'une fièvre typhoïde, il a vu survenir un gonflement à la partie antérieure de la jambe gauche. Un abcès s'est formé, et son ouverture est restée fistuleuse. Je constate une ostéite suppurée, avec raréfaction de l'os, production de fongosités. Il était nécessaire d'enlever toutes ces fongosités et les parties malades de l'os. Mais le malade se refusa à toute opération. Il est renvoyé chez ses parents.

3° L... (Marguerite), âgée de 21 ans, domestique, a toujours été bien portante, et n'a présenté dans son enfance aucun accident dû à la scrofule. En juin 1888, elle contracte une fièvre typhoïde grave.

Le 10 juillet, elle entre dans mon service, pour des ostéites aux deux tibias, au radius droit et à la clavicule gauche. Ces ostéites, survenues dans le déclin de la fièvre typhoïde, n'ont suppuré qu'au tibia droit.

Il me paraît exister sur le tibia droit deux foyers de suppuration intra-osseuse : l'un est ouvert par une fistule, l'autre se traduit par du gonflement et de la douleur.

Le 31 juillet, chloroformisation. Je pratique une incision sur chacun des points tuméfiés. Je décolle le périoste et j'applique 2 couronnes de trépan. Je trouve, en effet, deux petits abcès dans le tissu osseux. Évidement des cavités purulentes avec la gouge et la curette. Pansement avec la gaze iodoformée.

Le 22 août la malade quitte l'hôpital, ne conservant plus qu'une petite plaie au niveau de la trépanation inférieure, mais, le 14 novembre, elle est obligée de rentrer à la Pitié pour une fistule persistante dans ce même endroit.

Le 19, chloroformisation. Incision de la fistule et extraction d'un petit séquestre. Grattage du foyer. Pansement iodoformé.

Le 23, elle est évacuée à l'hôpital particulier de Levallois-Perret, où elle s'est guérie.

4° B... (Pierre), âgé de 38 ans, exerçant la profession de peintre en bâtiment, n'avait jamais eu dans son enfance que la rougeole et était doué d'une santé très robuste, quand, à la fin de novembre 1800, il fut atteint de fièvre typhoïde.

Il fut soigné chez lui, et garda le lit trente-deux jours.

Il se remit assez rapidement et se croyait entièrement guéri, quand, trois semaines environ après la fin de la fièvre, il ressentit un soir, sans cause appréciable, une douleur vive dans la jambe droite, douleur qui avait son maximum d'intensité à la face interne du tibia, à l'union du tiers inférieur et des deux tiers supérieurs. En même temps apparut, à cet endroit, une petite élevure, haute de quelques millimètres, longue de quatre à cinq centimètres, et large de trois centimètres, qui se développa très rapidement et depuis lors resta stationnaire.

Cette partie de l'os, douloureuse à la pression, est encore le siége de douleurs spontanées qui s'irradient à tout le membre. La douleur apparaît le soir, après la journée, et seulement quand le malade est au repos. Il est impossible d'établir une corrélation entre la fatigue du membre et l'apparition de la douleur. Au contraire, celle-ci disparaît par l'exercice. Quand le malade souffre, il se lève, et la douleur disparaît après une demi-heure ou trois quarts d'heure de marche.

Ces douleurs viennent le soir seulement, par crises qui durent deux, trois ou quatre jours au plus, et reviennent tous les mois environ. Elles ont été plus fréquentes l'hiver que l'été. Le malade est resté une fois trois mois sans en avoir.

Depuis l'apparition de ces phénomènes, c'est-à-dire depuis le mois de janvier 1801, l'état du malade ne s'est pas modifié.

La dernière crise de douleurs a eu lieu les 28 et 29 mars 1892. C'est à ce moment que le malade est entré à l'hôpital, le 31 mars 1892.

M. Polaillon diagnostique une ostéomyélite limitée à un point de la face interne du tibia consécutive à une fièvre typhoïde, et il ajoute qu'il y a probablement un petit abcès intra-osseux.

Le 5 avril. Le malade est chloroformé. Incision. Décollement du périoste. Trépanation du tibia que l'on trouve épaissi et très dur. On ne rencontre pas de pus. Lavage phéniqué. Suture. Pansement.

Réunion par première intention.

L'examen du sang recueilli pendant l'opération ne permet pas de découvrir le bacille d'Eberth ni aucun autre microbe. Des cultures de ce sang ensemencé sur la gélose sont restées stériles.

Sortie le 22 avril. Les douleurs n'ont pas reparu.

L'opéré est resté guéri (observation recueillie par M. E. Bernard).

OBS. 107. — *Ostéite suppurée du tibia au niveau d'une ancienne fracture; arthrite suppurée des articulations du pied; amputation de la jambe; guérison.* — Le nommé M... (Étienne), âgé de 57 ans, exerçant la profession de charpentier, est entré le 0 novembre 1883.

Son père est mort à 74 ans. Sa mère, morte à 52 ans, était malade depuis longtemps. Il a deux sœurs et un frère mariés, très bien portants. Lui-même n'a jamais eu aucune maladie.

Il y a trente-cinq ans, en 1840, fracture compliquée des deux os de la jambe droite près du tiers inférieur avec issue des fragments, suppuration longue et abondante. Fusées purulentes vers la partie inférieure de la jambe et le pied. La consolidation se fit en soixante jours. Pendant huit mois le blessé n'a pas pu se servir de sa jambe; il ne marchait qu'avec des béquilles.

Douze ans après, en 1861, à la suite de fatigues et d'efforts, le malade ressentit une forte douleur au niveau du cal ; il dut se coucher, et il se produisit cinq abcès dans toute la longueur de la jambe et du pied. Suppuration très abondante qui nécessita un séjour de trois mois à l'hôpital et trois mois de convalescence.

Il resta sur la face interne du pied, un peu au-dessous de la malléole, un petit orifice fistuleux laissant sortir continuellement du pus. Quand l'orifice se bouchait le malade ne pouvait plus marcher. Il appliquait alors un vésicatoire au niveau de la fistule ; l'écoulement recommençait, et il pouvait reprendre son travail en marchant avec une canne. Mais le soir, après la marche, le pied était enflé.

Vers 1870 l'orifice se ferma sans occasionner de douleurs, laissant seulement quelques croûtes à son niveau.

Le malade se porta bien, jusqu'en 1873. A cette époque, un hygroma suppuré du genou nécessita un repos au lit pendant deux mois et demi.

A la suite de cet hygroma le malade reprit son travail. De temps en temps les croûtes étaient arrachées soit par le frottement, soit par la marche, et il s'écoulait un peu d'eau rousse. Il y avait de la douleur et de la gêne au niveau des articulations de la première rangée avec la deuxième rangée du tarse. Cet état dura jusqu'en 1883.

Il y a quatre semaines environ, M... (Étienne) ressentit des frissons, du malaise général et des douleurs dans la jambe. Il se forma un abcès au-dessus de la malléole interne. Incision, et issue d'une grande quantité de pus fétide. Le pied devint très enflé, et il était impossible de lui imprimer aucun mouvement.

Le 9 novembre, le malade se présente à l'hôpital dans l'état suivant : le membre inférieur droit est augmenté de volume jusqu'au-dessus du genou. La peau est rouge, chagrinée. Les parties molles sont considérablement œdématiées et dures au toucher. A la partie interne de la jambe, on rencontre des croûtes et des ulcérations, qui laissent couler une certaine quantité de pus par la pression. Ce pus est très fétide. Si on introduit un stylet dans les orifices fistuleux, on tombe sur l'os dénudé et rugueux.

L'articulation tibio-tarsienne est aussi malade. Par les mouvements on produit des craquements. Ces mouvements sont douloureux. Il y a, en outre, des mouvements de latéralité. Toute l'articulation est empâtée et les téguments sont très œdématiés.

Les petites articulations de l'arrière-pied sont aussi malades. Le genou est indemne, sans épanchement.

Les poumons sont en bon état. Rien de morbide dans les autres organes. Mais le malade ne mange pas et il a considérablement maigri.

Du 9 au 12. L'état du membre ne se modifiant pas sous l'influence des lavages de la plaie et des pansements antiseptiques, je propose l'amputation de la jambe.

Le 15. Chloroformisation. Compression de la fémorale, précautions antiseptiques. Amputation au tiers supérieur de la jambe. Évidement du tibia au niveau de sa section, parce que la moelle ne paraît pas saine. Sutures. Deux drains, pansement de Lister.

Réunion immédiate. Sortie du malade le 10 janvier 1884.

Examen des os. Péroné. Rien au niveau de la fracture.

Tibia. Cal poreux, recouvert d'une couche purulente par places; sans périoste. En certains endroits le périoste existe, mais il se décolle facilement.

De la partie inférieure du cal part une espèce de canal qui vient aboutir à la partie antéro-interne de l'articulation tibio-tarsienne ; ce canal est tapissé d'une pseudo-membrane pyogénique.

L'articulation tibio-tarsienne, ainsi que les articulations de l'arrière pied, sont le siége des altérations qu'on trouve dans les tumeurs blanches ; les cartilages ont en partie disparu ou sont rugueux au toucher ; les ligaments sont presque détruits; la synoviale est fongueuse et ulcérée par places. Les altérations osseuses ne dépassent pas un demi-centimètre en profondeur.

Tissus lardacés abondants autour des parties malades. Atrophie musculaire considérable; par places les muscles sont remplacés par du tissu adipeux.

Obs. 108. — *Ostéomyélite aiguë du péroné ; ablation de toute sa diaphyse ; guérison ; retour complet des fonctions de la jambe* (obs. publiée in *Bull. de la Soc. de méd. de Paris*, 1880, p. 145, et mentionnée in *Bull. de la Soc. de chir.*, t. XIV, p. 790, 1888). — Le nommé Edmond D..., âgé de 16 ans, entre le 27 mars 1888, à l'hôpital de la Pitié, pour des fistules existant à la partie externe de la jambe gauche.

Son père est mort, à 42 ans, de tuberculose pulmonaire. Sa mère est bien portante. Sur ses sept frères ou sœurs, trois sont morts en bas-âge, l'un d'un abcès rétropharyngien, les deux autres d'une affection pulmonaire.

Lui-même est bien portant. Cependant, il porte à la nuque des cicatrices d'abcès qu'il a eus dans sa première enfance.

Après avoir vécu chez ses parents jusqu'à l'âge de onze ans, il est devenu garçon de ferme, et était employé à garder les bestiaux dans les champs.

Au mois de mars 1887, sans avoir été soumis à un excès de travail, il éprouva une grande lassitude dans le membre inférieur gauche. Il avait alors quatorze ans et demi.

Au bout d'un mois, le malaise avait augmenté. Un jour, en s'éveillant, il ne peut plus remuer la jambe gauche. Cette jambe était tuméfiée dans toute son étendue. La fièvre s'allume. On le soumet au repos, à la diète, et on applique des cataplasmes sur sa jambe. Il reste ainsi plusieurs semaines dans un état comparable à une fièvre typhoïde légère, avec de la constipation au lieu de la diarrhée.

Puis la fièvre disparut et les forces revinrent un peu. A ce moment, plusieurs abcès s'ouvrirent le long du bord externe de la jambe. Quelques parcelles osseuses sortirent en même temps que le pus.

Malgré cette amélioration, la marche était impossible, et le petit malade gardait le lit presque continuellement.

Cet état durait depuis un an, lorsqu'il entra à l'hôpital.

Son état général était assez bon. Ses digestions s'accomplissaient régulièrement. Il ne toussait pas, et les poumons étaient sains.

Je constate, le long du péroné gauche, trois fistules entourées de tissus œdématiés, d'une teinte violacée. A la palpation, je trouve que le péroné est tuméfié dans toute l'étendue de sa diaphyse. L'introduction d'un stylet fait reconnaître que l'os est à nu, et qu'il existe plusieurs séquestres.

Le diagnostic était évident : j'avais affaire à une ostéomyélite du péroné, ayant produit des nécroses partielles.

Le traitement devait consister dans l'ablation de l'os malade.

Le 3 avril, Edmond D... fut endormi par le chloroforme. La bande d'Esmarch fut appliquée sur le membre inférieur.

J'incise sur le bord externe du péroné la peau et les muscles, je décolle avec précaution le périoste sur la diaphyse de cet os. Puis, à l'aide d'un ciseau, je sépare cette diaphyse de l'extrémité supérieure qui paraît saine. En attirant le péroné en dehors, le tissu osseux se détache facilement de quelques points du périoste qui lui adhèrent encore, et se sépare naturellement de l'épiphyse inférieure ou malléole externe, qui n'a pas été atteinte par l'ostéomyélite.

Quatre points de suture avec crins de Florence rapprochent les lèvres de l'incision. Drainage. Pansement avec la gaze iodoformée et ouatée.

Le petit opéré n'a eu aucune fièvre.

Les 12, 20 et 30 avril, je renouvelle le pansement avec la gaze iodoformée, et j'enlève successivement les drains et les points de suture.

Le 4 mai, j'applique par-dessus le pansement un appareil plâtré maintenant la jambe et le pied. L'opéré peut alors se lever. Il marche d'abord avec des béquilles, et, au bout de quelques jours, il marche sans soutien.

Le 1er juin, la plaie opératoire est presque complètement cicatrisée.

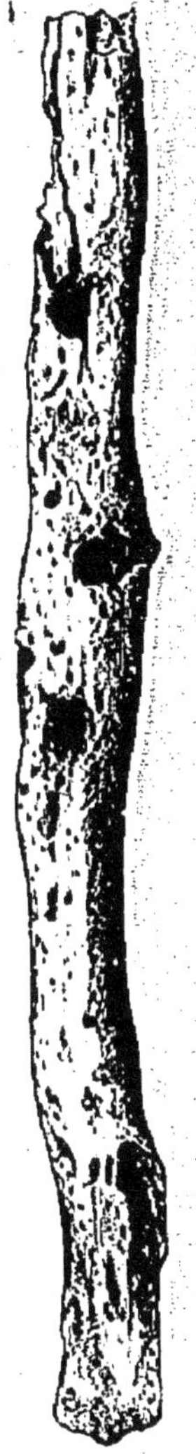

FIGURE 4.
Péroné gauche. Face postérieure, demi-grandeur (dessin par M. de Grandcourt, élève du service).

Le 10 juillet, il sort de l'hôpital pour aller en convalescence à l'asile de Vincennes.

Le 24 octobre, l'opéré parfaitement guéri et le péroné enlevé ont été présentés à la Société de chirurgie.

Le péroné (fig. 4), sauf ses deux épiphyses, a une longueur de vingt-cinq centimètres et une largeur qui va jusqu'à près de trois centimètres. Il est rugueux, irrégulier, perforé en quatre endroits de foramina dans le fonds desquels on voit des séquestres. Tout son tissu est vascularisé comme dans les os atteints d'inflammation.

L'opéré est très bien portant. Il exerce la profession de garçon marchand de vin, est debout depuis le matin jusqu'au soir et fait de longues courses sans éprouver une fatigue spéciale dans la jambe gauche. En examinant cette jambe, on constate qu'elle a le même volume que celle du côté opposé.

La cicatrice de l'incision opératoire forme une trace blanche sans dépression. En palpant la région péronière, on sent une résistance particulière à la place du péroné, mais il n'est pas certain que cet os se soit complétement reproduit. Il ne s'est écoulé que sept mois depuis l'opération, et il est probable que l'ossification se complétera plus tard.

La marche est très facile. Le pied a pourtant un peu de tendance à s'incliner en dedans, et l'opéré a remarqué que le bord externe de sa chaussure s'usait très rapidement.

Je lui ai conseillé de choisir un état qui l'exposerait à moins de fatigue que celui de garçon marchand de vin, de porter un brodequin lacé remontant un peu plus haut sur la jambe, et même d'y faire adapter momentanément deux tuteurs latéraux, si la tendance à l'inclinaison en dedans se prononçait davantage.

Tumeurs.

XVI. — *Tumeurs bénignes.*

1° *Kystes.*

3 cas. { 2 hommes, 1 opéré, 1 non opéré. } 0 mort.
{ 1 femme, 1 opérée.

Ces kystes étaient de nature séreuse dans 2 cas (obs. 109, et 110) et de nature sébacée dans 1 cas (obs. 111).

Obs. 109. — D... (Marie), couturière, âgée de 66 ans, entre le 10 février 1891. Elle portait, depuis plusieurs années, à la partie moyenne de la jambe gauche, une tumeur grosse comme une mandarine, hémisphérique, fluctuante, assez douloureuse, sans changement de coloration des téguments, paraissant située au-dessous de la peau. Cette tumeur ne s'est jamais enflammée. Elle paraît être de nature kystique. En effet, la ponction donna issue à un liquide séreux. Il s'agissait donc d'un kyste séreux.

L'évacuation du kyste donnant à la malade l'illusion d'une guérison, celle-ci voulut quitter l'hôpital le 0 mars.

La simple évacuation n'a certainement pas été une opération curative. Je me proposais d'inciser et de disséquer la poche kystique, lorsque la malade est sortie.

Obs. 110. — Chez un homme de 30 ans, D... (Paul), journalier, entré le 14 avril 1884, j'ai observé à la partie externe des tendons d'Achille, de chaque côté, des tumeurs oblongues, douloureuses à la pression, de consistance élastique, un peu adhérentes au tendon, gênant la marche. A droite, la tumeur, grosse comme deux pouces juxtaposés, était plus volumineuse qu'à gauche. Ces tumeurs s'étaient développées sans cause connue, sans syphilis avérée. Cependant, le traitement syphilitique fut donné sans résultat pendant plusieurs semaines.

Par exclusion de toutes les tumeurs probables de nature solide, j'en arrivai à diagnostiquer des kystes paratendineux, à parois épaisses, produits probablement par la pression des bottines.

Je voulais enlever ces tumeurs, mais le malade, qui avait subi des opérations malheureuses aux yeux et qui avait perdu la vue d'un côté, ne voulut pas entendre parler de nouvelle opération, et sortit, dans le même état, le 7 juillet.

Obs. 111. — B... (Jean), plombier, âgé de 33 ans, entré le 22 juillet 1891, avait un kyste sébacé, enflammé et suppuré, dans le creux poplité droit. Incision après anesthésie avec la cocaïne. Dissection et énucléation de la poche. Un point de suture.

Sortie le 31 juillet.

2° *Exostoses.*

3 cas : 3 hommes, 1 opéré, 2 non opérés : 0 mort.

Ces 3 cas d'exostoses étaient des exostoses épiphysaires de croissance.

Chez 2 des malades, l'exostose était unique, située à la partie interne de l'épiphyse supérieure du tibia. Elle était grosse comme une petite noix, n'occasionnait aucune gêne, et il n'y avait pas lieu de l'enlever. L'autre malade avait, sur le tibia, une exostose qui gênait la marche et qui fut enlevée. Il présentait des exostoses de même nature sur plusieurs os (obs. 112).

Obs. 112. — *Exostoses épiphysaires à l'extrémité supérieure du tibia droit, à l'extrémité inférieure du fémur gauche, à l'extrémité supérieure de l'humérus gauche et sur plusieurs autres os.* — Le nommé D... (Louis), âgé de 21 ans, papetier, entre le 28 septembre 1891, salle Broca, n° 18.

Opéré, il y a trois ans, à l'hôpital Beaujon, pour deux tumeurs osseuses siégeant, l'une à la partie supérieure et externe du péroné droit, l'autre à la partie inférieure et interne du tibia gauche, il réclame aujourd'hui l'ablation d'une troisième tumeur siégeant à la partie supérieure et interne du tibia droit, parce que cette tumeur gêne la marche.

L'examen attentif du malade révèle l'existence de productions osseuses analogues en différents points du squelette, productions dont le malade lui-même ignorait l'existence.

Antécédents. Père rhumatisant. Mère morte à quarante-deux ans, de tuberculose pulmonaire. Un frère rachitique mort à sept ans.

Lui-même a toujours été bien portant, de taille moyenne et peu musclé; il a un léger degré d'anémie.

La première exostose a commencé à paraître vers l'âge de dix ans, à la partie inférieure et interne du tibia gauche. A douze ans, se développent deux autres tumeurs : l'une à la partie supérieure et externe du péroné droit, l'autre, plus volumineuse, à la partie inférieure et externe de la cuisse gauche.

Actuellement, l'examen du squelette donne les résultats suivants :

Crâne. Rien.

Face. Rien.

Colonne vertébrale. Rien.

Côtes. Les cinquièmes côtes, droite et gauche, offrent une petite tubérosité du volume d'une noisette, siégeant près de l'articulation chondro-costale. La sixième côte droite, une exostose un peu en dedans de la ligne du mamelon. La neuvième côte gauche, une en dedans de la ligne du mamelon. La dixième côte gauche, une du volume d'une noisette sur la ligne axillaire.

Sternum. Rien.

Omoplates et clavicules. Rien.

Os iliaques. Deux petits tubercules lenticulaires à la partie moyenne des crêtes iliaques, droite et gauche.

Humérus. Le droit, une exostose du volume d'une noix siégeant à l'union de la diaphyse et de l'épiphyse supérieure. Le gauche, une exostose du volume d'une mandarine, située au même niveau.

Radius. Le droit, une exostose un peu au-dessus de l'extrémité inférieure et à la partie antérieure. Le gauche, une au même niveau.

Cubitus. Droit et gauche : rien.

Main. Index droit : tubercule lenticulaire sur la partie dorsale de la deuxième phalange, un peu au-dessus de l'extrémité inférieure de celle-ci. Index gauche : tubercule de même volume, et siégeant au même point. L'auriculaire droit : petit tubercule sur la face dorsale de l'extrémité supérieure de la troisième phalange. Le gauche : tubercule de même volume et siégeant au même point.

Fémur. Le droit : rien. Le gauche : une exostose du volume d'une noix, un peu au-dessus du condyle externe.

Tibia. Le droit : deux exostoses à la partie supérieure, l'une sur la face externe, l'autre sur la face interne, situées un peu au-dessous des tubérosités correspondantes. Le gauche : deux exostoses sur la face interne, très rapprochées l'une de l'autre, du volume d'un pois, et situées à deux centimètres environ au-dessus de la malléole tibiale; la plus inférieure répond à la cicatrice de la première opération, elle serait apparue depuis cette époque.

Os du pied, Rien.

Toutes ces productions osseuses se sont développées sans douleur et la plupart à l'insu du malade. Celles de la partie supérieure du péroné droit et de l'extrémité inférieure du tibia gauche ont nécessité une première intervention. Celles de la partie supérieure du tibia droit, de l'extrémité inférieure de la cuisse gauche et de l'extrémité supérieure de l'humérus gauche sont douloureuses à la pression; elles gênent les mouvements; leur ablation est décidée.

1re *opération* le 3 octobre. Ablation des exostoses siégeant au niveau de l'extrémité inférieure du fémur gauche et de l'extrémité supérieure du tibia droit.

Chloroformisation. Application de la bande d'Esmarch. Une première incision de trois centimètres environ sur la partie externe et inférieure de la cuisse met à nu l'exostose qu'on enlève facilement avec la gouge et le maillet. Lavages phéniqués. Suture musculaire avec quatre fils de catgut fin. Suture des téguments au crin de Florence. Petit drain. Pansement de Lister.

Deuxième incision de trois centimètres à la partie supérieure de la face interne du tibia droit. L'exostose correspondante est également dégagée avec la gouge et le maillet. Même pansement, mais ni suture musculaire ni drain.

L'exostose fémorale était couverte d'une petite bourse séreuse; elle était nettement pédiculée, du volume d'une noix, arrondie, mais à surface mamelonnée et inégale. L'exostose tibiale était sessile, dépourvue de séreuse à sa surface, plus petite et moins inégale. Les deux tumeurs paraissaient formées de tissu spongieux revêtu d'une mince couche de cartilage, qui leur donne un aspect lisse et uni.

Les suites opératoires furent excellentes et la réunion se fit par première intention. Les crins de Florence, sauf un, furent enlevés lors du premier pansement, le 12 octobre ; les deux derniers furent enlevés le 18 octobre.

2e opération le 3 novembre. Ablation de l'exostose siégeant à l'union du corps et de l'extrémité supérieure de l'humérus gauche.

Chloroformisation. Incision de cinq centimètres environ sur la face antéro-interne du bras au niveau de la tumeur osseuse. Celle-ci fût enlevée en deux fragments à l'aide de la gouge et du maillet. Lavages phéniqués, trois points de suture au crin de Florence. Petit drain. Pansement de Lister.

Réunion immédiate sans suppuration.

Le malade quitta l'hôpital le 16 novembre.

Ces exostoses ostéogéniques sont remarquables par leur nombre. J'en ai compté vingt-deux. Il est probable qu'il en existait d'autres qui, par leur siége ou leur petit volume, ont échappé à l'examen.

Elles offrent une tendance à la symétrie, déjà signalée par Pie dans une note sur un squelette atteint de cent-quatre-vingt-quatorze exostoses ostéogéniques.

Comme cause, on ne peut invoquer la syphilis héréditaire, mais plutôt le rachitisme qui, chez le jeune frère du malade, a revêtu ses manifestations ordinaires, tandis que, chez notre sujet, il a entraîné une déviation dans le développement du squelette.

3° *Névrômes.*

$$3 \text{ cas } \begin{cases} \text{2 hommes, 2 opérés, 2 guéris.} \\ \text{1 femme, 1 opérée, 1 guérie.} \end{cases}$$

Dans 1 cas le névrôme était survenu à la suite d'un traumatisme ; 2 fois il s'était formé spontanément.

Leur volume égalait une lentille ou un pois.

Ils occasionnaient des douleurs extrêmement vives et, chez une malade, ces douleurs provoquaient les phénomènes de la coxalgie hystérique.

Dans les 3 cas ils furent enlevés par le bistouri. La guérison fut radicale.

4° *Myôme.*

1 cas : 1 femme, 1 opérée, 1 guérie.

Ce myôme était une tumeur rare, complexe, dont j'ai conservé l'observation. (Obs. 113.)

Obs. 113. *Myôme du mollet avec hypertrophie de tous les éléments de la peau. Ablation. Guérison.* — Mlle Z... (Victorine), âgée de 18 ans, domestique, entre le 14 décembre 1885, à la Pitié, salle Gerdy, n° 13.

Bonne santé antérieure, aucune espèce d'antécédents pathologiques personnels ou héréditaires.

Le début de l'affection, qui l'amène à l'hôpital, remonte à quatre ans. A l'âge de quatorze ans, elle constata pour la première fois, à la face postérieure de la jambe, au niveau de la partie la plus saillante du mollet, la présence d'une petite tumeur, sans changement de couleur de la peau. L'augmentation de volume fut très lente. Quelques douleurs à la partie inférieure de la tumeur ne tardèrent pas à inquiéter la malade, qui était obligée, par sa profession, à rester debout toute la journée. Depuis plusieurs semaines, il y avait un œdème très manifeste de la jambe, remontant jusqu'au genou, et la station debout était devenue pénible.

Lors de l'entrée à l'hôpital, on constate, à la partie postérieure du mollet gauche, une tumeur volumineuse, large comme la paume de la main, un peu aplatie, et allongée dans le sens de l'axe du membre. La consistance de la tumeur est molle, sauf en plusieurs points qui sont durs et résistants. Elle est douloureuse à la pression, surtout à sa partie inférieure. Spontanément, elle est le siège d'élancements passagers. La peau, qui la recouvre, a sa couleur normale. On y trouve quelques dépressions très circonscrites, comme si elle adhérait profondément au tissu morbide. Sur la tumeur, il se produit une sécrétion sudorale très exagérée. Il suffit de poser la main sur la peau pour s'en apercevoir. Les veines qui l'entourent sont volumineuses et dilatées. Les poils sont plus nombreux et plus longs que du côté opposé. La sensibilité est normale. L'état général est excellent. Il n'y a pas d'engorgement ganglionnaire dans l'aine.

Le 22 décembre. Chloroformisation. Ischémie avec la bande d'Esmarch. La peau, qui recouvre la tumeur, est cernée par deux incisions curvilignes, qui circonscrivent un lambeau en forme de fuseau. Ce lambeau est enlevé avec toutes les parties sous-jacentes. De nombreuses veines sont pincées pendant l'opération ; elles sont dilatées et donnent beaucoup. On enlève de gros pelotons graisseux qui entourent la tumeur et s'étendent assez loin. Après un lavage phéniqué, les deux lèvres de la plaie sont suturées, en comprenant dans l'anse de fil les parties profondes.

Le 28. Premier pansement. La réunion est faite sur la plus grande partie de l'incision. Tous les fils sont enlevés sauf celui du milieu.

Le 13 janvier. Dernier pansement. La malade est parfaitement guérie. Il reste cependant un peu de gonflement du mollet, au-dessous de la cicatrice qui a environ dix centimètres de longueur. Elle part pour le Vésinet.

Examen histologique, fait après durcissement de la pièce dans l'alcool. La partie centrale de la tumeur est constituée par un noyau blanchâtre, consistant, situé à la face profonde du derme. Au microscope, les coupes de ce noyau montrent des fibres musculaires lisses réunies en faisceaux plus ou moins volumineux, entrecroisés en divers sens, et séparés les uns des autres par de minces travées de tissu conjonctif. Tout autour de ce noyau central sont des lobules nombreux et serrés de tissu cellulo-adipeux traversés par des veines nombreuses, dilatées, et dont la tunique externe a un aspect fibroïde. La peau, qui recouvre la tumeur, est riche en follicules pileux et surtout en glandes sudoripares. Les pelotons glandulaires sont extrêmement nombreux et volumineux. On trouve beaucoup de culs-de-sac serrés les uns contre les autres, un peu dilatés, et séparés des culs-de-sac voisins par du tissu conjonctif fibrillaire au milieu duquel sont quelques noyaux. Il paraît donc y avoir à la fois hypertrophie et sclérose glandulaire.

P.   13

XVII. — *Tumeurs malignes.*

5 cas { 3 hommes, 2 opérés, 2 guéris, 1 non opéré.
{ 2 femmes, 2 opérées, 2 guéries.

Ces tumeurs malignes étaient formées par de l'épithélióma dans 2 cas, du sarcôme dans 3 cas.

Des 2 malades atteints d'épithélióma, 1 seul fut opéré (obs. 114) ; l'autre était en pleine cachexie avec dégénérescence des ganglions de l'aine et de la fosse iliaque.

Obs. 114. — *Epithélioma du creux poplité.* — Le nommé G..., (Girard), chaudronnier, âgé de 60 ans, entre dans mon service le 24 août 1887.

Il y a huit ans, ce malade a eu une tumeur sur le dos du pied gauche. M. Verneuil l'a opéré et la tumeur n'a pas reparu.

Mais au bout de six ans, une nouvelle tumeur s'est formée dans le creux poplité du même côté. Cette tumeur s'est ramollie et s'est ulcérée.

Actuellement on constate, dans la région sus-indiquée, une plaie cancroïdale à bords élevés, déchiquetés, durs. Elle a une forme ovale, et son grand axe, transversalement dirigé, mesure environ trois centimètres.

Dans le pli de l'aine, existe un ganglion gros comme une noix et en voie de dégénérescence cancéreuse.

L'épithélioma du creux poplité est douloureux et gêne beaucoup pendant la marche. Ce sont là deux indications pour l'enlever.

Le 27 août. Chloroformisation. Incision en losange à grand axe parallèle à celui de la tumeur. Dissection et large ablation. Suture. Réunion immédiate sauf au centre, où la cicatrisation se fai ; par bourgeonnement.

L'opéré sort le 4 octobre.

Il revient le 30 novembre pour montrer son état. La cicatrice du creux poplité est solide, sans récidive, mais le ganglion de l'aine a beaucoup augmenté de volume. Il a maintenant le volume d'une mandarine.

Comme l'épithélióma du pied opéré autrefois par M. Ver-

neuil, l'épithéliôma du creux poplité est guéri, mais la dégénérescence ganglionnaire existe.

Il ne me paraît pas indiqué de faire une nouvelle opération
pour enlever le ganglion inguinal, car la dégénérescence
s'étend certainement à d'autres ganglions qu'on ne peut
atteindre.

Les 3 tumeurs sarcômateuses furent enlevées avec le
bistouri. Elles avaient pris naissance dans le derme ou dans
le tissu cellulaire sous-cutané. Elles se caractérisaient, dans
2 cas, par de violentes douleurs (obs. 115 et 116). Leur volume, peu considérable, n'excédait pas le volume d'une noisette ou d'une noix.

Obs. 115. — *Petit sarcôme occasionnant des névralgies. Ablation. Guérison.* — La nommée M..., ménagère, âgée de 69 ans,
entre le 23 octobre 1882, salle Gerdy, n° 16.

En 1872, à la suite d'une chute sur le bord d'une marche
d'escalier, dans laquelle le tibia droit avait été contusionné,
il s'est formé au niveau de la face antérieure de la jambe, à la
réunion du tiers inférieur avec les deux tiers supérieurs, une
petite tumeur, qui est devenue extrêmement douloureuse.

La malade affirme que, depuis dix ans, elle n'a jamais
passé une journée sans *souffrir atrocement* pendant une heure
ou deux. Souvent les douleurs arrivent spontanément pendant
la nuit. La malade est alors obligée de se lever. Elle se dé-
mène comme une folle. Puis la douleur diminue et devient
supportable.

La tumeur a le volume d'une noisette. Elle est arrondie,
lisse, dure et résistante. Son contact est si douloureux qu'il
fait pousser des cris. Les douleurs s'irradient dans tout le
membre inférieur jusqu'au pli de l'aine.

Les douleurs sont souvent diminuées par une marche rapide. Aussi arrive-t-il souvent que la malade, malgré son âge,
se met à courir dans la rue.

Le 24 octobre. Chloroformisation, incision et ablation de la
tumeur. Un point de suture. Pansement de Lister.

Le 27. La réunion est immédiate. Quelques élancements
persistent encore. Plus tard ils disparaissent.

La tumeur enlevée a l'aspect d'une tumeur fibreuse lorsqu'on la sectionne. Elle est formée de couches concentriques, stratifiées, avec une gangue assez dure. On ne trouve pas de nerf visible à l'œil nu attenant à la tumeur ou en rapport avec elle.

Obs. 116. — W... (Anna), journalière, âgée de 41 ans, est admise dans mon service le 6 juin 1883. Sur la partie externe du tiers inférieur de la jambe droite, elle a vu apparaître, il y a dix ans, une induration de la peau. Elle ignore quelle en a été la cause. Depuis cette époque, l'induration a gagné très lentement en étendue et en épaisseur. En même temps elle est devenue le siège de douleurs locales extrêmement intenses.

Actuellement, on constate une tumeur aplatie, faisant corps avec le derme, à contours irréguliers, dont la surface égale à peu près une pièce de deux francs. Elle a l'aspect d'une kéloïde et elle est très douloureuse à la pression.

Le 9 juin. Chloroformisation. Dissection et ablation de la tumeur. Trois points de suture. Pansement de Lister. Réunion immédiate.

XVIII. — *Malformation*.

1 cas : 1 opéré, 1 guérison.

Obs. 117. — *Courbure acquise de l'extrémité supérieure du tibia, par la croissance irrégulière de l'épiphyse supérieure, à la suite d'une résection faite pendant l'enfance. Ostéotomie. Redressement. Guérison.* — Le nommé C... (Jules), âgé de 17 ans, se présente le 5 mai 1893, à la consultation de l'Hôtel-Dieu, où il est admis salle Saint-Côme. Il est affecté d'une déviation considérable de la jambe gauche.

A l'âge de cinq ans, ce jeune malade a été victime d'un accident, sur la nature duquel on est aussi mal renseigné par ses parents que par lui-même. Il serait, paraît-il, tombé sur le genou et se serait fait une fracture juxta-articulaire.

Il semble qu'il se serait bien guéri de ce premier accident, car, à ce qu'il raconte, il marchait bien après la consolidation de la fracture et son genou se pliait bien.

L'année suivante, il fait une nouvelle chute sur le même genou.

Il est fort probable qu'à la suite de ce nouveau traumatisme, une tumeur blanche s'est développée dans le genou malade.

En effet, trois mois après cette deuxième chute, il entre à l'hôpital de Berne, où on lui pratique une résection du genou.

Après un séjour d'environ un an à l'hôpital de Berne, il sort avec le genou ankylosé.

Il porte un appareil pendant deux ans, jusqu'à l'âge de sept ou huit ans.

Depuis cette époque, Jules C... s'est toujours bien servi de son membre ankylosé.

Il y a six mois seulement que la déviation de la jambe a commencé à se manifester, et elle n'a fait que s'accentuer depuis lors.

Le genou est déjeté en dehors. La jambe, portée en dedans, forme avec la cuisse un angle obtus (fig. 5). Le genou est ankylosé.

Au niveau du genou, et à sa partie externe, on voit et on sent la tête du péroné, qui est comme luxée en dehors. Sur la face antérieure du genou, on rencontre des cicatrices produites par l'opération et par les traumatismes antérieurs.

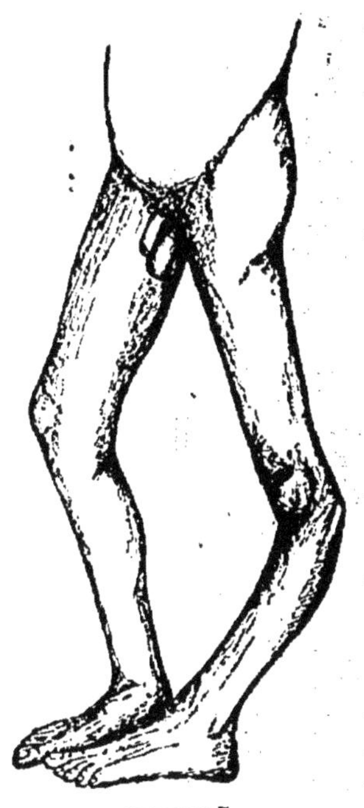

FIGURE 5.

Courbure de la jambe, par croissance irrégulière, à la suite d'une résection du genou (d'après une photographie de M. Bompaire, externe du service).

La partie inférieure de la jambe et le pied sont bien conformés. Tout le membre est amaigri.

Le malade ne souffre pas. Il meut assez difficilement son membre. La marche est pénible, mais elle est possible.

J'attribue cette malformation à une irrégularité dans l'ossification du cartilage juxta-épiphysaire du tibia.

Le péroné a subi son accroissement normal. Il est trop long, pour les dimensions du tibia et il forme, en dehors de cet os, un arc-boutant qui a contribué à la déviation de la jambe en dedans.

Quant au tibia, son accroissement a été troublé par la résection faite à l'âge de six ans. Le cartilage juxta-épiphysaire a été certainement intéressé par cette opération. Il en est résulté une ossification irrégulière de l'extrémité supérieure du tibia. L'os s'est formé trop court en dedans et en avant, trop long en dehors et en arrière.

Il est facile de remédier à cette déformation par une ostéotomie cunéiforme du tibia, et, comme le jeune malade paraît avoir terminé la croissance de son squelette, le résultat acquis sera définitif.

Le 12 mai. Chloroformisation. Application de la bande d'Esmarch.

Le 1er temps de l'opération consiste à faire, au-dessous de la tête du péroné, une résection sous-périostée du corps de cet os, dans l'étendue de deux centimètres, afin que, étant raccourci, il n'oppose pas un obstacle au redressement de la jambe.

Dans le 2e temps je fais une incision transversale au-dessous de la tubérosité du tibia conduisant jusqu'à l'os. Puis, avec un large ciseau de Mac Even, je résèque, sur le tibia, un segment cunéiforme, dont le sommet regarde en avant et en dedans et la base en dehors et en arrière.

La jambe est alors placée dans la rectitude. Les incisions sont suturées, pansées, et un appareil plâtré est appliqué pour maintenir l'immobilité du membre.

Point d'accident consécutif.

Le 14 juin. 1er pansement. J'enlève tous les fils de la suture. Les bords de la plaie sont réunis. En arrière du genou, une excoriation de la peau bourgeonne et suppure.

Le 23 juin. 2e pansement. J'enlève l'appareil plâtré. La consolidation n'étant pas encore complète, je place un nouvel appareil immobilisateur en plâtre.

Les jours suivants le malade se lève et marche avec son appareil.

Le 1er août. La consolidation n'est pas encore tout à fait compléto. Le membre est placé dans une gouttière pendant deux jours pour le frictionner et le nettoyer complètement, puis un nouvel appareil plâtré est appliqué.

Les jours suivants le malade se lève toute la journée et va dans le jardin,

Le 21, il sort guéri. Le tibia est tout-à-fait consolidé.

Opérations sur les os de la jambe,

XIX. — *Évidements, trépanations.*

29 cas.

22 hommes : 17 guéris, 1 amélioré, 2 non guéris, 2 morts.
7 femmes : 5 — 2 — 0 — 0 —

22 fois ces opérations, qui ont toujours eu pour siège le tibia, ont été faites pour des ostéites ou des ostéomyélites suppurées, le plus souvent de nature tuberculeuse ; 6 fois l'ostéomyélite n'était pas suppurée et 1 fois elle avait été produite par une balle de revolver enchâssée dans l'os.

Il n'a pas toujours été nécessaire de trépaner pour arriver jusqu'au foyer morbide. Dans 9 cas, la curette tranchante a suffi pour pratiquer l'évidement du tissu spongieux des épiphyses. Mais dans les 20 autres cas, il a fallu appliquer une ou plusieurs couronnes de trépan, faire sauter les ponts intermédiaires de la diaphyse, inciser l'os avec la gouge et le maillet pour se frayer une voie jusqu'au mal.

Chez 3 malades, il m'est arrivé de recommencer une opération d'évidement après un intervalle de quelques semaines ou de quelques mois, parce que la première opération n'avait pas été assez complète pour amener la guérison.

Enfin, chez 1 malade (obs. 105), les deux tibias ayant été pris en même temps d'ostéomyélite suppurée, j'ai dû les inciser à quatre jours d'intervalle.

Dans la technique opératoire j'ai souvent employé la bande d'Esmarch pour me mettre à l'abri de l'écoulement de sang.

Si la portion d'os évidée formait une excavation considérable, je complétais l'opération en cautérisant les parois avec le fer rouge, avec une solution au $1/10^o$ de chlorure de zinc ou même avec une ou plusieurs flèches de pâte au chlorure de zinc, et je remplissais ensuite la plaie avec de la gaze iodoformée.

Mais si l'opération s'était réduite à une simple trépanation, je réunissais l'incision cutanée par une suture. J'ai toujours obtenu une réunion immédiate dans ces circonstances.

La durée moyenne du traitement, depuis l'opération jusqu'à la sortie de l'hôpital, a été de cinquante et un jours pour les ostéites non suppurées et de cinq mois et douze jours pour les ostéites suppurées.

> 22 opérés ont été guéris.
> 3 — ont été améliorés.
> 2 — n'ont pas été guéris.
> 2 — sont morts.

Les 2 décès me paraissent indépendants de l'acte opératoire : l'un (obs. 103) est survenu trois mois et demi après l'opération, probablement par méningite tuberculeuse, alors que le malade était presque guéri ; l'autre (obs. 104) était arrivé dans le service avec une suppuration du genou et une septicémie grave. L'incision immédiate de l'articulation, les lavages phéniqués, la trépanation du tibia n'ont pu réussir à le sauver de son empoisonnement septique.

XX. — *Résection d'os de la jambe.*

5 cas { 4 hommes, 4 guéris { 0 mort.
         { 1 femme, 1 — {

Ces opérations ont été faites : 2 fois pour des fractures compliquées de la jambe avec issue du fragment tibial qui empêchait la réduction ; 3 fois pour des ostéomyélites.

Les résections à la suite de fractures ont porté sur le tibia et ont été peu étendues. Les 2 opérés sont sortis de l'hôpital, l'un au bout de quatre mois et demi, l'autre au bout de cinq mois et demi.

Les résections pour ostéomyélite ont été beaucoup plus étendues. Elles ont été faites : 1 fois sur le péroné, 2 fois sur le tibia. Dans tous les cas, le périoste a été conservé avec soin. La reproduction osseuse a eu lieu complètement dans un cas (obs. 119), incomplètement dans un autre cas (obs. 108). Elle a manqué dans le troisième cas (obs. 118).

Obs. 118. — *Résection du tibia ; échec de la reproduction osseuse.* — La nommée J... (Louise), domestique, âgée de 25 ans, entre dans mon service de la Pitié le 2 juin 1880.

Il y a plusieurs années, à une époque qu'elle ne peut pas préciser, mais qui était certainement l'époque de l'adolescence, elle a ressenti des douleurs dans la jambe gauche. Cette jambe s'est tuméfiée et il s'est formé des abcès.

Actuellement, l'extrémité inférieure du tibia est volumineuse, et il existe plusieurs fistules à travers lesquelles le stylet pénètre sur l'os mis à nu.

Il est facile de reconstituer l'histoire pathologique de cette jeune femme. Elle a eu, à l'âge de l'accroissement des os, une ostéomyélite juxta-épiphysaire plus ou moins aiguë. Peu à peu, les accidents se sont amendés ; l'ouverture des abcès a produit du soulagement ; des séquestres se sont formés, et un nouvel os s'est produit autour des parties nécrosées.

La malade demande à être opérée de cette ostéite qui l'empêche de marcher et qui la gêne extrêmement dans l'exercice de son état de domestique.

Le 21 juillet. Chloroformisation. Application de la bande d'Esmarch pour produire l'ischémie du membre. Je pratique, le long du bord interne du tibia, une incision d'environ dix-huit centimètres. Je décolle avec soin le périoste tout autour du tibia. Je passe au-dessous de lui une scie à chaîne et je le sectionne à environ douze centimètres au-dessus de son extrémité inférieure. Il suffit alors de tirer un peu sur le segment inférieur du tibia, pour le détacher complètement avec son extrémité articulaire. Suture des téguments. Pansement de Lister. Immobilisation de la jambe dans un appareil plâtré.

Les jours suivants les bords de l'incision et la gaine périostique se mortifient. La plaie suppure et se cicatrise par bourgeonnement.

Le 11 octobre. La cicatrisation était presque complète ; mais l'os ne paraissait pas se reproduire.

Le 27 mai 1881. Aucune ossification n'était venue remplacer le segment du tibia enlevé. Le péroné soutenait seul le pied, qui tendait à se déjeter en dedans. La marche était impossible sans un soulier spécial portant des tuteurs qui embrassaient la jambe jusqu'au-dessus du genou.

La mortification de la gaine du périoste a été la cause qui a empêché l'os de se reproduire.

Obs. 119. — *Résection sous-périostée du tibia ; reproduction osseuse.* — D... (Eugène), briquetier, âgé de 25 ans, entre à la Pitié le 22 septembre 1891.

Depuis sept semaines, à la suite d'une entorse (?), il a une ostéomyélite aiguë, suppurée, du tibia droit. L'abcès a été incisé en ville. Actuellement, il existe cinq orifices fistuleux conduisant sur l'os.

Le 24 septembre. Chloroformisation. Application de la bande d'Esmarch. Incision et décollement du périoste autour du tibia dans une grande étendue. Résection des trois quarts inférieurs du tibia, y compris sa surface articulaire inférieure.

Le milieu de la plaie est rapproché par trois points de suture. En haut et en bas de l'incision, j'introduis de la gaze iodoformée dans la gaine périostique. Immobilisation dans une attelle plâtrée.

Pansements rares avec la gaze iodoformée. La suppuration est très peu abondante. La plaie se cicatrise sans accident. L'os se reproduit peu à peu.

Le 13 janvier 1892, la portion enlevée du tibia s'était reformée. D... (Eugène) commence à marcher ; bientôt la jambe opérée sera aussi solide que la jambe saine.

XXI. — *Amputations de la jambe.*

29 amputations $\begin{cases} \text{21 hommes, 20 guéris, } \text{1 mort.} \\ \text{8 femmes, } \text{8 guéries, 0 } - \end{cases}$

J'ai pratiqué ces amputations pour les lésions suivantes :

11 tumeurs blanches suppurées de l'articulation tibio-tarsienne.

9 tumeurs blanches suppurées des articulations du tarse.

2 ostéites tuberculeuses du tibia.

1 consolidation très vicieuse après fracture de la jambe.

2 ulcères circonférentiels s'étendant au pied.

4 écrasements du pied.

Il est à remarquer combien les amputations pour lésions traumatiques sont rares comparativement aux amputations pour lésions organiques. Les premières sont aux secondes dans la proportion de 1 à 7, d'après les chiffres précédents. Ce fait s'explique par les succès de la chirurgie conservatrice, qui permet, beaucoup plus souvent qu'autrefois, de réaliser la conservation du membre après les grands traumatismes.

Dans 3 cas, les amputations ont été itératives, 2 fois après des évidements du tarse et 1 fois après une amputation sus-malléolaire antérieure, les opérations premières n'ayant pas réussi à amener la guérison. Il y a donc eu un de nos malades qui a subi 2 fois une amputation de la jambe ; une première fois dans la région sus-malléolaire, et une seconde fois, au bout d'un an, dans le lieu d'élection. Il en résulte que le nombre de nos amputations a été en réalité de 29 sur 28 malades.

Toutes nos amputations ont été faites à la partie supérieure au lieu d'élection (13 cas) ou à la partie inférieure (16 cas : 8 amputations intra-malléolaires et 8 amputations sus-malléolaires), afin d'adapter facilement au moignon, soit un pilon, soit un pied artificiel. Les amputations au tiers moyen sont défectueuses, parce qu'elles donnent un moignon gênant avec un pilon et moins solide avec un appareil prothétique.

Toutes ces amputations ont été faites par le procédé à lambeau. Chez un opéré, j'ai conservé dans le lambeau l'apophyse postérieure du calcanéum, d'après le procédé de Pirogoff (obs. 120).

Sauf dans 1 cas, j'ai toujours suturé le lambeau. Je plaçai ordinairement un drain entre les lèvres de l'incision, puis j'appliquai un pansement antiseptique ouaté. Je me suis bien trouvé de cette pratique, puisque j'ai obtenu :

18 cas de réunions immédiates sans suppuration.

 6 cas de réunions immédiates dans la profondeur avec un peu de suppuration superficielle et, dans 2 cas, un peu de sphacèle des lèvres de la plaie.

 3 cas de suppuration du lambeau.

 1 cas de gangrène foudroyante du moignon qui a nécessité l'amputation rapide de la cuisse. Guérison.

 1 cas de gangrène et de suppuration du lambeau, suivi de septicémie lente et de mort (obs. 42).

Consécutivement à l'amputation, j'ai observé 4 fistules du moignon. La première provenait des fongosités de la gaine du jambier postérieur, la deuxième et la troisième d'une ostéite du tibia, la quatrième d'un abcès tuberculeux du moignon. Ce dernier malade n'eut pas la patience d'attendre la guérison de cette fistule et alla dans un autre service se faire amputer la jambe plus haut (obs. 120.)

La durée moyenne du séjour à l'hôpital depuis l'opération jusqu'à la sortie a été de deux mois.

9 opérés ont été guéris entre 21 et 40 jours.
7 —   —   —   — 41 et 80 —
3 —   —   —   — 81 et 100 —
3 —   —   —   — plus de 100 —
3 — durée du séjour non indiquée.
2 — non guéris ayant subi une opération ultérieure.
1 — mort au bout de quarante-cinq jours (obs. 42, mentionnée dans le chapitre des arthrites tibio-tarsiennes, p. 53).

La mortalité des amputations de la jambe a été de 1 sur 20 opérations ou de 3,44 pour 100.

OBS. 120. — *Extirpation du cuboïde; récidive de l'affection tuberculeuse du tarse; amputation intra-malléolaire par le procédé de Pirogoff.* — G... (Charles), mécanicien, âgé de 48 ans, entre à l'hôpital de la Pitié le 11 juillet 1890, pour une ostéite tuberculeuse du cuboïde gauche et des articulations voisines.

Le 29 août. Chloroformisation. Ischémie avec la bande d'Esmarch. Extirpation du cuboïde et grattage des articulations voisines. Pansements iodoformés.

Le pied se déforme et se déjette en dehors. La cicatrisation s'est faite par suppuration, mais il reste une fistule. Le résultat est mauvais, et lorsque le malade va à l'asile de Vincennes, le 3 mars 1891, il ne peut s'appuyer sur son pied.

Il rentre à la Pitié, le 27 juillet 1891, avec une récidive d'ostéo-arthrite suppurée tuberculeuse des os du tarse. L'articulation tibio-tarsienne n'est pas envahie et le calcanéum est sain.

Le 24 août. Chloroformisation. Formation d'un petit lambeau antérieur, et d'un large lambeau postérieur comprenant tout le talon. Ouverture de l'articulation du pied par la partie antérieure. Section transversale des os de la jambe à la base des malléoles. Section de l'apophyse postérieure du calcanéum qui reste adhérente au lambeau postérieur, d'après le procédé de Pirogoff. Juxtaposition des deux surfaces osseuses sectionnées, en appliquant, contre la section du tibia, la section du calcanéum. Suture de la peau. Pansement de Lister ouaté.

Réunion immédiate. Moignon d'une conformation parfaite, qui semble devoir être très utile pour la marche.

Mais ce moignon reste douloureux. Un abcès tuberculeux se forme à la partie inférieure de la jambe. Il est ouvert, lavé, curetté. Il reste fistuleux, et cependant les os ne sont pas à nu.

Le 14 juin 1892. L'opéré va à l'asile de Vincennes.

J'ai revu ce malade, le 9 novembre. Il avait désespéré de la guérison de son moignon, et avait été, un peu prématurément à mon avis, se faire amputer la jambe au lieu d'élection dans un autre service de chirurgie.

Résumé.

917 lésions traumatiques de la jambe, dont 14 morts (1), et 282 affections organiques et malformations, dont 4 morts, ont été soignées dans mon service pendant une période de quatorze années et sept mois.

Sur ces 18 décès, 12 ont eu lieu sans intervention opératoire et 6 après opération.

Parmi les malades qui *n'ont pas été opérés*, 5 ont succombé aux accidents ou aux progrès de l'affection diathésique qu'ils portaient antérieurement. Ainsi :

Un blessé alcoolique est mort de delirium tremens aigu à la suite d'une fracture des deux os de la jambe (obs. 92, n° 4).

Une femme urémique est morte d'urémie dans le cours d'une fracture des deux os de la jambe (obs. 92, n° 3).

Un homme ataxique a succombé aux progrès de l'ataxie après une fracture spontanée du tibia (obs. 91).

Un homme atteint de cancer du foie, qui avait subi une fracture du péroné, est mort de cachexie cancéreuse (p. 139).

Une femme atteinte de gangrène diabétique meurt de coma diabétique (obs. 100).

4 autres malades *non opérés* ont été emportés par une congestion pulmonaire accidentelle (obs. 86, 92, n° 1 et 2, et obs. 101).

3 blessés, enfin, moururent rapidement, sans intervention, par choc traumatique à la suite de fractures très graves de la jambe (obs. 92, n° 5 et obs. 91, n° 1 et 2).

Les *opérations* ont été au nombre de 153, parmi lesquelles 89 ont eu pour siège les parties molles et 64 les os de la jambe.

Les incisions de foyers sanguins et d'abcès, la suture du tendon d'Achille, les ablations de tumeurs, telles ont été les

---

(1) En outre, 2 décès ont eu lieu par septicémie à la suite de fracture du péroné avec luxation du pied et plaie articulaire (obs. 73 et 89). Ces décès sont comptés dans la statistique du pied. Je les rappelle ici pour l'exactitude des résultats.

opérations pratiquées sur les parties molles. Elles étaient peu importantes pour la plupart et elles n'ont causé aucune mortalité.

Les 64 opérations pour des lésions osseuses de la jambe ont occasionné les 6 décès que j'ai mentionnés.

Parmi ces 6 décès, 2 sont imputables à la maladie pour laquelle l'opération était indiquée: 1° c'est un décès par méningo-encéphalite tuberculeuse survenue trois mois et dix jours après une trépanation pour une ostéomyélite chronique du tibia (obs. 103); 2° un décès par septicémie, l'incision du tibia ayant été faite trop tardivement et en pleine septicémie pour une ostéomyélite juxta-épiphysaire aiguë de l'extrémité supérieure du tibia (obs. 104).

Les 4 décès imputables à l'opération sont ceux de 4 blessés qui ont subi une amputation hâtive de la cuisse pour des fractures compliquées graves de la jambe; 3 sont morts rapidement du choc opératoire (obs. 95 n°ˢ 1, 3 et 4); le quatrième est mort, au bout de deux jours, de gangrène gazeuse du moignon (obs. 95 n° 2).

L'amputation immédiate ou très hâtive, chez les blessés qui viennent de subir un grand traumatisme du membre inférieur, est d'un pronostic très grave. Cependant, lorsque tout espoir de conservation est perdu, je n'hésite pas à la pratiquer. Il m'importe peu d'augmenter le bilan mortuaire de ma statistique, si j'ai l'espoir de sauver quelques blessés qui seraient irrémédiablement perdus sans l'amputation.

C. — GENOU (1).

Affections traumatiques.

I. — *Contusions sans plaie.*

123 cas { 110 hommes, 6 opérés, 104 non opérés / 13 femmes, 0 opéré, 13 — } 0 mort.

(1) Statistique pendant quatorze années et dix mois, depuis le 1ᵉʳ janvier 1879 jusqu'au 1ᵉʳ novembre 1893.

Le genou droit et le genou gauche ont été atteints par la contusion aussi souvent l'un que l'autre (55 contusions à droite, 56 à gauche, 2 fois la contusion occupait les deux genoux, 10 fois le côté contus n'a pas été mentionné).

Dans 48 cas la contusion était *simple*.

La complication la plus souvent observée a été l'épanchement sanguin, séreux ou séro-sanguin intra-articulaire. 67 contusions ont été *compliquées d'épanchement intra-articulaire*: 9 fois l'épanchement était peu appréciable, 58 fois il était abondant.

En outre, j'ai noté 7 cas de contusions *compliquées d'épanchement sanguin extra-articulaire*, dans la bourse prérotulienne ou dans les tissus voisins.

Dans 1 cas la contusion s'est compliquée d'une lymphangite descendante de la jambe.

Les épanchements intra et extra-articulaires se sont facilement résorbés sous l'influence du repos, de la compression ouatée ou de la compression avec la bande de caoutchouc. Quelquefois j'ai fait une légère révulsion avec la teinture d'iode en badigeonnages sur la peau. La durée du traitement a été en moyenne de quinze jours.

22 contusions avec épanchement ont guéri en moins de
                                                 10 jours.

25	..	—	en 11 à 20 —
12	—	—	en 21 à 30 —
6	—	...	en plus de 31 —

Cette guérison facile, et en général rapide, des épanchements du genou, suites de contusion, m'a éloigné de pratiquer hâtivement la ponction évacuatrice. Je n'ai eu recours que 4 fois à la ponction et 2 fois à l'incision de l'articulation, parce que l'épanchement sanguin ne paraissait pas pouvoir se résorber spontanément dans un des cas et, dans l'autre cas, parce que l'épanchement avait suppuré.

2 contusions se sont accompagnées d'un sphacèle superficiel de la peau.

Enfin je viens de mentionner le seul cas où l'épanchement articulaire était devenu suppuratif.

II. — *Plaies contuses.*

29 cas.

25 hommes, 1 — 24 guéris sans opération } 0 mort.
4 femmes, 0 opéré, 4   —

Ces plaies contuses se sont réparties en 10 plaies au genou droit, 13 au genou gauche, 2 aux deux genoux à la fois. Dans 4 cas, le côté n'a pas été mentionné.

Il est remarquable que les plaies contuses se sont rarement compliquées d'épanchement intra-articulaire : dans 3 cas seulement.

La bourse prérotulienne a été 2 fois ouverte.

Les autres complications ont été : le sphacèle des tissus (2 cas), l'inflammation de la bourse prérotulienne (1 cas), une fistule persistante avec fongosités (1 cas).

J'ai pratiqué 4 fois la suture de ces plaies contuses et j'ai obtenu leur réunion immédiate. Dans les autres cas, il n'a pas été nécessaire de pratiquer la suture, ou la suture était contre-indiquée par l'état de la plaie. Dans le cas où il existait une fistule, j'ai dû la mettre à découvert par une incision, puis pratiquer le curettage des fongosités.

La durée moyenne du séjour des malades à l'hôpital a été de dix-sept jours.

III. — *Plaies par instruments tranchants et piquants.*

10 cas { 9 hommes, 1 opéré, 8 non opérés { 0 mort.
{ 1 femme, 1 opérée, 0   —

8 fois ces plaies étaient non pénétrantes.
2 fois elles intéressaient l'articulation.

Les plaies non pénétrantes ne se sont compliquées d'hémorrhagie que dans 1 cas. Elles ont été réunies par la suture dans 4 cas ; dans les autres cas, des pansements ont suffi. Elles se sont cicatrisées sans suppuration, sauf dans 1 cas, où il s'est formé un abcès, qui a été incisé. La guérison a eu lieu en une moyenne de dix jours.

Les 2 plaies pénétrantes ont été produites par une aiguille et par un clou. Dans le premier cas, l'aiguille s'était brisée dans la plaie. Il a fallu faire une incision pour l'extraire; guérison en dix-sept jours. Dans le second cas, une arthrite aiguë s'est développée. Malgré l'immobilisation, la compression ouatée, la glace en permanence, cette arthrite n'était pas guérie, lorsque le malade voulut sortir au bout de deux semaines.

IV. — *Ruptures du tendon ou du ligament rotulien.*

$$5 \text{ cas} \left\{ \begin{array}{l} \text{4 hommes, non opérés,} \\ \text{1 femme, non opérée,} \end{array} \right\} 0 \text{ mort.}$$

Sur ces 5 cas. il y a eu 3 ruptures du tendon rotulien et 2 ruptures du ligament rotulien.

Ces ruptures ont été les unes complètes, les autres incomplètes.

Chez un blessé (obs. 121) les deux tendons rotuliens furent rompus à la fois, complètement à droite, incomplètement à gauche. Chez un autre blessé, la rupture était incomplète, (obs. 122). Enfin le troisième blessé portait une rupture complète, ancienne de quatre mois. Il existait un écartement entre le bord supérieur de la rotule et l'extrémité rompue du tendon, écartement dans lequel on pouvait placer deux doigts. Le blessé étendait difficilement la jambe et était gêné pour monter un escalier, mais il marchait comme tout le monde sur un terrain plat.

Les *ruptures du ligament rotulien* ont aussi présenté les deux variétés de rupture complète et de rupture incomplète. Un homme s'est présenté avec une rupture complète, ancienne, du ligament rotulien gauche. Il marchait mal, et les efforts se portant particulièrement sur le membre droit furent la cause d'une fracture de la rotule droite. Chez l'autre blessé, qui n'eut qu'une rupture incomplète, la guérison eut lieu en vingt-deux jours.

Tous ces cas de rupture sont entrés dans mon service avant ces dernières années et n'ont pas été opérés.

Actuellement je ne manquerai pas d'essayer la suture tendineuse ou ligamenteuse dans le cas de rupture complète.

Obs. 121. — Le nommé G... (François), cocher, âgé de 62 ans, entre le 30 mai 1889, à la Pitié. Pendant une chute, il a fait un grand effort, et la contraction des triceps fémoraux a amené la rupture des tendons rotuliens des deux côtés. Le tendon rotulien droit présentait une rupture complète avec un écartement de trois travers de doigt. Le tendon rotulien gauche était incomplètement rompu et l'écartement des deux bouts était presque nul. Les deux membres inférieurs furent immobilisés dans des gouttières. Au bout de cinquante-six jours, la réunion était complète à gauche, mais l'écartement subsistait à droite. J'aurais pu tenter la suture tendineuse de ce côté, mais je n'avais pas alors l'expérience qu'elle pût réussir à la cuisse.

Obs. 122. — Le nommé R..., (Eugène), palefrenier, âgé de 30 ans, est apporté à la Pitié le 22 août 1887. A 11 heures du matin, en faisant un effort pour décharger une voiture de paille, il a ressenti une douleur très vive au genou droit et est tombé en avant sur les mains et les genoux. Il a perdu connaissance et ne peut dire si, au moment de l'effort, il était entraîné en arrière par la charge qu'il portait. Revenu à lui, il a pu marcher, pendant deux cents mètres environ, en se faisant soutenir. Il ressentait une douleur vive au-dessus de la rotule et, à ce niveau, il y avait une dépression où l'on mettait le doigt. Le ligament latéral externe du genou était éraillé et douloureux. Le blessé ne pouvait soulever la jambe, et les mouvements de flexion provoquaient de grandes douleurs. Le membre inférieur fut placé dans une gouttière ouatée. Au bout de trente-six jours, R..., Eugène, sortait de l'hôpital tout à fait guéri. L'écartement n'étant pas considérable, un tissu de cicatrice solide s'était formé entre les deux bouts du tendon rotulien.

V. — *Fractures de la rotule.*

39 cas { 34 hommes, 10 opérés, 24 non opérés, } 0 mort.
       { 5 femmes, 0 opérée, 5 non opérées, }

Les fractures par cause directe (choc, chute, coup de pied de cheval) ont été les plus nombreux, nous en comptons 26.

Les fractures par contraction musculaire ont été au nombre de 7. Dans 6 cas, la cause a été douteuse, c'est-à-dire qu'il a été difficile de décider si la fracture était due à la contraction ou à la chute sur le genou qui a suivi cette contraction.

La rotule droite a été fracturée 22 fois, et 5 fois par contraction musculaire.

La rotule gauche a été fracturée 16 fois, et 1 seule fois par contraction musculaire.

Les deux rotules ont été fracturées à la fois chez 1 blessé et, chez ce blessé, la fracture reconnaissait pour cause une contraction musculaire agissant simultanément à droite et à gauche (obs. 123).

Au-dessous de 20 ans, j'ai observé 1 fracture.

De 21 à 30 ans,	—	5	—
De 31 à 40 ans,	—	13	—
De 41 à 50 ans,	—	8	—
De 51 à 60 ans,	—	9	—
Au-dessus de 61 ans,	—	3	—

Comme cause prédisposante à la fracture, j'ai noté, chez 2 blessés, une arthrite rhumatismale chronique du genou, et, chez ces 2 blessés, la fracture avait eu lieu par contraction musculaire.

J'ai encore à signaler que 2 blessés avaient subi, antérieurement du côté opposé, l'un une fracture de la rotule, l'autre une rupture du ligament rotulien, et qu'il existait un écartement considérable entre les parties, qui avaient été rompues autrefois.

Le trait de la fracture était transversal dans 33 cas. 30 fois, il siégeait à peu près à la partie moyenne de la rotule ; 3 fois à la partie inférieure, près de l'insertion du ligament rotulien. La rotule était divisée en trois fragments dans un de ces cas.

1 fois la fracture était en étoile.

1 fois elle était compliquée de plaie ouvrant l'articulation (obs. 125).

Il est rare que, dans les fractures transversales, les fragments ne soient pas plus ou moins écartés l'un de l'autre. Cet écartement a varié entre un demi-centimètre et trois centimètres.

L'épanchement intra-articulaire sanguin ou séro-sanguin a été la complication ordinaire. Dans 5 cas cet épanchement était extrêmement abondant.

Il est arrivé, dans 1 cas, que la fracture de la rotule coïncidait avec une fracture du tiers moyen du fémur du même côté.

Enfin, un des blessés eut le delirium tremens pendant huit jours, et guérit avec un cal fibreux.

Jusqu'en 1887, j'ai employé les anciennes méthodes de traitement, qui consistaient à immobiliser le membre dans une gouttière, ou dans un appareil plâtré, et à suspendre son extrémité inférieure pour relâcher le plus possible le triceps fémoral. 14 blessés ont été traités par ces moyens.

Chez 15 autres blessés, j'ai cherché à perfectionner l'immobilisation et l'extension en rapprochant les fragments de la rotule avec des bandelettes de diachylon. Je moulais sur la face postérieure de la cuisse et de la jambe une attelle plâtrée remontant sous la plante du pied. Lorsque cette attelle était sèche, j'embrassais le bord supérieur du fragment supérieur de la rotule avec le milieu d'une large bandelette de diachylon, qui était ensuite appliquée sur les côtés du genou et entrecroisée au-dessous du genou sur l'attelle plâtrée, où elle venait prendre un point d'appui. Une seconde bandelette de diachylon était placée de la même manière, mais en sens inverse, sur le bord inférieur du fragment inférieur. Ces deux bandelettes, que l'on pouvait renforcer par d'autres bandelettes superposées, tendaient à maintenir le rapprochement des deux fragments. On sait qu'on avait employé dans le même but des bandes de caoutchouc.

Ces procédés ne m'ont donné que des cals fibreux. Chez presque tous les malades, l'écartement n'excédait pas en moyenne un demi centimètre au moment de leur sortie, et, chez quelques-uns, il était tout à fait inappréciable. Mais l'usage du membre ne tardait pas à faire céder le cal fibreux, et lorsque j'ai eu l'occasion de revoir les malades, j'ai toujours constaté son allongement. Un homme, que j'avais traité, en 1880, d'une fracture de la rotule par l'immobilisation et les bandelettes de diachylon, et qui n'avait, à sa sortie de l'hôpital, que un centimètre d'écartement, présentait, cinq ans après, un écartement de douze centimètres. Chez un autre blessé, l'écartement était de huit centimètres au bout de trois ans. Ces deux blessés marchaient assez bien, car la difficulté de la marche dépend moins de l'écartement des fragments que de l'atrophie des extenseurs de la jambe. Mais, chez un troisième blessé, un peu ataxique, la marche était si gênée que je tentai une suture secondaire de la rotule, opération qui fut suivie d'une suppuration articulaire et d'une amputation de la cuisse (obs. 124).

Depuis 1887, j'ai eu recours 4 fois à la coaptation avec les griffes de Duplay. J'ai obtenu un rapprochement exact sans mobilité latérale, donnant tout-à-fait le résultat d'un cal osseux.

Depuis 1889, j'ai pratiqué 6 fois la suture de la rotule (indépendamment de l'opération de suture secondaire que je viens de citer). Dans ces 6 cas, je crois avoir obtenu un cal osseux. Mais, chez 2 opérés, le genou est resté presque ankylosé et, chez l'un d'eux, une contraction musculaire produisit une fracture itérative de la rotule suturée.

Je crois donc que, dans les fractures de la rotule avec écartement, le procédé de choix est la coaptation avec les griffes de Duplay ou la suture de la rotule, et que l'immobilisation dans l'extension doit être réservée aux cas où une des opérations précédentes est contre-indiquée par l'âge, par l'état du membre ou par l'état de santé du blessé.

Obs. 123. — *Fracture transversale simultanée des deux rotules par contraction musculaire* (obs. publiée par M. Ozenne. *Bull. de la Soc. clin.*, 1880, p. 110, et *France médicale*, 1880, n° 91.) — G... (Joseph), âgé de 22 ans, entre le 10 mai 1880, salle St-Gabriel n° 10, dans le service de M. Polaillon.

Aucun antécédent syphilitique ; pas de scrofule.

Depuis huit ans, G... a eu trois attaques de rhumatisme articulaire aigu généralisé. La durée de chaque attaque a été de quatre à six semaines. Chaque fois, les articulations des genoux ont été les dernières libérées. La dernière attaque date de trois ans.

Depuis quelques années, le malade accuse les signes d'une affection cardiaque, déjà reconnue par un médecin ; et aujourd'hui on peut constater tous les symptômes d'une insuffisance aortique (souffle diastolique à la base ; pouls de Corrigan ; double souffle intermittent crural, etc...). L'orifice mitral est aussi le siège d'une altération, et l'on entend un souffle systolique léger.

Le 15 mai, le malade, en partie de plaisir, se livrait au jeu dit du saute-mouton. A un moment donné, venant de parcourir, en courant, quelques mètres, il prenait, en terme d'écolier, *son envolée*, lorsque, arrivé à quelques pas de celui qui simule le mouton passif, il s'arrêta subitement, fléchit dans toutes ses articulations, et au même instant entendit un bruit sec, un craquement ; puis au lieu de s'élever, de quitter le sol, il *tomba immédiatement à la renverse*. En vain, essaya-t-il de se relever ; en vain essaya-t-il de faire quelques pas. Lorsqu'on l'eut relevé, il ne lui fut possible de se tenir debout que soutenu par deux personnes.

A la visite du 16 mai, on constata sur chacune des rotules une fracture transversale, siégeant à l'union du tiers inférieur et des deux tiers supérieurs à droite, vers la partie moyenne à gauche. Les fragments présentaient un écartement de deux à trois centimètres. Il était facile de constater leur mobilité et, en les rapprochant, on pouvait produire la crépitation. Dans les deux articulations, il existait un épanchement assez abondant.

Du 17 au 23 mai, les membres furent placés dans deux gouttières, et des cataplasmes de farine de lin furent maintenus sur les genoux.

Le 24, deux gouttières plâtrées sont appliquées et, au moyen de bandelettes de diachylon, placées au-dessus et au-dessous de chaque rotule et entrecroisées au niveau du creux poplité, les fragments sont rapprochés le plus près possible l'un de l'autre.

Le 7 juin, on constate, à droite, un cal très peu long, de telle sorte que les fragments semblent être en contact; à gauche, le cal mesure un centimètre de longueur.

Le 9 juin, le malade étant forcé de quitter l'hôpital, on entoure les membres d'un appareil ouaté et silicaté, en laissant les rotules à découvert. Cet appareil doit être conservé une vingtaine de jours.

Obs. 124. — *Fracture transversale de la rotule; suture de la rotule au bout de plusieurs mois; suppuration du genou. Amputation de la cuisse; guérison.* — Dans le courant de l'année 1890, Henri L..., âgé de 50 ans, employé de commerce, se fracture la rotule droite dans une chute contre une marche d'escalier. La fracture est transversale et s'accompagne d'un épanchement sanguin considérable. En raison de l'état de santé du malade, qui est ataxique et un peu obèse, on se borne à placer le membre dans une gouttière. Au bout de soixante-deux jours, le malade quitte la Pitié avec un cal fibreux et un écartement d'un demi-centimètre.

Le 5 juin de l'année suivante (1891), Henri L... revient à la Pitié, demandant avec instance que je lui fasse une suture de la rotule, parce que le cal fibreux s'est allongé et parce qu'il marche très difficilement. Je me laisse aller à consentir à cette opération, bien que la santé du malade ne se soit pas améliorée.

Le 13. Anesthésie par le chloroforme. Application de la bande d'Esmarch. Incision transversale au milieu de l'écartement des fragments rotuliens. Avivement des deux fragments par un trait de scie parallèle à la surface de la cassure. Perforation des fragments supérieurs et inférieurs, en dedans et en dehors, pour passer deux gros fils d'argent qui servent à rapprocher les fragments et à mettre en contact les surfaces osseuses avivées. Sutures de la peau avec des crins. Pansement de Lister et immobilisation du membre dans l'extension.

La réunion immédiate échoue. L'articulation du genou suppure, et des fusées purulentes envahissent la cuisse.

Des incisions, des lavages phéniqués, des pansements souvent renouvelés ne parviennent pas à combattre l'inflammation suppurative.

La suppuration qui baigne les fragments rotuliens, oblige à enlever les fils d'argent.

On cherche à obtenir la guérison par l'ankylose du genou, mais la santé générale s'altère de plus en plus. Le malade éprouve de grandes douleurs. Il a de la fièvre. Il est menacé de succomber à la septicémie. Il devient urgent de sauver la vie par la suppression du foyer infectieux.

Le 2 octobre. Je pratique l'amputation de la cuisse au tiers moyen. Suture. Drainage. Pansement de Lister.

L'amputation se guérit par réunion immédiate. Le 19 décembre, Henri L... quitte l'hôpital.

Obs. 125. — *Fracture de la rotule compliquée de plaie pénétrante; suture de la rotule; guérison. Fracture itérative de la même rotule par contraction musculaire.* — Charles G..., âgé de 34 ans, exerçant la profession de corroyeur, est apporté à la Pitié le 13 mai 1889.

Dans une chute sur le genou droit, il vient de se faire une large plaie contuse avec fracture transversale de la rotule. La plaie contuse communique avec le foyer de la fracture et, par suite, avec l'articulation du genou qui est ouverte.

On lave immédiatement la plaie contuse et la cavité articulaire avec un jet d'eau phéniquée pour enlever les caillots et toutes les souillures, puis, le malade étant endormi, j'applique avec un perforateur deux points de suture en gros fil d'argent sur les fragments supérieur et inférieur. Ces sutures sont placées, l'une près du bord externe, l'autre près du bord interne de la rotule. En serrant les fils, les deux fragments sont exactement rapprochés.

Par dessus la rotule, la peau est suturée. Pansement de Lister et immobilisation du genou dans un appareil plâtré, qui embrasse tout le membre inférieur.

Les suites furent simples.

Au bout de deux mois et demi, la rotule paraissait consolidée par un cal osseux, et il y avait ankylose fibreuse du genou.

Charles G... quitte l'hôpital le 23 juillet. Il y rentre le 16 novembre, avec une fracture récidivante de la rotule qui avait été suturée. La rotule s'était rompue sous l'influence d'une contraction musculaire.

Je ne fis pas une nouvelle suture osseuse. Le membre fut immobilisé dans la rectitude, et la fracture se guérit par un cal fibreux.

VI. — *Entorses.*

60 cas $\left\{ \begin{array}{l} \text{53 hommes, 52 guéris, 1 non guéri} \\ \text{7 femmes, 7 guéries, 0 —} \end{array} \right\}$ 0 mort

Nous avons compté 34 entorses au genou droit, 21 au genou gauche et 2 aux deux genoux.

L'ankylose fibreuse du genou paraît prédisposer à l'entorse, nous en avons observé 3 cas sur des genoux ankylosés. L'arthrite chronique, une entorse antérieure mal guérie, en altérant la liberté des mouvements du genou, sont aussi des causes prédisposantes de l'entorse ; nous avons noté 2 entorses dues à ces causes.

Les ligaments latéraux éraillés, et quelquefois complètement déchirés, ont été le siège d'une violente douleur.

Il n'est arrivé que 3 fois que les deux ligaments latéraux fussent déchirés en même temps. Cette double déchirure se traduisit par des mouvements de latéralité anormaux et très étendus dans l'articulation du genou.

La complication la plus fréquente des entorses du genou a été l'épanchement intra-articulaire (21 cas) dont l'abondance, très variable, a été parfois excessive. Une autre complication, fréquente dans les entorses mal soignées, c'est l'arthrite consécutive; mais dans notre service nous n'en avons noté qu'un cas. Enfin, une complication rare, c'est la contracture consécutive des muscles. Cette contracture n'a eu lieu que chez 1 seul de nos blessés. A la suite d'une entorse du genou, les muscles fléchisseurs de la jambe s'étaient confracturés, et maintenaient le membre en état d'ankylose angulaire. Il s'agissait là d'une contracture hystéro-traumatique, analogue à celles que nous avons déjà signalées pour le pied.

Comme traitement : bains prolongés d'eau chaude, massages, compression ouatée sans immobilisation spéciale, quelquefois révulsion sur la peau, avec un vésicatoire ou la teinture d'iode, avant l'application de la compression ouatée.

Les entorses légères ont été les plus nombreuses :

    18 ont nécessité un traitement de 1 à 5 jours.
    15   —   —   de 6 à 10 —

Parmi les entorses graves, au nombre de 25 :

    10 ont nécessité un traitement de 10 à 20 jours.
    8   —   —   de 21 à 30 —
    7   —   —   de plus de 31 —

La durée moyenne du séjour à l'hôpital pour les entorses du genou a été de dix-sept jours.

VII. — *Luxations.*

1 cas : 1 homme, 1 guéri.

Pendant la longue période de quatorze années et dix mois de pratique hospitalière, je n'ai eu à soigner qu'une seule luxation du genou, sur laquelle j'ai conservé quelques notes (obs. 126).

Obs. 126. — *Luxation incomplète du genou en dehors.* — Le nommé Pierre L..., relieur, âgé de 61 ans, fait une chute de sa hauteur, dans laquelle la jambe droite se ploie en dedans. Il ressent une très vive douleur dans le genou, ne peut se relever et est apporté à la Pitié le 28 juin 1880.

A la visite du 29 juin, je trouve le genou droit déformé : son diamètre transversal est fortement agrandi ; le condyle interne du fémur fait saillie en-dedans; au-dessous de lui existe une dépression. La tubérosité antérieure du tibia et la rotule sont déjetées en dehors. Sur la face externe du genou, on sent une saillie formée par la tubérosité externe du tibia et par la tête du péroné. La jambe est très légèrement fléchie. Il est facile de reconnaître à ces signes une luxation du tibia en dehors, luxation incomplète, les surfaces articulaires ne s'étant pas complètement abandonnées.

Les manœuvres de flexion et de coaptation, faites sans anesthésie, ne parviennent pas à réduire la luxation. Les muscles sont fortement contracturés et le patient souffre beaucoup pendant ces manœuvres. Je le soumets donc, séance tenante, aux inhalations chloroformiques. Lorsque l'anesthésie est complète, un peu d'extension et quelques pressions pour ramener les os à leur place réduisent facilement la luxation.

Application d'un bandage ouaté compressif et immobilisation dans une gouttière jusqu'au 22 juillet. Puis appareil silicaté, avec lequel le malade se lève et marche.

Le 23 août, Pierre L... sort guéri. Le genou a recouvré ses mouvements.

Affections organiques.

VIII. — *Hygromas de la bourse prérotulienne et des bourses adjacentes.*

119 cas.

103 hommes	{	60 opérés, 59 guéris	0 amél.	1 mort.
		43 non op. 35 —	8 —	0 mort.
16 femmes	{	9 opérées 9 guéries, 0	—	0 mort.
		7 non op. 6 —	1 —	0 mort.

Presque tous ces hygromas ont eu pour siège la bourse prérotulienne.

Les dimensions de cette bourse augmentant avec l'âge, les hygromas prérotuliens sont plus fréquents dans l'âge mûr que dans la jeunesse :

Avant 25 ans, j'ai compté. . . 27 hygromas prérotuliens
    de 26 à 45 ans. 60   —
    de 46 à 65 ans. 29   —
    au-dessus de 66 ans . . . 3   —

Les professions de parqueteur, de couvreur, de maçon,

de tonnelier, ainsi que les métiers qui obligent à s'appuyer sur les genoux, en ont offert les plus nombreux exemples.

Le genou gauche m'a paru un peu plus souvent affecté que le droit (47 hygromas à gauche, 44 à droite, 1 fois aux deux genoux).

Indépendamment de la prédisposition amenée par l'âge et la profession, la cause occasionnelle de l'hygroma a toujours été une contusion par chute, par chocs ou par pressions répétées. J'ai vu un hygroma chez deux amputés de la jambe par la pression du genou sur le pilon.

Exceptionnellement (5 fois sur 119 cas), l'hygroma avait eu pour siège : 4 fois la bourse de la tubérosité antérieure du tibia ou de la face antérieure du ligament rotulien (obs. 128) et 1 fois une bourse accidentelle située au-dessus de la rotule, au-devant du tendon rotulien, au lieu d'avoir pour siège la bourse prérotulienne elle-même.

Les deux formes de l'hygroma, *sans suppuration* ou *avec suppuration*, se sont présentées dans la proportion de 54 à 62. Dans 3 cas l'existence de la suppuration n'a pas été déterminée.

Les 54 *hygromas non suppurés* ont offert trois variétés : les *hygromas simples, aigus ou subaigus*, avec épanchement séreux ou séro-sanguin, les *hygromas chroniques* avec épaississement celluleux de la paroi, et les *hygromas avec transformation de la paroi en une coque épaisse fibreuse*, qui contient souvent, dans sa cavité, des corps étrangers, libres ou pédiculés, analogues aux corps étrangers articulaires.

Les 62 *hygromas suppurés* ont aussi présenté plusieurs variétés : 1° l'*abcès hygrômateux* (au nombre de 46), c'est-à-dire l'inflammation suppurative ayant envahi soit un hygroma aigu, soit un hygroma chronique aux parois épaissies. Cette variété s'est souvent compliquée d'angéioleucite, d'inflammation diffuse autour du genou et quelquefois de fusées purulentes; 2° l'*hygroma anthracoïde* (au nombre de 9) caractérisé par la mortification d'une petite portion de la poche séreuse et la formation d'une eschare analogue au bourbillon de l'anthrax; 3° l'*hygroma fistu-*

leux (au nombre de 5), l'abcès s'étant ouvert spontanément et le pus formé dans une cavité à parois rigides continuant à s'écouler par un ou plusieurs orifices fistuleux ; 4° enfin l'*hygroma fongueux* (au nombre de 2), hygroma dont la cavité est remplie par des fongosités, qui sont probablement de nature tuberculeuse.

Les hygromas aigus, subaigus ou chroniques, sans suppuration et sans épaississement considérable de la paroi, peuvent se guérir et se guérissent très bien par le repos, par les applications résolutives, quelquefois par les révulsifs, et surtout par la compression ouatée. 50 malades ont été traités par ces moyens, 41 ont été guéris, 9 améliorés, 1 fois seulement j'ai évacué le contenu de l'hygroma par une ponction simple. La durée moyenne de leur séjour à l'hôpital a été de huit jours.

Mais lorsque l'hygroma est suppuré, il faut l'ouvrir comme un abcès par une ou plusieurs incisions. J'ai presque complètement renoncé à l'incision cruciale, qui est classique, pour faire soit une incision longitudinale sur la face antérieure du genou, soit une incision semi-lunaire embrassant le côté interne ou le côté externe de la rotule. La cavité de l'hygroma est ensuite nettoyée et lavée comme celle d'un abcès. Lorsque la cavité était fongueuse, irrégulière, épaissie, recouverte de couche de fibrine ou de fausses membranes, je complétais l'opération par un curettage, puis l'incision était suturée, drainée et pansée. J'ai obtenu très souvent la réunion immédiate.

53 incisions ont été pratiquées, 51 fois pour des hygromas suppurés, 2 fois pour des épanchements séro-sanguins. La durée moyenne du séjour à l'hôpital a été, dans ces cas, de vingt-deux jours.

Il est arrivé 15 fois que j'ai dû enlever par la dissection, comme s'il se fût agi d'une tumeur, des hygromas prérotuliens dont les parois épaissies ne pouvaient s'accoler après une simple incision. Ces opérations, assez importantes, ont habituellement donné une réunion par première intention. Les opérés ont séjourné à l'hôpital trente jours en moyenne.

La mortalité aurait été nulle, si un malade n'avait succombé accidentellement à une broncho-pneumonie (observation 127.)

Obs. 127. — Le nommé B... (Constant), âgé de 60 ans, est entré à la Pitié, en 1881, pour un hygroma suppuré du genou gauche. Cet hygroma fut incisé, lavé avec une solution phéniquée et pansé avec des compresses humides phéniquées. Pendant le cours de son traitement, le malade eut, d'abord, un érysipèle spontané de la face. Il contracta ensuite une broncho-pneumonie, et mourut vingt-trois jours après son entrée.

Obs. 128. — *Hygroma d'une bourse séreuse professionnelle développée au-devant du ligament rotulien, ablation, guérison.* — Le nommé S... (Pierre), âgé de 25 ans, exerçant la profession de corroyeur, entre le 27 janvier 1891 à l'hôpital de la Pitié.

Depuis l'âge de huit ans, il travaille dans le cuir. Sur dix heures de travail journalier, il en reste huit à genou. Aussi depuis longtemps avait-il aux deux genoux des durillons. Jamais pourtant il n'avait eu d'accidents inflammatoires.

Vers la fin d'octobre 1880, en sortant le matin pour aller à son ouvrage, il se heurta contre une pierre et tomba sur le genou droit. Il ressentit immédiatement une douleur assez vive, qui disparut très rapidement après l'accident. Quinze jours après environ, le malade s'aperçut que son genou grossissait. Une tumeur du volume d'une petite noix siégeait à sa partie antérieure, n'occasionnant pas de douleurs. Toutefois il y avait une certaine sensation pénible, lorsque le malade s'agenouillait pour vaquer à ses occupations habituelles.

Vers le milieu de décembre dernier, la tumeur, qui jusque-là était resté stationnaire, se développa de nouveau, augmentant continuellement jusqu'au moment où le malade fut opéré. Toujours pas de douleur, pas de gêne dans les mouvements, si ce n'est toutefois pendant le travail.

On constate, au-devant du genou droit, une tumeur du volume d'une mandarine. Cette tumeur occupe la face antérieure du ligament rotulien. Elle est parfaitement limitée. Elle est indolore à la pression, non transparente dans toute son étendue. Elle ne gêne nullement les mouvements de l'articulation fémoro-tibiale, aussi le malade peut-il se servir facilement de son membre inférieur. M. Polaillon fait remarquer que ce n'est pas un hygroma prérotulien, mais un hygroma d'une bourse professionnelle située au-dessous de la bourse normale de la rotule, au-devant du ligament rotulien.

Le 1ᵉʳ février. Le malade est chloroformé. Une incision longitudinale de la peau et du tissu cellulaire est faite au devant de la tumeur. Celle-ci, mise à nu, est disséquée avec assez de facilité, et extirpée dans sa totalité. Pendant l'opération écoulement d'une assez grande quantité de sang. Cette hémorrhagie de nature veineuse vient de la section de veines variqueuses contenues dans le tissu épaissi, lardacé, qui avoisine les parois du kyste.

La plaie étant complétement détergée de sang, on place cinq points de suture et un pansement de Lister.

Après l'opération le malade commence à sentir de la douleur qui augmente jusqu'au soir et qui l'empêche de dormir pendant la nuit. Cette douleur siège surtout à la cuisse, et s'irradie un peu vers le mollet. Vers minuit, le malade s'aperçoit qu'il a, au pli de l'aine, un petit ganglion qui glisse sous le doigt, ganglion qui devient rapidement gros comme une noisette.

Le 2. Le malade souffre moins. Pas d'appétit.

Le 3. Le malade va bien. Appétit. Diminution du ganglion. Pansement de Lister.

Le 5. Suppuration assez abondante, fièvre, inappétence. Le ganglion est douloureux. Pansement de Lister.

Le 7. La suppuration continuant, les pansements de Lister deviennent journaliers. L'état général est bon ; presque plus de fièvre.

Le 17. En faisant le pansement, on constate à la partie interne du genou une rougeur lymphangitique et à la pression en ce point on fait sourdre une certaine quantité de pus.

Le 22. Le malade commence à lever facilement la jambe, mouvement qu'il ne pouvait faire qu'avec douleur les jours précédents.

Le 24. La suppuration est presque terminée. La lymphangite est guérie. La plaie va très bien, aussi supprime-t-on la gouttière qui jusqu'alors servait à immobiliser la jambe.

Le 28. Le malade commence à se lever.

Le 8 mars. La plaie est très étroite. Elle présente des bourgeons exubérants qui sont réprimés par une cautérisation au nitrate d'argent, cautérisation qui est encore répétée deux ou trois fois avant la sortie du malade.

Le 22. Le malade guéri part à Vincennes.

Examen macroscopique. A l'incision de l'hygroma, s'écoule un liquide rouge comme du sang un peu dilué, non filant, qui ne s'est pas coagulé ultérieurement. Puis on voit des dépôts fibrineux adhérents aux parois et, en ces points, on trouve des ecchymoses superficielles. Les parois sont épaisses, de consistance et d'apparence fibreuse.

Examen histologique. Dans le liquide on trouve des globules rouges de sang, non altérés, empilés en très grand nombre, et quelques globules blancs à peu près dans la même proportion que dans le sang normal. Pas d'autres éléments figurés. Le sérum est plus abondant que dans le sang des vaisseaux.

Un lambeau de la paroi interne, arraché avec une pince, présente un endothélium continu à cellules irrégulières, tout à fait semblable à celui de la séreuse articulaire.

Des coupes perpendiculaires à la paroi, faites au rasoir, montrent que la paroi se compose d'une série de couches conjonctives très denses, avec des cellules rares et grosses (comme dans le tissu fibreux en voie de calcification), et des couches de tissu conjonctif peu dense, embryonnaire, à cellules très nombreuses avec des vaisseaux de néo-formation. Cette disposition n'est pourtant pas absolument régulière. La couche la plus superficielle est la plus dense. Elle a l'aspect d'un fibro-cartilage, mais on ne peut y reconnaître nettement des capsules à double contour. C'est un tissu fibreux très dense en voie de calcification. A la surface interne on distingue une ligne brunâtre constituée, non par l'épithélium (celui-ci est tombé), mais par un dépôt de fibrine au-dessous duquel se voient de minces petits amas de sang extravasé en voie d'altération.

IX. — *Synovites des gaines tendineuses de la patte d'oie.*

4 cas $\begin{cases} \text{2 hommes, 1 guéri, 1 amélioré.} \\ \text{2 femmes, 1 — 1 —} \end{cases}$

Il faut remarquer combien ces synovites ont été rares. Deux fois elles affectaient la forme aiguë, et ont été guéries par le repos et des révulsions sur la peau. Deux fois elles étaient chroniques et ont été seulement améliorées par le séjour à l'hôpital.

La cause de ces synovites m'a paru être les fatigues de la marche et de la station debout chez des rhumatisants.

Elles peuvent prêter à des erreurs de diagnostic ; il faut être prévenu de leur existence pour ne pas les confondre avec une ostéite de la tubérosité interne du tibia ou avec une arthrite du genou.

X. — *Kystes synoviaux. Kyste du creux poplité.*

12 cas.

10 hommes $\begin{cases} \text{5 opérés,} \quad \text{4 guéris, 1 amélioré.} \\ \text{5 non opérés, 0 — 5 —} \end{cases}$

2 femmes $\begin{cases} \text{1 opérée,} \quad \text{1 guérie, 0 améliorée.} \\ \text{1 non opérée, 0 — 1 —} \end{cases}$

Les kystes synoviaux du genou peuvent siéger sur toutes les gaines des tendons qui avoisinent cette articulation, mais ils sont surtout fréquents au creux poplité. Pour 10 kystes du creux poplité, je n'ai observé que 2 kystes en dehors de cette région.

Les premiers occupaient le bord interne ou le bord externe du creux poplité, et avaient pour point de départ, soit la synoviale du tendon d'insertion de l'un des jumeaux, soit une des petits bourses muqueuses interposées entre ces tendons et les tendons des muscles voisins. Dans 2 cas, ces kystes étaient réductibles, c'est-à-dire communiquaient avec la grande synoviale du genou. Dans 3 cas, ils se compliquaient d'une affection articulaire, hydarthrose ou arthrite sèche.

L'âge moyen des sujets affectés de kyste poplité est de plus de quarante-un ans.

Chez 6 malades, le kyste poplité n'occasionnait qu'une gêne très passagère dans les fonctions du genou, et il n'y a pas eu lieu de les opérer. Je ne suis intervenu que chez 4 malades : une fois par la ponction simple chez un vieillard de 80 ans (amélioration) ; une fois par la ponction suivie du lavage de la poche avec la solution phéniquée forte (guérison, mais avec induration consécutive), deux fois par la dissection et l'ablation du kyste (2 guérisons par réunion immédiate).

Les 2 kystes extra-poplités siégeaient, l'un au-dessous du tendon du couturier (obs. 120), l'autre à l'insertion du biceps sur la tête du péroné. Ils furent enlevés tous les deux par la dissection (2 guérisons, avec un peu de suppuration chez l'un des opérés).

Obs. 120. — *Kyste synovial à l'insertion inférieure du couturier.* — Le nommé Jean-Baptiste S..., âgé de 49 ans, mécanicien entré à la Pitié le 30 mars 1882.

Il y a quatre mois, cet homme a vu se développer à la partie supérieure et interne de la jambe, sans cause appréciable, sans traumatisme ni fatigue, une petite tumeur qui, depuis ce temps, a grossi peu à peu et est arrivée à l'état suivant :

Tumeur située à la partie interne du genou, au niveau des tendons qui concourent à la formation de la patte d'oie. Cette tumeur a le volume d'une noix, une forme légèrement ovoïde, une surface lisse, une consistance rénitente. Elle est légèrement fluctuante, indolente spontanément et à la pression. La marche est un peu gênée. La jambe de ce côté est un peu plus faible que l'autre et les mouvements de flexion sont un peu douloureux.

Cette tumeur est indépendante de la peau, qui glisse aisément sur elle, et ne présente aucune altération. Elle est un peu mobile sur les parties profondes. En faisant alternativement fléchir et étendre la jambe, on constate qu'elle suit les mouvements des tendons de la patte d'oie. Quand on fait contracter le muscle couturier, on voit manifestement que le tendon de ce muscle passe au-dessus de la petite tumeur.

Le diagnostic est : Kyste synovial paratendineux.

Le jour de l'entrée, incision de quatre centimètres environ au niveau de la tumeur, qui est détachée assez facilement des tendons avoisinants en avant et sur les côtés, mais qui est adhérente en arrière où on la dissèque avec des ciseaux.

Réunion de la plaie par 3 points de suture ; pansement de Lister.

Examen macroscopique. Tumeur transparente, rappelant, par son aspect, la vessie natatoire d'un poisson ; présentant une surface libre, arrondie et lisse dans presque toute son étendue. Vers la partie médiane, on voit quelques sillons et bosselures très peu accusés. Sa face adhérente, aplatie, offre des traces de fibres musculaires et de fibres tendineuses.

Le 31 mars. A peine un léger mouvement fébrile le soir de l'opération, 37°,8. Le pansement est renouvelé ; deux points de suture sont enlevés.

Le 5 avril. Pansement. Le dernier point de suture est enlevé.

Le 8. Le malade commence à marcher.

Le 10. Il quitte l'hôpital. La plaie s'est réunie par première intention.

XI. — *Périarthrites.*

5 cas.

$$5 \text{ hommes} \begin{cases} 4 \text{ opérés,} & 3 \text{ guéris, 1 non guéri,} \\ 1 \text{ non opéré, 1} & - \quad 0 \quad - \end{cases} \begin{cases} 0 \text{ mort.} \end{cases}$$

Affection peu commune, dans laquelle l'inflammation et les fongosités se produisent en dehors de la cavité articulaire qui reste indemne et sans épanchement.

Il faut quelquefois beaucoup d'attention pour distinguer cette affection de la tumeur blanche véritable.

Je n'ai observé les périarthrites du genou qu'à l'état de suppuration. Dans mes 5 cas, la suppuration s'était frayé une voie à travers une ou plusieurs fistules, et 3 fois des fongosités abondantes venaient faire saillie par ces fistules (obs. 130).

Le traitement a consisté à découvrir les foyers par des incisions, à enlever avec la curette tranchante toutes les fongosités, et à laver exactement avec un jet d'eau phéniquée toutes les cavités et tous les décollements péri-articulaires.

Les 5 malades ont guéri, mais, chez l'un d'eux, la guérison n'a duré que quelques mois au bout desquels l'inflammation s'est reproduite au niveau de la rotule et dans la cavité articulaire (obs. 131).

Obs. 130. — *Périarthrite fongueuse du genou; curettage des fongosités; guérison.* — Le nommé Julien J..., journalier, âgé de 30 ans, entre à la Pitié le 23 mars 1883.

Ses parents sont morts jeunes. Le malade ignore dans quelles conditions, et ne peut donner des détails sur leur santé.

Tous les hivers il est sujet à s'enrhumer, à tousser, mais il n'a jamais craché le sang. Il a eu trois blennorrhagies. La dernière il y a trois ans.

Vers le 15 janvier dernier, le malade s'aperçut d'une petite grosseur siégeant à la partie externe du genou, au-dessus de la tête du péroné. Cette tumeur était peu douloureuse à la pression, et indolente spontanément. La marche n'en était nullement gênée. La peau avait conservé son aspect normal.

On y appliqua de la teinture d'iode et un vésicatoire, mais la tumeur continua à augmenter.

Vers le 15 mai, la tumeur s'ouvrit par un petit orifice qui resta fistuleux et d'où s'écoulait une matière grumeleuse. En même temps des douleurs apparurent.

A son entrée dans le service, on constate, à la région externe du genou gauche, empiétant sur la jambe et un peu sur la cuisse, une tuméfaction qui occupe une assez grande étendue. Cette tuméfaction, en forme de plaque, est d'une couleur rouge d'autant plus foncée qu'on se rapproche de la partie centrale, où existe un orifice, de la largeur d'une pièce d'un franc, dont les bords sont coupés à pic et décollés.

Le fond de l'ulcération est grisâtre. Par la pression on fait sortir une matière séro-purulente, mêlée de fongosités qui se détachent par la pression. On est étonné de la grande quantité de pus qui sort par l'ulcération. Le stylet montre qu'il y a un décollement énorme. L'abcès fongueux siège entre la peau et les tissus ligamenteux et aponévrotiques du genou.

M. Polaillon diagnostique une périarthrite fongueuse probablement de nature tuberculeuse.

Le 27 mars. Le malade est endormi par le chloroforme. Avec une curette tranchante, M. Polaillon gratte l'abcès et enlève tout ce qu'il y a de fongosités. Pour se donner plus de jour pendant ce curettage, il fait deux incisions sur les limites du décollement. Le foyer est abondamment lavé avec un courant d'eau phéniquée à 5 p. 100. Puis les incisions sont suturées, en laissant un drain à la partie inférieure. Pansement de Lister, recouvert d'un bandage ouaté compressif.

Le 30. Pansement. Le malade va bien. Pas de symptômes généraux. On enlève le drain.

Le 3 avril. On enlève les sutures métalliques. Le malade va bien. Le pansement phéniqué ayant donné lieu à de l'érythème cutané, on est obligé de le remplacer par un pansement boriqué. Les parois de l'abcès se sont recollées dans les parties profondes.

Le 17. Il ne reste plus que deux petites ulcérations bourgeonnantes de la largeur d'un franc.

Le 22 mai. Le malade est guéri et part pour l'asile de Vincennes.

OBS. 131. — *Périarthrite fongueuse ; curettage des fongosités ; guérison momentanée ; nécrose consécutive de la rotule ; production de fongosités intra-articulaires ; arthrotomie ; guérison par ankylose.* — Le nommé F... (Prosper), âgé de 36 ans, exerçant la profession de gantier, entre à la Pitié, le 19 octobre 1883, salle Broca, lit n° 4.

Il porte un abcès fongueux périarticulaire, décollant la peau autour du genou droit et s'accompagnant de plusieurs fistules. La cavité articulaire est saine, sans épanchement, et les mouvements sont libres.

Le 3 novembre, chloroformisation. Incisions, en dedans et en dehors du genou, passant par les fistules. Curettage des fongosités aussi complet que possible. Lavage phéniqué. Drainage. Pansement de Lister, d'abord, puis pansements à la gaze iodoformée. Immobilisation du genou dans un appareil silicaté.

Prosper F... sort guéri le 24 juin 1884 pour aller à l'asile de convalescence de Vincennes.

Il rentre à la Pitié le 23 septembre. Sa maladie a changé d'aspect. Il ne s'agit plus d'une périarthrite, mais d'une ostéite suppurée de la rotule et de fongosités ayant envahi le cul-de-sac supérieur de la capsule articulaire. J'ai affaire maintenant à une tumeur blanche, qui a succédé à la périarthrite.

Le 30 octobre. Le patient est endormi par le chloroforme. Incision du cul-de-sac supérieur. Ablation d'un portion nécrosée de la rotule. Curettage des fongosités intra-articulaires. Lavages phéniqués. Pansement de Lister et immobilisation dans une gouttière.

Peu à peu la suppuration articulaire diminue, puis se tarit.

Le 3 février 1885, les plaies sont guéries. Le genou est en voie d'ankylose. L'opéré va à Vincennes avec un appareil silicaté entourant et protégeant son genou.

Prosper F... est revenu à la Pitié, en mars 1886 et en mars 1889. La guérison s'est maintenue. Le patient se sert de son membre sans la moindre difficulté, mais le genou est ankylosé en bonne position, c'est-à-dire dans l'extension. L'ankylose est fibreuse.

XII. — *Hydarthroses.*

83 cas.

71 hommes,	4 opérés,	4 guéris	0 mort.
	67 non opérés,	67 guéris	
12 femmes,	2 opérées,	2 guéries	0 mort.
	10 non opérées,	10 guéries	

Ces 83 cas comprennent les épanchements synoviaux chroniques, indolents, qui surviennent plus ou moins lentement, soit après un traumatisme du genou, soit après l'impression du froid chez les rhumatisants, ou sous l'influence d'une uréthrite blennorrhagique. Les hydarthroses traumatiques et rhumatismales ont été de beaucoup les plus fréquentes. Nous n'avons observé que 3 hydarthroses blennorrhagiques.

Il est souvent fort difficile d'établir la distinction entre l'hydarthrose, d'une part, et, d'autre part, l'épanchement séro-sanguin traumatique, l'arthrite subaiguë ou l'arthrite sèche ; d'autant plus que l'hydarthrose est quelquefois un état intermédiaire entre l'épanchement traumatique du genou et l'arthrite. Il n'est pas rare de voir l'hydarthrose se transformer en une tumeur blanche.

Nous nous sommes efforcé de classer ces affections articulaires le plus exactement possible.

Comme traitement, nous faisions faire des révulsions avec la teinture d'iode ou avec un vésicatoire ; nous prescrivions des frictions mercurielles ; surtout nous appliquions la compression ouatée ou la compression avec la bande de caoutchouc ; et lorsque l'épanchement, étant résorbé, avait tendance à faire retour, nous immobilisions le membre, pendant quelques semaines, dans un appareil silicaté.

Ce traitement médical nous a donné d'assez bons résultats pour que nous n'ayons eu recours que 6 fois à la ponction articulaire.

La durée moyenne du séjour à l'hôpital pour les malades traités par les moyens médicaux a été de dix-huit jours :

24 malades affect. d'hydarthrose ont séj. moins de 10 jours.
20   —   —   ·   —   de 11 à 20 —
12   —   —   —   de 21 à 30 —
12   —   —   —   au-delà de 31 —

Les 6 malades, qui ont été ponctionnés, ont séjourné à l'hôpital cinquante jours en moyenne.

Chez un de ces malades, l'épanchement étant devenu purulent, j'ai pratiqué une nouvelle ponction. Après avoir évacué le liquide, j'ai lavé l'articulation avec une solution phéniquée à 5 pour 100, et j'ai immobilisé le membre dans un appareil silicaté compressif. L'opéré a été guéri en soixante-cinq jours.

XIII. — *Arthrites.*

155 cas.

73 hommes,	6 opérés,	4 guéris,	2 morts.
	67 non opérés,	67 guéris ou amél.	0 mort.
82 femmes,	5 opérées,	4 guéries,	1 mort.
	77 non opér.,	77 guéries ou amél.	0 mort.

Les arthrites rhumatismales	ont été au nombre de		80
Les arthrites traumatiques	—	—	32
Les arthrites blennorrhagiques	—	—	29
Les arthrites scrofuleuses	—	—	4
Les arthrites puerpérales	—	—	4
Les arthrites syphilitiques	—	—	3
Les arthrites infectieuses	—	—	2
Les arthrites de croissance	—	—	1

Le genou droit a été 57 fois le siège de l'arthrite, le genou gauche 75 fois, les deux genoux 8 fois. Dans 14 cas, le côté n'a pas été indiqué.

Les arthrites ont été très fréquentes à l'âge de 21 à 30 ans (52 cas) et à l'âge de 31 à 40 ans (44 cas). Elles ont été un peu moins fréquentes avant 20 ans (31 cas). Après 40 ans, elles ont été relativement rares (24 cas.)

24 arthrites affectèrent la forme aiguë ou suraiguë, et furent très douloureuses. Parmi elles, 5 suppurèrent. Dans 1 de ces cas, la suppuration produisit un abcès périarticulaire ; dans les 4 autres cas, la suppuration fut intra-articulaire.

15 arthrites ne furent que subaiguës.

Toutes les autres arthrites étaient plus ou moins indolentes, et eurent une marche chronique.

Les arthrites avec épanchement intra-articulaire m'ont semblé plus nombreuses que les arthrites plastiques sans épanchement.

Assez rarement, 7 fois seulement, l'arthrite du genou s'est compliquée d'une autre arthrite, au pied, au poignet ou à la hanche.

La base du traitement a été les révulsions autour du genou et l'immobilisation du membre inférieur. Dans quelques cas d'arthrite aiguë, j'ai employé avec succès l'extension continue produite par des poids. La compression ouatée, combinée avec l'immobilisation, m'a aussi rendu des services signalés.

Dans les arthrites syphilitiques, le traitement spécifique (frictions mercurielles et iodure de potassium) était prescrit. J'en cite un bel exemple de guérison (obs. 132).

Chez 5 malades, le genou étant fixé dans une attitude vicieuse de flexion, j'ai dû faire le redressement forcé sous le chloroforme, avant d'immobiliser le membre dans la rectitude.

Je n'ai eu qu'une fois recours à la ponction pour évacuer un épanchement articulaire non purulent.

Dans les 4 cas de suppuration articulaire, j'ai évacué le pus, une fois par la ponction avec lavage de la synoviale (guérison) et 3 fois par l'arthrotomie. Ces 3 opérés, qui étaient dans de très mauvaises conditions, sont morts (obs. 133).

Sauf ces 3 cas de mort, tous les autres malades sont sortis guéris ou notablement améliorés. 17 malades étaient en voie d'ankylose, lorsqu'ils ont quitté l'hôpital, mais cette ankylose n'est pas devenue définitive chez tous ces malades. J'en ai revu quelques-uns qui avaient recouvré peu à peu une partie des mouvements du genou.

La durée moyenne du séjour à l'hôpital des arthrites du genou a été de trente-trois jours.

Chez 19 malades, la durée du traitement a été de un à deux mois ; chez 15 malades, cette durée a été de deux à trois mois ; et chez 8 malades, de plus de trois mois.

Obs. 132. — *Arthrite syphilitique du genou ; accidents ter-tiaires ; traitement spécifique ; guérison.* — La nommée D...

(Louise), couturière, âgée de 26 ans, entre à la Pitié, salle Gerdy, n° 13, le 21 mai 1884.

Ses parents sont morts phthisiques. Elle a eu la fièvre typhoïde à l'âge de sept ans. Une coxalgie du côté droit survint pendant la convalescence. Elle a eu aussi la fièvre scarlatine quelque temps après. A dix ans, elle a eu une fluxion de poitrine. A onze ans une ictère. A vingt ans, cette femme, qui vivait en concubinage, eut une première grossesse. Dans le cours de cette grossesse, elle eut de la bronchite et des troubles cardiaques. L'accouchement eut lieu avec des attaques d'éclampsie et son séjour à l'hôpital se prolongea à la suite d'un érysipèle de la face et du cou. A vingt-un ans, deuxième grossesse. A vingt-deux ans, troisième grossesse. A vingt-trois ans, fausse couche. A vingt-quatre ans, quatrième grossesse, suivie d'une péritonite peu intense. Les trois premiers enfants sont morts : le premier en naissant ; le second était mort né et le troisième mourut au bout de neuf jours. Le quatrième seul est vivant et bien portant.

Cette femme porte tous les signes de la diathèse scrofuleuse.

Au mois de janvier 1884, elle vint consulter à l'hôpital pour des maux de gorge, qui guérirent rapidement sous l'influence d'un traitement probablement antisyphilitique.

Quelque temps après, dans les premiers jours de mai 1884, elle ressentit une douleur dans la partie supérieure de la jambe, douleur augmentant avec la marche et la fatigue.

Quelques jours plus tard, il survient de la douleur et du gonflement au-dessus du genou. Le mal de gorge se reproduisit et coïncida avec les accidents de la jambe. Cet état fit revenir la malade à l'hôpital, où elle entra le 21 mai.

On trouve à la partie supérieure de la jambe gauche, à l'union des deux tiers inférieurs du tibia et du tiers supérieur, sur sa face interne, une tumeur osseuse provoquant une vive douleur à la pression. De plus il existe de l'arthrite du genou avec un peu d'épanchement. Cependant les mouvements du genou sont peu douloureux et la marche assez facile.

On constate, au-dessus du genou, une distension du cul-desac supérieur de la synoviale et un épaississement qui paraît faire corps avec les muscles environnants.

L'examen de la gorge laisse voir une échancrure profonde du voile du palais; du côté droit, entre la luette et les piliers. Cette échancrure remonte plus haut que la base de la luette, qui est déviée à gauche; elle se prolonge jusqu'à la voûte palatine. On aperçoit encore plusieurs perforations : l'une au-dessus de la base de la luette, au milieu du voile du palais, est circulaire et de peu d'étendue; deux autres à la partie supérieure droite du voile, l'une en avant, entre le pilier antérieur et l'arcade dentaire supérieure, et l'autre en arrière du pilier antérieur. Ces deux dernières perforations paraissent communiquer entre elles en contournant en arrière ce qui reste du pilier. Par suite de ces lésions, la déglutition se fait mal, surtout celle des liquides, qui passent par les fosses nasales.

La malade, interrogée sur ses antécédents, n'avoue aucun accident de syphilis primitive ou secondaire. Son mari a eu un écoulement vénérien, paraissant être de nature blennorrhagique, deux ou trois ans avant l'éclosion des accidents tertiaires constatés. Il s'abstint de tout rapport avec sa femme pendant deux mois.

Le 25 mai la malade prit un gramme d'iodure de potassium, avec des frictions mercurielles sur les parties malades de la jambe. Un cataplasme est appliqué sur le genou après la friction.

Le 2 juin la dose d'iodure est portée à deux grammes.

Le 13. La malade prend toujours deux grammes d'iodure de potassium. Son état s'améliore. Les tumeurs gommeuses de la jambe et l'arthrite spécifique du genou s'amendent et disparaissent peu à peu. L'échancrure et les perforations du voile du palais se détergent, bourgeonnent et se réparent; toutefois les lésions subsistent, ce qui continue à gêner la déglutition et donne à la voix un son nasillard.

Le 10. L'iodure de potassium est porté à la dose de trois grammes.

Le 23 juin la malade quitte l'hôpital avec une ordonnance pour continuer son traitement chez elle.

Louise D... revenue au bout de quelques semaines, est complètement guérie de son arthrite du genou.

Obs. 133. — *Trois cas d'arthrite suppurée du genou ; arthrotomie ; mort.* — 1° La nommée A... (Élisa), journalière, âgée de 55 ans, avait eu un rhumatisme articulaire il y a cinq ans. Depuis quelques semaines elle était entrée dans une salle de médecine pour une nouvelle poussée de son rhumatisme. Elle avait de l'épanchement dans les deux genoux et dans le coude droit. On jugea nécessaire de lui faire des ponctions pour évacuer les épanchements articulaires. Ces ponctions n'ont-elles pas été faites dans des conditions aseptiques, je l'ignore. Toujours est-il que les articulations des genoux furent envahies par la suppuration et que l'état de la malade devint grave. On la fit alors passer dans mon service le 13 janvier 1886.

Le 14 janvier, je trouvai la malade dans un état très grave. Fièvre, langue sèche, teinte terreuse de la peau ; tous les signes d'une septicémie. Les deux genoux étaient gonflés, fluctuants. Séance tenante, je pratiquai l'arthrotomie antiseptique au genou droit et au genou gauche. Drainage. Pansement de Lister. Immobilisation dans des gouttières.

Mais le lendemain, à sept heures du matin, la malade succombait à la septicémie.

2° En 1888, un homme de 53 ans, ayant aussi une arthrite suppurée des deux genoux dans le cours d'une septicémie, je pratiquai l'arthrotomie du genou droit. Mais il ne put être sauvé, et succomba quatre-vingts jours après son entrée à l'hôpital.

3° En 1892, un homme de 51 ans eut une arthrite suppurée du genou gauche après un traumatisme. Des accidents septiques se déclarèrent. Arthrotomie du genou. Mort de septicémie, dix-huit jours après son entrée.

XIV. — *Arthrite sèche.*

83 cas.

59 hommes	1 opéré,	1 guéri,	0 mort.
	58 non opérés,	58 améliorés,	0 mort.
24 femmes	1 opérée,	0 guérie,	1 mort.
	23 non opérées,	22 améliorées,	1 mort.

L'arthrite sèche, manifestation du rhumatisme chronique et de la goutte, lésion trophique sous la dépendance du tabès, a eu quelquefois pour cause occasionnelle un traumatisme du genou, une fracture de la jambe ou de la cuisse.

L'âge moyen des malades affectés d'arthrite sèche du genou a été de quarante-six ans et demi. Elle a été rare avant trente ans (10 cas seulement).

Le genou gauche a été plus souvent atteint que le droit, dans la proportion de 41 à 31. 8 fois les deux genoux étaient pris en même temps.

Les malades sont entrés à l'hôpital moins pour leur arthrite sèche que pour des accidents intercurrents au genou, poussées inflammatoires, douleurs occasionnées par des corps étrangers articulaires, épanchements synoviaux. Lorsque ces accidents avaient disparu, les malades retournaient chez eux, améliorés mais non guéris, après un séjour de dix-huit jours en moyenne.

Les accidents de l'arthrite sèche sont très sujets à récidiver. Je n'ai pas observé un exemple certain de guérison des arthrites sèches du genou.

13 fois le genou a été très déformé par des végétations osseuses de l'extrémité supérieure du tibia ou des condyles du fémur. Dans quelques-uns de ces cas, les ligaments étaient détruits. La jambe était mobile en tous sens, comme une jambe de polichinelle.

4 fois l'inflammation avait transformé l'arthrite sèche en une tumeur blanche et, sur ces 4 cas, 2 fois l'articulation suppura.

Le traitement de l'arthrite sèche du genou est surtout un traitement général, qui consiste en bains thermaux, bains de vapeur, administration des alcalins, du salicylate de soude, de l'iode et quelquefois des arsénicaux. Le traitement local est celui de l'arthrite, mais sans rechercher l'immobilisation absolue du membre.

Chez 2 malades, l'impossibilité complète de la marche, les douleurs et la destruction de tous les éléments de l'articulation, me décidèrent à faire l'amputation de la cuisse.

L'un des opérés guérit, l'autre guérit aussi de son amputation, mais mourut de coma urémique (obs. 134) plus de deux mois et demi après l'opération.

J'ai encore à signaler un cas de mort par ramollissement cérébral, chez une malade non opérée, après un séjour de cinq mois et demi à l'hôpital (obs. 135).

Obs. 134. — *Arthrite déformante du genou ; impossibilité de marcher ; amputation de la cuisse ; guérison de l'amputation. Mort plus tard de coma urémique.* — La nommée B... (Amelina), âgée de 49 ans, blanchisseuse, entre dans mon service à la Pitié, le 20 juin 1889, pour une arthrite sèche du genou gauche.

Depuis trois ans, cette articulation a commencé à se déformer et la déformation a acquis progressivement un degré extrême (fig. 6).

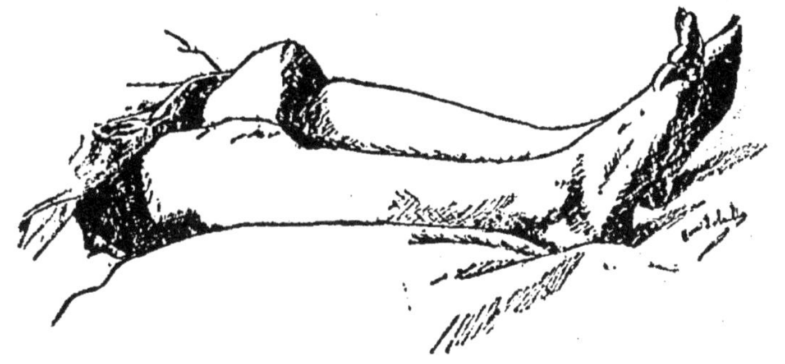

FIGURE 6. — Énorme déformation produite par une arthrite sèche (dessin d'après une photographie). — Amputation de la cuisse.

Les condyles du fémur sont énormément tuméfiés. Ils forment, à la partie antérieure du genou, une saillie grosse comme une tête d'enfant de quatre ans. Le tibia, qui n'a pas subi une pareille déformation, est luxé en arrière. Les ligaments latéraux sont détruits, et le genou peut se mouvoir en tout sens comme une jambe de polichinelle, en faisant entendre des craquements caractéristiques. Le membre est raccourci de trois centimètres environ.

La malade ne peut plus s'appuyer sur son membre. Elle ne marche qu'avec des béquilles et souffre beaucoup pendant les mouvements imprimés au genou.

Elle paraît d'une bonne santé. Sa vie, forcément sédentaire, lui a laissé prendre un notable embonpoint. Elle paraît avoir des habitudes alcooliques.

Il n'y a ni albumine, ni sucre dans les urines.

Le 9 juillet. Amputation de la cuisse gauche au tiers inférieur. Suture. Pansement de Lister ouaté.

Les suites de l'opération sont simples et la guérison a lieu par réunion immédiate.

Amelina B... attendait un pilon pour sortir de l'hôpital, lorsque le 29 septembre, à six heures du soir, elle est prise subitement d'une attaque, avec coma, mouvements convulsifs du côté gauche.

L'examen des urines fait reconnaître une grande quantité d'albumine. Il s'agit donc d'accidents urémiques.

Le lendemain 30 septembre, elle meurt sans que le coma ait disparu.

A l'autopsie, on trouva un cœur graisseux, sans lésions des valvules ; une aorte athéromateuse. Les reins étaient légèrement rétractés et lobulés. A la coupe, lésions très accusées de néphrite instertitielle. Congestion des méninges des deux côtés, avec prédominance de la congestion à droite. Pas de lésions cérébrales. Congestion du poumon droit.

Obs. 135. — La nommée Célanie V..., chemisière, âgée de 66 ans, entre à la Pitié le 18 avril 1881. Elle porte une arthrite sèche très ancienne du genou gauche. Il s'est formé autour de l'articulation des abcès qui se sont ouverts spontanément. Ces abcès sont lavés et pansés antiseptiquement. Ils ne communiquent pas avec l'intérieur de l'articulation. La malade est affaiblie; elle présente les signes d'une sénilité très avancée. Je cherche à améliorer l'état local et l'état général, car aucune opération n'est indiquée.

En effet, au bout de cinq mois, l'affaiblissement de la malade augmente. Elle devient gâteuse, et meurt, le 5 octobre, de ramollissement cérébral aigu.

XV. — *Tumeurs blanches, ostéo-arthrites.*

106 cas.

59 hommes.

30 non opérés : 3 guéris, 20 amél., 5 non guéris, 2 morts
29 opérés : 26 — 1 — 1 — 1 —

47 femmes.

35 non opérées: 7 guéries, 17 amél., 8 non guéries, 3 morts
12 opérées : 12 — 0 — 0 — 0 —

Comme pour les tumeurs blanches du pied, les tumeurs blanches du genou ont été plus fréquentes à gauche qu'à droite (56 tumeurs blanches au genou gauche, 42 au genou droit).

L'âge moyen des malades affectés de tumeur blanche du genou a été de trente-trois ans, tandis que l'âge moyen des malades affectés d'arthrite et d'hydarthrose a été de trente ans et de trente-un ans. Ces chiffres semblent indiquer que l'arthrite et l'hydarthrose sont les premiers stades de la tumeur blanche.

Voici, d'ailleurs, le tableau comparatif de la fréquence de l'hydarthrose, de l'arthrite, de l'arthrite sèche et de la tumeur blanche du genou aux différents âges. Pour 100 de chacune de ces affections, il y a eu :

	Hydarthroses.	Arthrites.	Arthrites sèches.	Tumeurs blanches.
de 16 à 20 ans	21,69	22,15	0	15,70
de 21 à 30 ans	36,14	34,89	10,97	33,68
de 31 à 40 ans	21,69	28,86	21,95	24,21
de 41 à 50 ans	13,25	6,04	26,83	14,74
de 51 à 60 ans	4,82	6,04	30,48	7,37
au-des. 61 ans	2,41	2,01	9,75	4,21

Sur les 106 tumeurs blanches que nous avons observées, 67 présentaient un épaississement de la synoviale et des fongosités, 39 étaient suppurées et, parmi ces dernières, 3 avec des abcès périarticulaires, 10 avec des fistules conduisant sur les extrémités osseuses et dans la cavité articulaire.

Toutes ou presque toutes ces tumeurs blanches étaient de nature tuberculeuse.

Les *tumeurs blanches non suppurées* furent traitées, les unes (au nombre de 50) par des moyens médicaux tels que révulsifs, injections interstitielles d'éther iodoformé, compression ouatée, immobilisation, extension continue; les autres (au nombre de 17) par des opérations diverses.

Les premières donnèrent les résultats suivants :

29 furent améliorées, les malades pouvant marcher à leur sortie de l'hôpital et étant dans les conditions de guérir par ankylose.

10 furent guéries par ankylose.

9 restèrent dans le même état, soit que les malades aient refusé le traitement ou l'opération, soit qu'ils aient été obligés de sortir inopinément.

2 malades moururent de tuberculose généralisée (obs. 137).

Les secondes, c'est-à-dire les *tumeurs blanches non suppurées qui furent traitées chirurgicalement*, donnèrent lieu à :

6 redressements sous le chloroforme et immob. 6 guérisons
2 ponctions et lavages articulaires........... 2   —
5 résections du genou...................... 5   —
3 amputations de la cuisse................. 3   —
1 désarticulation du genou (obs. 150)........ 1   —

Pour les 39 *tumeurs blanches suppurées* j'ai pratiqué 26 opérations chez 24 malades, savoir :

3 incisions d'abcès circonvoisins et grattages, 3 guérisons
4 arthrotomies, grattages et lavages de l'articul. 3   —
   (un des malades subit 2 fois l'arthrotomie).
10 résections du genou...................... 9   —
   (un des malades subit 2 fois la résection et
   ces deux résections échouèrent (obs. 139).
9 amputations de cuisse.................... 8   —
   et une mort tardive par tuberculose (obs. 136) 1 mort

Chez 15 autres malades affectés de *tumeurs blanches suppurées*, j'ai dû m'abstenir de toute opération, chez les uns, parce que leur état général était trop grave, chez les autres, parce qu'ils ne se décidèrent pas à une intervention chirurgicale. Parmi ces 15 malades, 3 moururent dans le service, deux de tuberculose pulmonaire, le troisième de pneumonie des vieillards (obs. 138, n° 3).

Je dois faire remarquer que la tuberculose pulmonaire ne m'a pas paru être invariablement une contre-indication d'opérer. Si, d'une part, la tumeur blanche est une cause de grandes douleurs, de fièvre, d'insomnie ; si, d'autre part, les lésions pulmonaires ne sont pas très avancées, il ne faut pas hésiter à enlever un mal qui cloue les patients dans leur lit et contribue à les précipiter vers un dénouement fatal. Dans ces cas, c'est à l'amputation de la cuisse qu'il faut recourir. Après la suppression de la tumeur blanche, j'ai pu voir le malade récupérer l'appétit, engraisser, reprendre des forces, et la tuberculose pulmonaire s'arrêter dans sa marche, s'amender et tendre vers la guérison (obs. 140).

La durée du séjour à l'hôpital des malades affectés de tumeur blanche du genou a été extrêmement variable. Les uns, ne voulant pas s'astreindre à un traitement régulier, ne sont restés dans nos salles que quelques jours ; les autres sont sortis, seulement améliorés, ne voulant ou ne pouvant pas attendre une guérison par ankylose, qui ne se serait peut-être pas produite. Ces malades améliorés ont séjourné en moyenne quatre mois à l'hôpital. L'un d'eux y est resté deux ans. Enfin plusieurs malades après être sortis du service, y sont revenus à diverses reprises parce que leur état s'était aggravé.

Je me suis abstenu d'opérer toutes les fois que la tumeur blanche tendait vers l'amélioration ou vers la guérison par ankylose, mais lorsque la tumeur blanche s'aggravait, je pratiquais, sans trop tarder, l'arthrotomie ou la résection du genou.

Les faits de ma statistique m'ont montré que la résection ne donne pas de bons résultats, si les lésions sont trop avancées. Dans ce cas, il vaut mieux recourir à l'amputation de la cuisse. L'amputation est encore indiquée, toutes les fois que l'on a affaire à un malade affaibli, sous le coup d'une tuberculose pulmonaire commençante, et qu'il s'agit d'obtenir un rétablissement rapide.

OBS. 136. — *Tumeur blanche suppurée du genou ; amputation de la cuisse ; ulcération tuberculeuse tardive du moignon ; tuberculose pulmonaire ; mort.* — M... (Louis), garçon de salle, âgé de 26 ans, entre, le 11 juin 1880, pour une arthrite fongueuse du genou droit. On immobilise le membre dans un appareil ouaté et silicaté. Après un repos de quarante-cinq jours, M... sort de l'hôpital amélioré.

Mais, au bout de peu de temps, le 26 août de la même année, il rentre à l'hôpital. Son articulation est plus tuméfiée, plus douloureuse. Les extrémités articulaires participent à l'inflammation. Il y a de la fièvre. L'articulation tend à suppurer. Nouvelle immobilisation. Révulsion sur le genou. Traitement général.

La tumeur blanche reste à peu près stationnaire jusqu'au commencement de l'année 1881, mais, à cette époque, la suppuration articulaire devient manifeste. Le genou du côté opposé commence à se prendre. Les sommets des poumons présentent quelques signes de tuberculose encore douteux.

Le 22 mars 1881, amputation de la cuisse au tiers inférieur. Réunion immédiate des parties profondes et réunion presque immédiate de la peau.

Six semaines après la cicatrisation, de petits abcès se forment au voisinage de la cicatrice de l'incision. Ces abcès, que je considère comme d'origine tuberculeuse, s'ouvrent spontanément. Peu à peu, les ouvertures s'agrandissent, se réunissent les unes aux autres et forment un large ulcère. Bien que l'extrémité du fémur fût recouverte par une épaisse couche de parties molles bien cicatrisées, elle finit par être mise à nu par l'ulcération progressive des tissus. Ce travail très lent amena la saillie de l'os.

En même temps le genou gauche se tuméfie de plus en plus, devient très douloureux et suppure évidemment. La tuberculose pulmonaire suit une marche progressive. Il se forme des cavernes, et le malade finit par succomber à la tuberculose pulmonaire le 2 mai 1882, treize mois et demi après son amputation.

Obs. 137. — *Deux cas de tumeurs blanches du genou non suppurées ; mort sans intervention chirurgicale :*

1° O... (Victor), journalier, âgé de 54 ans, entre le 24 octobre 1883, pour une tumeur blanche fongueuse du genou
droit. Il est atteint d'une tuberculose pulmonaire très
avancée. La lésion du genou est bien secondaire par rapport
à la lésion des poumons. Toute intervention est contre-indiquée. On se borne à immobiliser le membre dans une gouttière. Au bout de vingt-cinq jours, le 18 novembre, Victor O...
meurt de sa tuberculose pulmonaire ;

2° F... (Emma), couturière, âgée de 28 ans, a une histoire
identique. Entrée le 28 mars 1886 pour une arthrite tuberculeuse du genou gauche, elle succombe le 21 avril suivant à
une tuberculose pulmonaire galopante.

Obs. 138. — *Trois cas de tumeurs blanches suppurées ; mort
sans intervention chirurgicale :*

1° G... (Marie), âgée de 37 ans, ouvrière à la manufacture
des tabacs, a déjà fait dans le service un séjour de trois mois,
en 1879, pour une tumeur blanche fongueuse du genou droit.
Le 2 juin 1880, elle revient dans le service. La tumeur blanche est devenue suppurante, mais elle a des cavernes dans
les poumons. Elle meurt de tuberculose pulmonaire le 8 août
suivant.

2° P... (Pierre), âgé de 47 ans, gainier, a eu l'avant-bras
gauche amputé pour une tumeur blanche du poignet. Il entre
à la Pitié, le 30 juin 1885, pour une tumeur blanche suppurée
du genou droit. Il est en même temps atteint de tuberculose
pulmonaire. Il aurait fallu faire l'amputation de la cuisse,
mais le mauvais état de sa santé fait repousser toute idée
d'intervention. Le 14 mars, il meurt presque subitement.

3° N... (Julie), ménagère, âgée de 75 ans, entre, le 12 octobre
1883, pour une tumeur blanche suppurée du genou avec abcès
circonvoisins. Son âge avancé, sa faiblesse, font renoncer à
toute intervention. Elle contracte dans le service une pneumonie des vieillards et succombe le 31 octobre.

Obs. 139. — *Tumeur blanche suppurée du genou ; échec de*

deux résections ; amputation de la cuisse; guérison. — Le nommé B... (Jean-Baptiste), dessinateur, âgé de 33 ans, entre à l'Hôtel-Dieu, le 1er avril 1893, pour une tumeur blanche suppurée du genou gauche.

Antécédents héréditaires. Rien de particulier à noter du côté du père et de la mère. Cinq frères sont bien portants, sauf l'aîné qui est atteint, depuis environ deux ans, d'une bronchite.

Antécédents personnels. Pas de stigmates tuberculeux dans l'enfance, ni gourmes, ni adénites. Pas de maladies aiguës. Syphilis contractée en 1890 ; plaques muqueuses pharyngées et anales.

Le début de l'affection articulaire remonterait à l'âge de huit ans. A cette époque, à la suite d'une chute dans un escalier, il aurait eu une arthrite. Après cette arthrite, qu aurait suppuré pendant longtemps, il s'est formé une anky-lose, à angle obtus. Le malade était à la campagne, loin de out soin médical intelligent. La position vicieuse s'est établie progressivement sans qu'on ait cherché, non seulement à la corriger, mais même à l'empêcher de se produire. L'arthrite s'est guérie. Avec son ankylose, le malade a pu marcher de-puis l'âge de neuf ans jusqu'à l'année dernière, sans jamais souffrir, sans ressentir de gêne au niveau de sa jointure. La marche s'exécutait sans le secours d'une canne, et le malade faisait même de longues courses.

Au mois de janvier 1892, survinrent des douleurs très vives dans le genou et, presque immédiatement, l'articulation aug-menta de volume. Au bout de trois mois, l'articulation sup-pura. En juillet, on lui fit un grattage de l'articulation. De-puis cette époque, il a continuellement gardé le lit, souffrant beaucoup.

A l'Hôtel-Dieu, je constate que le genou est ankylosé à angle droit. Il y a plusieurs trajets fistuleux conduisant dans l'articulation et sur les extrémités osseuses. Fluctuation ma-nifeste. Rougeur de la peau, chaleur.

L'état général est satisfaisant. Pas de lésion pulmonaire. Je conseille l'amputation, étant donnée l'étendue des altérations osseuses, mais le malade s'y refuse absolument. Devant ce refus, je tente la résection.

Le 4 avril. La résection du genou est pratiquée. Je suis obligé de scier le fémur à quatre ou cinq centimètres au-dessus des condyles. Du côté de la jambe, tout le plateau tibial et l'apophyse styloïde du péroné sont sectionnés. Malgré une suture osseuse, les os ne sont pas facilement maintenus en place. Immobilisation dans un appareil plâtré, après pansement de Lister et drainage.

Les suites de l'opération ne sont pas mauvaises. Pas de fièvre, mais, au bout de cinq à six jours, on constate l'apparition d'une mauvaise odeur au niveau de l'articulation.

Le 15 avril, 1er pansement. Les points de suture n'ont pas lâché, malgré la suppuration qui est assez abondante. Pansement iodoformé.

Le 21 avril, 2e pansement. Les lèvres de la plaie sont désunies et le fémur fait saillie, sur une largeur d'environ quatre centimètres.

Le 25 avril, on renouvelle le pansement.

Le 1er mai. Chloroformisation. Résection de la partie du fémur qui fait saillie à travers les lèvres de la peau. Adaptation, aussi exacte que possible, du fémur et des os de la jambe. Pansement iodoformé. Attelle plâtrée.

Les jours suivants, pas de fièvre. La plaie continue à suppurer et les pièces du pansement sont traversées par le pus qui répand une assez forte odeur.

Le membre est à peu près dans le même état qu'avant la seconde résection, c'est-à-dire dans un état déplorable, qui me fait perdre tout espoir de le conserver.

Au pansement suivant, je constate que le fémur fait encore saillie à travers la plaie. Son extrémité, blanche, est dépourvue de toute vitalité.

Je fais comprendre au malade que l'amputation de la cuisse est inévitable et qu'il ne peut plus conserver son membre.

Le 16 mai. Amputation de la cuisse à la partie inférieure. L'opération est fort simple. La jambe ne tenait plus à la cuisse, que par les parties molles du creux poplité. Drainage; suture du lambeau au crin de Florence; pansement de Lister; compression ouatée avec une bande de toile.

Le 20 mai, 1ᵉʳ pansement. Réunion immédiate.

Le 0 juin, l'opéré va en convalescence à Vincennes.

Obs. 140. — *Tumeur blanche du genou chez un jeune homme atteint de tuberculose pulmonaire; amputation de la cuisse; tuberculose pulmonaire très améliorée* (obs. publiée *in* Bull. de la Soc. de Chir., 4 juillet 1883, p. 577). — Chas.,, (Antoine), âgé de 19 ans, garçon nourrisseur, entre le 19 février 1883 à la Pitié, salle Broca, n° 37.

Parents bien portants. Pas de maladies antérieures. Pas d'accidents scrofuleux apparents.

Il est malade depuis deux ans. Il a commencé par avoir de la gêne dans le membre inférieur gauche pendant la marche, puis son genou est devenu un peu douloureux, sans cause appréciable. Il continua cependant à marcher. Peu à peu le genou augmenta de volume. La gêne et la douleur pendant les mouvements devinrent de plus en plus considérables. Il fut obligé de s'aliter quinze jours avant son entrée à l'hôpital.

Actuellement le genou gauche est gonflé, sphérique, deux fois plus volumineux que celui du côté opposé. Les muscles de la jambe et de la cuisse sont atrophiés. La peau est saine, sans fistule. La rotule est peu mobile. Presque pas d'épanchement articulaire, si ce n'est à la partie interne de l'articulation, où l'on rencontre un point fluctuant. Le gonflement est surtout produit par une tuméfaction des extrémités articulaires et, en particulier, du tibia. Pas de frottements pendant que l'on imprime des mouvements de flexion et d'extension. Les mouvements communiqués sont très limités et douloureux.

Les poumons ne paraissent pas malades. Toutes les fonctions se font assez bien. Amaigrissement.

Le 23 février. Pointes de feu multipliées sur le genou, compression ouatée et immobilisation dans un appareil silicaté.

Séjour de plusieurs semaines à l'hospice de Vincennes pendant le mois d'avril.

A la fin d'avril, Chas... (Antoine) rentre à la Pitié. Son état général est à peu près le même, mais la tumeur blanche du genou s'est aggravée. Les douleurs sont devenues très intenses. L'articulation a augmenté de volume. Elle est chaude, fluctuante. La peau est amincie en plusieurs points, et il est évident qu'elle ne tardera pas à se perforer.

M. Polaillon observe attentivement le malade pour savoir s'il doit faire la résection du genou ou l'amputation de la cuisse, mais les manifestations tuberculeuses du côté du poumon lui font rejeter l'idée d'une résection.

En effet, on trouve aux deux sommets de la poitrine, en avant et en arrière, une submatité marquée. A l'auscultation la respiration est rude et l'expiration prolongée. On entend, en outre, pendant l'inspiration, en avant et à droite, des craquements secs, qui sont très nets. Le malade tousse et crache, mais il n'a pas encore eu d'hémoptysie. Il est évident qu'il y a un commencement de tuberculose pulmonaire, et que la tumeur blanche est très probablement de nature tuberculeuse.

Les douleurs du genou, la suppuration intra-articulaire, le séjour au lit, la fièvre produite par l'affection articulaire, mettent le patient dans de mauvaises conditions pour résister à l'évolution de la tuberculose. M. Polaillon pense qu'en supprimant, par une amputation de la cuisse, toutes ces causes d'affaiblissement, il améliorera les conditions du malade au point de vue de la tuberculose pulmonaire et prolongera ses jours.

Le 6 juin. Amputation de la cuisse gauche au tiers inférieur par la méthode circulaire. Spray. Ligature au catgut. Drain. Suture. Pansement de Lister.

Le 8. Premier pansement. Ablation d'un drain.

Le 11. Deuxième pansement. Ablation de deux fils de suture.

Le 14. Troisième pansement. Ablation du second drain et de tous les fils de suture. Réunion immédiate dans la profondeur.

Le 22. La guérison est complète. Il n'y a plus qu'un point bourgeonnant à l'extrémité interne de la cicatrice, dans le lieu où passait l'un des drains. Le malade a engraissé et va très bien.

Il se lève depuis le 18 juin.

Le 26. Les craquements constatés au sommet du poumon droit n'existent plus. La respiration reste rude aux sommets.

La percussion donne encore de la submatité. Le malade ne tousse plus du tout.

Examen du membre amputé. La cavité articulaire du genou est remplie d'un liquide séro-purulent et de fongosités. La synoviale a disparu par places. Les cartilages articulaires sont peu altérés sur la rotule, mais sur le fémur et surtout sur le tibia, ils sont très altérés, amincis et manquant dans beaucoup de points. Les ligaments sont relâchés. Le cartilage semi-lunaire interne a été détruit. Une coupe suivant la longueur du tibia montre, non seulement au voisinage de la surface articulaire, mais encore à une grande distance de celle-ci, dans le canal médullaire de la diaphyse, des îlots de tissu jaune infiltré de pus, ayant vraisemblablement une origine tuberculeuse. Cette altération très étendue du tibia prouve qu'une résection n'aurait pas pu réussir.

Examen histologique par M. Sapelier, interne du service. Le plateau du tibia a été décalcifié par l'acide formique à 1/3, puis traité par la gomme et l'alcool. Sur des coupes perpendiculaires à sa surface, nous avons pu constater que la substance osseuse est réduite à l'état de minces travées et que la moelle, revenue à l'état embryonnaire, ne contient plus qu'une très petite quantité de vésicules adipeuses. Au centre de cette substance médullaire, on voit quelques granulations tuberculeuses isolées et absolument caractéristiques. Les coupes des fongosités nous ont fait constater l'existence de tubercules isolés. La nature tuberculeuse de l'affection ne peut donc être mise en doute.

Malformations acquises.

XVI. — *Ankyloses anciennes.*

$$7 \text{ cas} \begin{cases} 4 \text{ hommes, } 1 \text{ opéré, } 3 \text{ non opérés} \\ 3 \text{ femmes, } 2 \quad -\!\!- \quad 1 \quad -\!\!- \end{cases} \Big\{ 0 \text{ mort.}$$

Indépendamment des ankyloses assez nombreuses, dont j'ai favorisé la formation pour guérir certaines arthrites et certaines tumeurs blanches traitées dans mon service, j'ai observé 7 cas d'ankyloses anciennes en position vicieuse, constituant un état d'infirmité que je range parmi les malformations acquises.

Ces ankyloses reconnaissaient pour cause des arthrites traumatiques par coup de feu, par chute ou par fracture du fémur (3 cas), des tumeurs blanches (3 cas), une brûlure profonde du genou (1 cas; obs. 141).

Toutes ces ankyloses s'accompagnaient d'une flexion angulaire plus ou moins prononcée de la jambe et causaient de la claudication. Elles étaient, les unes de nature fibreuse, les autres osseuses.

Je n'ai opéré que 3 de ces malades, les autres s'accommodant de leur déformation ou présentant quelque contrindication à l'action chirurgicale. L'opération a consisté, chez deux malades, en un redressement du membre par les efforts manuels pendant l'anesthésie chloroformique; chez l'un d'eux, il a fallu préalablement libérer le genou des adhérences cicatricielles d'une ancienne brûlure. Chez le troisième malade, une résection a été faite (obs. 140).

Obs. 141. — *Ankylose du genou par cicatrices de brûlure. Section sous-cutanée des brides cicatricielles. Redressement. Reproduction de la déformation.* — Le nommé M... (François), âgé de 38 ans, exerçant la profession de moulurier, entre le 16 octobre 1892 à la Pitié.

Le 1er novembre 1891, le malade est tombé sur un poêle et s'est fait une brûlure à la tête; puis le poêle s'est renversé sur la partie externe de son genou droit. Le malade perdit connaissance, et quand on le releva, il avait une brûlure s'étendant en profondeur jusqu'au condyle fémoral. Les tissus et le ligament latéral externe étaient détruits. On le conduisit à l'hôpital Tenon, où on lui fit des pansements.

Le malade sortit de l'hôpital Tenon le 27 mai 1892. Il avait la jambe en demi-flexion, et il lui était impossible d'exécuter le moindre mouvement de l'articulation du genou. Il se plaignait en même temps de vives douleurs. Il portait, au niveau du genou, une cicatrice de dix centimètres de longueur sur cinq centimètres de largeur, dure, épaisse, complètement adhérente à l'os.

Le 25 octobre, après chloroformisation, M. Polaillon introduisit un ténotome sous la cicatrice et sectionna toutes les adhérences de la cicatrice au condyle et au tibia. Cela fait, il put mobiliser le genou et placer la jambe en extension sur la cuisse. Un appareil plâtré fut aussitôt appliqué pour maintenir l'extension.

Quand on enleva l'appareil, au bout de trente-huit jours, le malade continuait à souffrir et avait peu gagné au point de vue de la marche.

Sa jambe reprit peu à peu une position un peu fléchie, les adhérences cicatricielles s'étant reformées.

On proposa alors au malade de faire la résection du genou, mais, M. Polaillon ayant changé de service, ce malade fut perdu de vue.

XVII. — *Genu valgum.*

11 cas $\left\{\begin{array}{l} \text{9 hommes, 5 opérés, 4 non opérés} \\ \text{2 femmes, 2 — 0 —} \end{array}\right.$ $\left\{\begin{array}{l} \text{0 mort.} \end{array}\right.$

Dans tous ces cas, le genu valgum était double. 8 fois, la déformation était plus considérable à gauche qu'à droite, 2 fois, c'était le contraire ; dans 1 seul cas, la déformation m'a paru également prononcée à droite et à gauche.

Tout le monde sait que le genu valgum est une malformation de l'adolescence, due à la croissance irrégulière de l'épiphyse inférieure du fémur. L'âge moyen de nos malades était de dix-sept ans.

Il m'a semblé que les professions qui exigent, chez les adolescents, une station debout très prolongée, étaient une cause de genu valgum. Mais ma statistique est trop peu nombreuse pour pouvoir affirmer cette étiologie.

7 malades ont été opérés : 1 par le redressement avec les mains pendant la chloroformisation, 4 par l'ostéoclasie avec l'appareil de M. Collin, 2 par l'ostéotomie sus-condylienne du fémur (obs. 142 à 148).

Le redressement par les efforts manuels ne peut réussir que chez de jeunes sujets, dont les os n'ont pas encore acquis une grande solidité. C'est un procédé infidèle, aveugle, et qui ne m'a donné qu'un résultat incomplet (obs. 142).

L'ostéoclasie mécanique, soit avec l'appareil de M. Robin soit avec celui de M. Collin, a pour but de remplacer par une force irrésistible l'effort toujours limité du chirurgien, et de produire méthodiquement une fracture au-dessus des condyles du fémur. Chez 1 de mes malades j'ai pratiqué l'ostéoclasie d'un seul côté (obs. 143). Chez 3 autres malades, l'ostéoclasie a eu lieu des deux côtés en deux séances (obs. 144) ou même en une seule séance (obs. 145). Sur ces 7 ostéoclasies j'ai obtenu 6 redressements complets et 1 redressement incomplet.

L'ostéotomie du fémur suivie du redressement m'a donné deux bons résultats (obs. 146 et 147).

Je voudrais avoir des faits beaucoup plus nombreux pour donner la préférence à l'ostéoclasie ou à l'ostéotomie dans le traitement des genu valgum. Ces deux procédés m'ont donné de très beaux succès. Mais comme précision opératoire, comme simplicité de l'instrumentation, comme bénignité du traumatisme, l'ostéotomie me paraît être bien supérieure à l'ostéoclasie.

La durée moyenne du rétablissement chez les opérés par ostéoclasie ou par ostéotomie a été de trois mois et demi.

Obs. 142. — *Genu valgum double; redressement du genou gauche par les efforts manuels.* — Le nommé S... (Charles), âgé de 15 ans, exerçant la profession de tapissier, entre à la Pitié le 30 juin 1870. Il porte un genu valgum double. La déformation est à peu près égale des deux côtés. Lorsque les deux genoux sont rapprochés de manière à se toucher, l'écart des talons est d'environ quinze centimètres.

Comme ce malade est encore assez jeune pour que ses os n'aient pas une grande solidité, nous espérons obtenir, avec les efforts manuels, l'écrasement ou le tassement du condyle interne et par suite le redressement du genu valgum.

Le 23 juillet, Charles S... est profondément endormi par le chloroforme. La face interne de sa cuisse gauche repose sur une table, de manière à ce que le genou déborde un peu le rebord de celle-ci. Saisissant alors la jambe je cherche, par des efforts soutenus et violents, à la porter en dedans, de manière à l'amener dans l'axe de la cuisse. Je fais joindre à mes efforts ceux d'un aide. Le but est d'effacer l'angle interne du genu valgum en produisant une fracture par pénétration du condyle interne, afin d'amoindrir sa saillie.

Au bout d'un quart d'heure de manœuvres semblables, la jambe est ramenée dans l'axe de la cuisse. La saillie du genu valgum est effacée.

Le condyle interne a-t-il été aplati? nous ne pouvons l'affirmer, car nous n'avons entendu aucun craquement de fracture, mais il y a eu certainement des déchirures de ligaments. Quoi qu'il en soit, la difformité n'existe plus.

Avant de réveiller l'opéré, on entoure le membre inférieur de ouate et on applique sur sa face interne une attelle rigide en bois, pour maintenir le redressement obtenu.

Le 13 octobre. Deux mois et vingt jours après l'opération, Charles S... quitta la Pitié. Le résultat était incomplet, le genu valgum s'étant en partie reproduit. Le genou opéré n'était pas douloureux. La marche était facile. Le malade n'a pas été revu.

J'estime que le redressement véritablement parfait, au moment de l'opération, était plus apparent que réel, et qu'il a été obtenu plutôt aux dépens des ruptures ligamenteuses qu'aux dépens d'un aplatissement réel de la saillie du condyle interne.

On a dû constater souvent pareil insuccès avec ce procédé de redressement par les efforts manuels. Je n'ai pas voulu y recourir de nouveau, même chez des enfants.

Obs. 143. — *Genu valgum double plus marqué à gauche. Ostéoclasie avec l'appareil de Collin; guérison.* — La nommée B... (Berthe-Eléonore), âgée de 4 ans, entre à la Pitié, avec sa mère, le 8 avril 1884.

Cette petite fille n'a jamais été gravement malade. Sa dentition a été lente et difficile. Elle n'a marché que très tard, à vingt-sept mois.

Elle se fatigue très rapidement. Elle ne peut rester debout où marcher pendant plus de cinq minutes. Elle monte les escaliers avec beaucoup de peine, et ne peut les descendre seule. A la consultation des Enfants-Malades, on lui a ordonné du phosphate de chaux, de l'huile de foie de morue.

M. Polaillon constate l'existence d'un genu valgum double, très prononcé à gauche, avec relâchement des ligaments latéraux des deux genoux. Il conseille l'ostéoclasie sur le membre le plus déformé.

Le 7 mai. Rupture mécanique du fémur avec l'appareil de M. Collin.

Cet appareil est composé d'une gouttière matelassée dans laquelle on fixe la cuisse, de façon à la tenir complètement immobile et à ne laisser dépasser que l'extrémité inférieure du fémur sur laquelle agit l'ostéoclaste. Cet instrument est représenté par un levier du deuxième genre. Le point d'action vient s'appliquer juste sur le condyle externe et tend à le déplacer de dehors en dedans. Le bras de la puissance, très long, est mis en mouvement par un système de moufles sur lesquelles on exerce une traction lente, graduée, continue. La traction cesse aussitôt qu'on a entendu le craquement caractéristique de la fracture osseuse. Le genu valgum est alors redressé. On immobilise immédiatement le membre dans un appareil plâtré ouaté à l'intérieur, et on place une attelle externe en bois pour maintenir le redressement du membre jusqu'à ce que l'appareil plâtré soit sec.

Le 19. On refait l'appareil plâtré qui était devenu trop large.

Le 20. Fièvre assez intense, le soir. Nuit mauvaise. La petite fille a les traits tirés. Elle ne va pas à la selle, mange peu, se plaint de souffrir au talon où on ne trouve rien d'anormal.

Le 27. La petite fille se plaint encore de souffrir à la cheville, au talon. Incision du plâtre avec la pince de Liston. On ne trouve rien.

Le 20 juin. On enlève l'appareil plâtré. La jambe est bien droite, bien consolidée. La fracture, dont on sent le cal, siégeait à deux ou trois travers de doigt au-dessus des condyles, tout à fait à la partie inférieure de la diaphyse. On place la jambe dans une simple gouttière.

Le 23. On supprime la gouttière, on la remplace par un bandage roulé.

Le 20. A cause de la persistance de la laxité des ligaments latéraux, il sera nécessaire de faire porter, pendant quelque temps, un appareil orthopédique.

Le 28. Exeat. On permet à la malade de commencer à marcher. Le membre est parfaitement redressé.

OBS. 144. — *Genu valgum double, opéré par l'ostéoclasie en deux séances, à l'aide de l'appareil de M. Collin. Présentation, à la Société de chirurgie, du moule des genoux avant l'opération, et de la malade après l'opération.* (Séance du 28 nov. 1883, p. 885 du *Bulletin de la Soc. de chirurgie.*) — Augustine M..., âgée de 16 ans, entrée dans mon service le 13 juin 1883, avait, depuis son enfance, les genoux notablement déviés en dedans.

A quatorze ans elle eut une fièvre typhoïde, après laquelle on constata une croissance très marquée et une augmentation considérable de la déviation de ses genoux.

Elle présente le facies du tempérament strumeux, et elle porte une adénite cervicale suppurée.

Le genu valgum est un peu plus accusé à gauche qu'à droite. Lorsque la malade est debout et que les genoux sont rapprochés de manière à se toucher, l'écartement des deux malléoles internes mesure dix-huit centimètres.

La marche est très gênée. En effet, pour porter les jambes en avant, la petite malade est obligée de les traîner en fauchant. Dans ces mouvements, l'un des genoux décrit alternativement autour de l'autre un demi-cercle, ce qui produit, au niveau du bassin et du thorax, un double mouvement de torsion et de balancement. La course et le saut sont impossibles.

Le 30 juin. Chloroformisation complète. Application sur le membre gauche de l'appareil, imaginé par M. Collin, pour produire l'ostéoclasie au-dessus des condyles du fémur. M. Verneuil avait bien voulu nous assister dans l'opération, et M. Collin manœuvrait lui-même l'ostéoclaste. La partie inférieure du fémur fut infléchie en dedans jusqu'à faire un angle presque droit avec l'axe de la partie supérieure. A ce moment, on entendit un craquement qui indiqua que l'os avait cédé. Application immédiate d'un bandage plâtré pour maintenir le membre dans la rectitude. Aucun accident consécutif.

Le 24 juillet. Chloroformisation et ostéoclasie du fémur droit avec le même instrument. Dès que la fracture et le redressement eurent été obtenus, immobilisation du membre dans un bandage plâtré.

Le 21 août, le bandage du côté gauche fut enlevé, et le 20 septembre celui du côté droit. Les fractures étaient parfaitement consolidées, et les genoux étaient complètement redressés.

Il est utile de faire remarquer que les genoux ne présentaient pas d'épanchement intra-articulaire et que leurs mouvements étaient libres.

La petite opérée commença à marcher avec des béquilles, puis peu à peu sans soutien.

Quatre mois après l'opération, non seulement la marche était facile, mais encore la course et le saut s'exécutaient sans difficulté, comme chez une personne bien conformée du même âge.

Dans la station debout, les deux malléoles sont en contact, et les genoux ne se touchent presque pas, ce qui prouve que les genu valgum sont absolument redressés.

En examinant à distance cette jeune fille, on constate que ses membres inférieurs sont d'aplomb et bien conformés, et on ne se douterait pas qu'elle a subi une opération pour un genu valgum double.

Mais si l'on explore par le toucher la partie inférieure des fémurs, on sent, à droite, un épaississement osseux immédiatement au-dessus des condyles et, à gauche, un véritable cal à quatre travers de doigt au-dessus des condyles. La fracture s'est donc produite plus haut sur le fémur gauche que sur le fémur droit. Mais cette différence dans le siége de l'ostéoclasie ne nuit ni à la forme ni aux fonctions des membres inférieurs.

Obs. 145. — *Genu valgum double ; ostéoclasie des deux côtés dans la même séance ; guérison.* — Le nommé B... (Léon), emballeur, âgé de 17 ans, entre à la Pitié le 5 mai 1886.

Né de parents bien portants il n'a eu, dans son enfance, aucune maladie.

Aucun antécédent strumeux ni rhumatismal. Aucun stigmate de rachitisme. Le thorax est régulièrement conformé. Les membres supérieurs et le bassin n'offrent aucune déformation rachitique.

Depuis deux ans seulement, il a remarqué que la partie inférieure de la cuisse droite augmentait de volume. Il y a six mois, à la suite de fatigues et de surmenage, il ressentit des douleurs au niveau du condyle interne du fémur droit. Il était obligé de s'asseoir plusieurs fois pendant la journée. Depuis deux mois, les douleurs se sont accrues en même temps que le condyle interne droit devenait plus gros.

A son entrée, on constate une saillie assez considérable formée par le condyle interne du côté droit. Pareille déformation existe à gauche, mais beaucoup moins accentuée. Les jambes sont fortement déjetées en dehors.

Si l'on examine le malade couché, les deux condyles internes du fémur étant amenés au contact, on trouve qu'il existe un écartement de dix-sept centimètres entre les deux malléoles internes. La déviation du genou droit est représentée par dix centimètres ; celle du genou gauche par sept centimètres.

Le 15 mai. Le malade étant chloroformé, M. Polaillon pratique successivement l'ostéoclasie du fémur droit et du fémur gauche avec l'appareil de Collin.

La fracture est annoncée par un craquement sec. Aussitôt on redresse le membre et on l'immobilise dans un appareil plâtré.

Les suites de cette opération double furent des plus simples. Aucune réaction générale. Pas de douleur vive, mais seulement une sensation d'engourdissement. Pas d'élévation de la température.

Le 8 juillet. La gouttière plâtrée du côté gauche est retirée. La jambe est très droite. Le cal est à peine sensible, aucune déformation.

Le 15. On enlève la gouttière du côté droit. Le cal est très volumineux, et, à la partie externe de la cuisse, on constate que le fragment supérieur se dirige en dehors en formant un angle très obtus avec le fragment inférieur.

Le 26. L'opéré marche pour la première fois avec des béquilles.

A son départ, qui a lieu le 10 août, nous constatons : le contact immédiat des deux malléoles internes et un écartement de deux centimètres entre les deux condyles internes. Une ligne étendue de l'épine iliaque antérieure et supérieure au bord externe du pied mesure quatre-vingt-treize centimètres. Ce qui donne un allongement de deux centimètres comparativement à la longueur primitive des membres inférieurs.

La jambe gauche peut se fléchir à peu près complétement à angle droit. La jambe droite possède des mouvements de flexion moins étendus.

A aucun moment, il n'y a eu d'épanchement intra-articulaire.

Le 8 novembre. Léon B... revient à la Pitié. Le redressement du genu valgum est parfait. La marche n'est pas encore très facile. L'articulation tibio-tarsienne gauche est douloureuse, mais il n'est pas douteux que la gêne du mouvement ne disparaisse avec le temps.

Opérations sur le genou.

XVIII. — *Ponctions du genou.*

14 ponctions

11 hommes : 8 guéris, 3 améliorés, 0 non guéri ⎫ 0 mort.
3 femmes : 2　—　0　—　1　—　⎭

Ces ponctions ont eu lieu 4 fois pour des épanchements traumatiques ; 6 fois pour des épanchements d'hydarthrose ; 4 fois pour des épanchements d'arthrite ou de tumeur blanche.

Je les ai pratiquées rarement, parce que je les crois peu utiles.

Elles sont surtout indiquées dans les épanchements sanguins récents et dans les épanchements séreux qui tardent à se résorber. Il arrive ordinairement qu'après la ponction l'épanchement se reproduit, et qu'il faut recommencer deux ou trois fois l'évacuation articulaire, sans qu'il soit bien évident qu'un traitement par la révulsion et la compression n'ait pas amené un résultat aussi bon et aussi prompt.

En général, lorsque l'épanchement est purulent, il vaut mieux recourir à l'arthrotomie, ou à la résection, qu'à la ponction.

Toutes nos ponctions ont été faites aseptiquement et avec aspiration du liquide. Elles n'ont déterminé aucun accident.

Elles ont été simplement évacuatrices chez 10 opérés.

Chez 4 autres opérés, elles ont été suivies d'un lavage articulaire avec la solution phéniquée forte. Après ce lavage, les malades ressentent une vive douleur qui peut durer plusieurs jours. Peu à peu, la douleur s'amoindrit, l'épanchement ne se reproduit pas et la guérison arrive.

Je n'ai eu à enregistrer qu'un insuccès de la ponction. L'épanchement articulaire était purulent. Deux ponctions n'eurent aucun résultat favorable. Il fallut faire l'arthrotomie qui n'eut pas plus de succès, et en définitive recourir à l'amputation de la cuisse.

Tous les autres malades, traités par la ponction, ont été guéris ou améliorés.

La durée moyenne du traitement par la ponction a été de vingt jours, dans le cas d'épanchement traumatique, et de quarante-six jours, dans le cas d'épanchement d'hydarthrose, d'arthrite ou de tumeur blanche.

XIX. — *Arthrotomies.*

17 arthrotomies
15 hommes : 12 guéris, 1 non guéri, 2 morts.
2 femmes : 0 — 1 — 1 —

L'indication de faire l'arthrotomie du genou s'est présentée dans 2 cas d'épanchement sanguin traumatique, dans 5 cas d'arthrites suppurées, dans 4 cas de tumeurs blanches, et dans 6 cas de fracture de la rotule.

Le plus souvent (9 fois), l'arthrotomie a été *simple*, c'est-à-dire que l'opération s'est bornée à une large ouverture de l'articulation du genou, et à un lavage exact de la cavité articulaire. L'incision était faite verticalement, soit en dehors, soit en dedans de la rotule, et, en général, je m'abstenais de la suturer avant d'appliquer le pansement. Le membre était ensuite immobilisé dans une gouttière.

2 fois l'arthrotomie a été *complétée* par un grattage des fongosités articulaires avec la curette tranchante. Dans un cas, l'incision avait été pratiquée sur le bord externe et sur le bord interne du genou, afin de mieux découvrir les fongosités qu'il fallait enlever.

Enfin, dans les 6 cas de fracture de la rotule, l'arthrotomie, faite par une incision transversale, n'a été que le temps préliminaire de l'opération, qui consistait surtout dans la suture de la rotule.

L'arthrotomie nous a donné 12 guérisons, 2 avec ankylose, 10 avec conservation plus ou moins parfaite des mouvements.

Chez 2 malades l'arthrotomie a échoué, et il a fallu amputer la cuisse. L'un de ces malades (obs. 124) avait été arthrotomisé pour faire l'avivement et la suture dans une ancienne fracture de la rotule.

L'arthrotomie du genou n'est pas une opération grave par elle-même. Si nous avons enregistré 3 cas de mort (obs. 133), c'est que l'opération a été faite tardivement dans le cours d'une septicémie dont la suppuration du genou n'était qu'une manifestation ultime. Il ne faut donc point imputer la mort à l'arthrotomie, mais à l'empoisonnement septique très avancé qu'il fallait combattre. Lorsque l'arthrotomie peut être pratiquée de bonne heure (comme dans l'observation 77), non seulement elle sauve le membre, mais encore elle peut arrêter les accidents de la septicémie.

XX. — *Ostéotomie sus-condylienne du fémur.*

2 ostéotomies, 2 hommes, 2 guérisons.

Ces 2 ostéotomies ont été faites pour redresser des genu

valgum. Voici, avec les observations abrégées, le procédé que j'ai suivi : ·

Obs. 146. — Albert B..., garçon marchand de vin, âgé de 16 ans, arrive dans mon service le 12 août 1887, pour un genu valgum double, plus marqué à gauche.

Le 26 août, le jeune malade étant endormi par le chloroforme, je pratique une incision verticale, de six à sept centim. au-dessus du condyle interne gauche. L'incision ayant traversé les parties molles et pénétré jusqu'au bord interne du fémur, je fais écarter les deux lèvres ; puis, avec un ciseau de Mac Even dont la lame est maintenue perpendiculairement à la diaphyse fémorale, je sectionne les trois quarts de l'os en frappant avec un marteau sur la tête du ciseau. La lame du ciseau n'étant pas assez large, je suis obligé de le retirer et de le replacer plusieurs fois pour couper le tissu osseux en avant et en arrière dans toute l'étendue voulue. Malgré cette difficulté, due à une instrumentation défectueuse, la section est obtenue. Après un léger effort, la portion non coupée du fémur s'infléchit ou se brise, mais sans produire un craquement, et le genu valgum est redressé. Suture de l'incision. Pansement de Lister. Immobilisation du membre dans un appareil plâtré.

Le 11 septembre, premier pansement. La réunion est immédiate.

Lorsque Albert B... commença à marcher, je constatai une légère paralysie du sciatique poplité externe sans altération de la sensibilité. Cet accident retarda la sortie de l'opéré, qui eut lieu le 24 janvier 1888. A cette époque, le genou était parfaitement redressé et la marche était très facile.

Obs. 147. — Napoléon M..., polisseur, âgé de 17 ans, entre dans mon service de l'Hôtel-Dieu le 30 juillet 1893. Il est affecté d'un genu valgum très considérable à droite.

Le 12 août. Chloroformisation. Ostéotomie du fémur au-dessus du condyle interne d'après le même procédé que celui de l'observation précédente. Mais j'avais eu soin de me munir d'un ciseau à lame très large, un peu plus large que le diamètre de la diaphyse fémorale, de sorte que la section osseuse se fit sans retirer l'instrument. Redressement du genou en fracturant, avec un petit bruit sec, le point non coupé du fémur. Suture de l'incision. Pansement. Immobilisation du membre.

Le 21 septembre, quarante jours après l'opération, premier pansement. Le genu valgum est guéri. Le fémur est consolidé.

Revu le 20 novembre ; le genou est bien conformé, il fonctionne bien, mais la jambe opérée se fatigue plus vite que l'autre.

XXI. — *Résections du genou.*

16 résections. { 10 hommes : 7 guéris, 3 non guéris, { 0 mort.
              { 6 femmes : 6 guéries.

Toutes ces résections, sauf une, ont été pratiquées pour des tumeurs blanches très avancées, avec ostéite suppurée des extrémités articulaires. Dans 2 cas, les lésions étaient si graves que l'amputation de la cuisse s'imposait, mais j'ai voulu tenter la résection pour satisfaire les malades, qui ne pourraient se résoudre au sacrifice de leur membre. Ce fut en vain, la résection ne réussit pas, et il fallut tout de même amputer la cuisse. Dans un troisième cas, l'affection tuberculeuse continua dans le foyer de la résection, et l'amputation de la cuisse devint indispensable.

Le seul malade, qui n'était pas affecté d'une tumeur blanche suppurée, avait une ankylose du genou à angle aigu à la suite d'une arthrite contractée pendant l'enfance. Sa résection donna un très beau résultat.

Ainsi donc sur 16 opérés, il y eut 13 guérisons et 3 échecs opératoires nécessitant une amputation consécutive de la cuisse.

Les résections du genou auraient été beaucoup plus nombreuses, si j'avais voulu opérer les malades atteints de tumeurs blanches simplement fongueuses ou peu avancées. J'ai réservé cette opération pour les cas où tout espoir de

guérison par ankylose était perdu, car j'estime que l'ankylose naturelle est un meilleur mode de guérison que la
soudure osseuse consécutive à une résection.

Le procédé que j'ai suivi pour mes résections est à peu
près le procédé ordinaire. Ischémie préalable du membre.
Incisions concaves au-dessus et au-dessous de la rotule, de manière à enlever cet os avec le segment intermédiaire des téguments. L'articulation étant largement
ouverte, flexion de la jambe pour détacher les ligaments
latéraux de leurs insertions au fémur et au tibia. Luxation
des condyles fémoraux en avant et section de ces condyles
ou de l'extrémité du fémur dans l'étendue convenable. Ensuite isolement et section de l'extrémité articulaire du tibia.
Ces sections osseuses sont faites avec la scie, après avoir
décollé le mieux possible le périoste.

Arrivé à ce moment de l'opération, je nettoie la cavité
articulaire, avec la curette tranchante et les ciseaux, de
toutes les fausses membranes, fongosités, dépôts purulents,
qui l'ont envahie. Et pour que ce nettoyage soit plus complet,
je fais irriguer continuellement le champ opératoire avec
un jet d'eau phéniquée.

Je me suis bien trouvé de réunir le tibia au fémur par
une suture osseuse avec un gros fil d'argent. Plusieurs
points de suture à la soie ou au catgut réunissent ensuite
les tissus fibreux et le périoste du fémur aux tissus semblables du tibia. Les téguments sont suturés avec des crins.
Deux drains très courts sont placés de chaque côté entre
les lèvres de l'incision.

Un pansement de Lister ou un pansement iodoformé est
appliqué. Enfin une gouttière plâtrée est moulée sur le
membre depuis le pied jusqu'à la partie supérieure de la
cuisse. Le tube de caoutchouc produisant l'ischémie est
alors enlevé. Il n'est pas besoin de lier les vaisseaux. La
compression du pansement, la position élevée du membre,
l'application de glace sur le genou suffisent à l'hémostase.

Dès 1885, j'ai reconnu les avantages de faire des pansements très rares (obs. 148). Le premier pansement n'est
renouvelé qu'au bout de trois semaines ou un mois et même

plus tard. A ce moment, la plaie est cicatrisée, quelquefois dans toute son étendue.

Il m'est arrivé 3 fois de trouver, au premier pansement, un sphacèle des lèvres de l'incision. J'attribue cet accident à l'action d'une solution trop concentrée d'acide phénique (à 5 p. 100) sur des tissus privés de circulation pendant la durée de l'ischémie opératoire. Il vaut mieux, pour éviter cet accident, se servir d'une solution phéniquée plus étendue.

La durée moyenne de la guérison, depuis l'opération jusqu'à la sortie de l'hôpital, a été de sept mois.

Chez plusieurs opérés la soudure osseuse n'a eu lieu que tardivement, et chez 2 d'entre eux, elle n'avait pas eu lieu au bout d'un an et sept mois, et au bout de deux ans et demi ; ils marchaient avec un appareil en cuir maintenant la rigidité du genou.

Les résections du genou n'ont occasionné aucun décès.

Obs. 148. — *Tumeur blanche du genou; résection; pansements très rares; guérison.*— D...(Amélie), couturière, âgée de 20 ans, entre à la Pitié le 17 septembre 1884. Elle est affectée, depuis son enfance, d'une tumeur blanche du genou gauche avec luxation du tibia en arrière et flexion de la jambe à angle obtus.

Pendant plusieurs mois, je soumets la malade à l'extension continue et à l'immobilisation, afin de redresser le genou et d'obtenir une guérison par ankylose. Mais, ayant complètement échoué, je propose à la malade de lui faire la résection du genou.

Le 3 février 1885, la malade est endormie par le chloroforme. Deux incisions, passant au-dessus et au-dessous de la rotule, viennent se rejoindre sur les faces latérales du genou. L'articulation étant largement ouverte, j'enlève avec la scie les condyles du fémur et un plateau sur l'extrémité supérieure du tibia. Avec un perforateur, je passe à travers l'extrémité inférieure du fémur et à travers l'extrémité supérieure du tibia un gros fil d'argent, qui est serré et tordu à la partie antérieure du membre et qui maintient le contact des surfaces osseuses sectionnées. Suture des lèvres de la plaie. Pansement de Lister et application d'une gouttière plâtrée, largement échancrée au niveau du genou, pour permettre les pansements.

Le premier pansement fut fait le 25 février, plus de trois semaines après l'opération. La plaie était réunie par première intention.

Le 27 avril, la gouttière plâtrée fut enlevée. La soudure osseuse était complète. Le membre était droit.

Le 18 juillet, sortie de l'hôpital. Amélie D... commençait à marcher sans béquilles et sans canne.

Obs. 140. — *Ankylose angulaire du genou; résection; guérison.* — Emmelina T..., âgée de 33 ans, fleuriste, entrée à la Pitié le 12 juin 1891, porte une ankylose du genou gauche.

A l'âge de 17 ou 18 ans, elle a été soignée par Gosselin pour une tumeur blanche grave du genou. La tumeur blanche s'est guérie par ankylose avec flexion de la jambe. La malade boitait beaucoup en marchant.

Emmelina T... supporta cette infirmité jusque dans ces derniers temps, parce qu'elle ne souffrait pas. Mais, depuis quelques semaines, le genou était devenu douloureux, et le membre ne pouvait plus supporter le poids du corps.

La jambe est immobilisée sur la cuisse en quart de flexion. La rotule est fixée sur la trochlée fémorale. Tout le membre est atrophié. Par une sorte de rotation du tibia selon son axe, le pied est tourné en dedans.

Le 22 juin, résection du genou par le procédé que j'ai indiqué. Seulement je ne fais pas la suture osseuse. Je me borne à suturer le périoste avec le catgut.

Le 10 juillet, 1er pansement avec la gaze iodoformée. La réunion est immédiate.

Le 31 juillet, 2e pansement. Les lèvres de la plaie présentent une petite traînée bourgeonnante.

Le 24 août, 3e pansement.

Le 31 septembre, Emmelina T... va en convalescence à l'asile du Vésinet. Le membre est encore maintenu dans un appareil silicaté.

Revue le 28 octobre, son genou était très solide, sa jambe

était dans la rectitude. Elle marchait sans boiter avec un soulier à haut talon.

XXII. — *Désarticulation du genou.*

1 cas, 1 homme, 1 guérison.

La désarticulation du genou est généralement considérée comme une opération défectueuse. L'observation suivante montre qu'il ne faut pas porter sur elle un jugement aussi exclusif.

Obs. 150. — T... (Emile), âgé de 21 ans, d'une bonne constitution, portait, depuis son enfance, une affection du genou droit.

Il avait eu une arthrite, pour laquelle il avait été traité sans succès à diverses époques et par divers praticiens.

Lorsqu'il vint réclamer mes soins, sa jambe était fléchie à angle droit, luxée en arrière et en dedans, de manière à venir croiser la direction du membre opposé, et fixée dans cette position vicieuse par des adhérences fibreuses. Le genou était douloureux et présentait cette tuméfaction particulière, de consistance élastique, qui dénote les fongosités articulaires. La rotule était fixée au-devant des condyles par une ankylose osseuse. La peau était saine et sans fistules. Tout le membre inférieur droit était notablement atrophié.

Le malade marchait avec des béquilles, mais, à chaque instant, sa jambe venait heurter celle du côté sain ; de là de vives douleurs dans le genou.

Aussi réclamait-il avec beaucoup d'instance l'amputation de cette jambe, qui ne lui servait à rien, et dont il avait souffert toute sa vie.

Une résection du genou avec redressement de la jambe ne lui aurait pas donné un bon résultat en raison de l'atrophie du membre. Comme la peau était saine et que je pouvais tailler des lambeaux aussi étendus qu'il était nécessaire, je me décidai pour la désarticulation du genou.

Le 14 décembre 1880, le malade étant chloroformé et les précautions de la méthode antiseptique étant prises, je désarticule le genou par le procédé de Baudens. Les ligaments semi-lunaires sont enlevés. La rotule fixée au fémur est laissée en place. Ligature de l'artère poplitée avec un fil de catgut. Excision aussi exacte que possible de toutes les fongosités avec une curette. Drain. Suture métallique. Pansement de Lister.

Deux jours après l'opération, le pansement est renouvelé.

Le sixième jour le drain est enlevé. Il y a une réunion immédiate de la plaie. Les fils métalliques sont successivement enlevés les jours suivants.

En huit jours le malade était guéri de son opération.

Environ un mois après, la peau du moignon fut soulevée, au niveau de la cicatrice, par une petite tuméfaction indolente. Je perforai la cicatrice en ce point, et il s'écoula une petite quantité d'un liquide filant contenant un peu de pus. Quelques injections phéniquées suffirent pour obtenir l'occlusion de ce petit foyer.

Plus tard, au commencement de mars, le malade, après un séjour de convalescence à Vincennes, revint à l'hôpital de la Pitié avec un pertuis fistuleux sur la peau, un peu en arrière de la partie la plus saillante du moignon. Cette fistule conduisait entre les deux condyles du fémur dans un petit foyer tapissé par des fongosités. Elle n'était pas douloureuse et donnait seulement quelques gouttes de pus. Des injections phéniquées, des attouchements avec une solution au chlorure de zinc échouèrent. Ce fut là un désidératum de mon opération, et peut-être cette suppuration légère, qui venait de l'espace intercondylien, a-t-elle été difficile à tarir.

Néanmoins, le moignon avait une très bonne conformation. La rotule, ankylosée en avant des condyles, ne gênait pas lorsque le malade appuyait sur l'extrémité de son moignon. La cicatrice était fortement reportée en haut et en arrière. Le malade marchait commodément avec un pilon.

Résumé.

Les 852 affections du genou, analysées dans les chapitres précédents, se partagent en 267 affections traumatiques n'ayant occasionné aucun décès, et en 585 affections organiques avec 12 morts.

Parmi ces 12 décès, j'en compte 6 sans intervention chirurgicale et 6 après opération.

Les 6 malades qui sont *morts sans avoir été opérés* ont succombé : 1 au ramollissement cérébral (obs. 135); 1 à la pneumonie des vieillards (obs. 138, n° 3); 4 à la tuberculose pulmonaire (obs. 137, n⁰ˢ 1 et 2 et obs. 138, n⁰ˢ 1 et 2).

Les 6 malades *morts après avoir été opérés* ont succombé : 1 à une broncho-pneumonie intercurrente (obs. 127); 1 à une tuberculose pulmonaire (obs. 136); 1 au coma urémique (obs. 134); 3 à la septicémie existant antérieurement à l'opération (obs. 133).

Il en résulte que c'est toujours la tuberculose pulmonaire qui est la principale cause des décès, et qu'aucun des décès précédents ne peut être mis sur le compte de l'intervention opératoire.

Les opérations, au nombre de 170, comprennent 123 opérations sur les parties molles, et 47 sur les os.

Les premières, ponctions articulaires, arthrotomies, grattages de fongosités, incisions d'hygrômas, ablations d'hygrômas ou de kystes, redressements du genou pendant l'anesthésie, ont donné 4 cas de mort (obs. 127 et 133), dans lesquels le décès n'est certainement pas imputable à l'opération.

Les secondes, c'est-à-dire les 47 opérations sur les os (sutures de la rotule, ostéotomie sus-condylienne, ostéoclasies, résections du genou, amputations de la cuisse) ont aussi donné 2 décès accidentels (obs. 134 et 136). Ces 2 malades étaient guéris de leur opération, lorsqu'ils ont été emportés par une affection intercurrente.

Voulant donner une statistique intégrale, j'ai dû citer ces cas de mort. Mais, en réalité, la mortalité opératoire des affections du genou peut être considérée comme nulle.

D. — CUISSE (1).

Affections traumatiques.

I. — *Contusions sans plaie.*

157 cas.

121 hommes : 3 incisions, 118 guéris sans incision, 0 mort.
36 femmes : 0 — 35 — — 1 —

La cuisse droite et la cuisse gauche ont été à peu près aussi souvent atteintes l'une que l'autre (64 contusions à droite, 66 à gauche ; dans les autres cas, le côté n'a pas été mentionné).

Les contusions dans la continuité de la cuisse ont été beaucoup moins nombreuses que les contusions de la région trochantérienne. J'ai compté 61 contusions de la cuisse, pour 92 contusions de la hanche et 4 contusions de la hanche et de la cuisse en même temps. Les contusions de la hanche ont été intéressantes en ce qu'elles ont, dans 20 cas, simulé une fracture du col du fémur, et, dans 2 cas, une luxation du fémur.

50 blessés avaient des contusions légères et ont séjourné de un à cinq jours dans mon service.

43 blessés, avec des contusions moins bénignes, y sont restés de six à dix jours.

21 blessés, avec des contusions assez sérieuses, y ont séjourné de onze à quinze jours.

8 blessés, avec des contusions graves, y ont été soignés pendant seize à vingt jours.

22 blessés ont dû prolonger leur traitement au-delà de vingt et un jours.

La durée moyenne du traitement des contusions de la cuisse a été de onze jours.

La complication la plus fréquente a été l'épanchement

---

(1) Statistique pendant quinze années et un mois, depuis le 1er janvier 1879 jusqu'au 1er février 1894.

sanguin, que j'ai observé 32 fois, épanchement parfois énorme, affectant tantôt la forme fluctuante, tantôt la forme d'hématôme plus ou moins dur, par suite de l'infiltration du sang dans les muscles. 5 fois l'épanchement était séreux avec large décollement et tremblotement de la peau.

Indépendamment du traitement usuel des contusions, il a fallu, chez plusieurs blessés qui souffraient beaucoup, immobiliser le membre et le tronc, pendant quelques jours, dans une gouttière Bonnet.

Tous les épanchements sanguins se sont résorbés spontanément, sauf dans 3 cas, où il m'a paru nécessaire de donner une issue au liquide séro-sanguin par une incision. Dans ces 3 cas, il y a eu guérison sans suppuration.

Un seul des blessés, une femme âgée, a succombé à une affection interne tout à fait étrangère à sa contusion.

Obs. 151. — En 1889, une femme de 60 ans, entrée dans le service pour une contusion de la hanche droite, simulant une fracture du col du fémur, mourut presque subitement, après quelques accès d'étouffement, douze jours après son admission à l'hôpital.

II. — *Plaies contuses.*

23 cas, 23 hommes { 4 opérés :   3 guéris, 1 mort.
 19 non opérés : 19   —   0 —

Il faut remarquer, d'abord, combien les plaies contuses de la cuisse sont moins nombreuses que celles du pied et de la jambe.

Parmi leurs causes, j'ai relevé 3 plaies contuses par coup de pied de cheval, 2 par roue de voiture, 3 par morsure de chien, 7 par projectile d'armes à feu.

Les *plaies contuses légères*, au nombre de 13, ont été guéries dans un délai de dix jours en moyenne.

Les *plaies contuses graves*, au nombre de 10, ont amené 1 décès. Les autres blessés ont été guéris après un traitement de soixante-quatre jours en moyenne.

Comme complication des plaies contuses légères, je n'ai à signaler qu'une dénudation du testicule droit, dans un cas où une roue de voiture avait déchiré la peau du scrotum en même temps que la peau de la cuisse. Ces plaies furent suturées et la guérison se fit par première intention en dix-huit jours.

1 cas de sphacèle de la peau, 1 cas de tétanos suivi de mort (obs. 152), 1 plaie de l'artère et de la veine fémorales (obs. 153) furent les complications des plaies contuses graves.

Indépendamment des sutures, que j'ai pratiquées dans tous les cas où l'état des tissus me le permettait, les plaies contuses ont nécessité 4 opérations :

Une incision et un grattage de fongosités pour une plaie par baguette de fusée, restée fistuleuse.

Une large ablation de la plaie contaminée par le bacille de Nicolaïer. Continuation des accidents tétaniques et mort (obs. 152).

Une extraction de balle de revolver.

Une amputation de la cuisse (obs. 153).

Les 7 plaies contuses par projectile lancé par la poudre forment une catégorie à part. Sur les 4 opérations précédentes, 3 ont été faites à la suite de ces plaies.

5 plaies par balle de revolver ou de carabine n'ont amené aucun accident. 2 fois la plaie était en séton ; 3 fois la balle s'était logée dans les tissus. Dans un seul cas il m'a paru utile de l'extraire.

1 plaie produite par une décharge de gros plombs, intéressant l'artère et la veine fémorales, fut suivie d'une gangrène de la jambe. Il fallut faire l'amputation et l'opéré guérit (obs. 153).

1 plaie par projectile de pétard causa le tétanos et la mort que je viens de signaler (obs. 152).

Obs. 152. — *Plaie contuse de la cuisse par projectile de pétard; tétanos; large ablation de la plaie contaminée; injections de sérum antitoxique; continuation des accidents; mort.* — M... (Eugène), âgé de 32 ans, exerçant la profession de tonnelier, reçoit, à la fête du 14 juillet 1892, un projectile de pétard à la partie interne de la cuisse droite. Il en résulte une plaie contuse, grande comme une pièce de deux francs, peu profonde, mais souillée de terre et de nombreux corps étrangers.

Le malade néglige cette plaie, fait à peine quelques pansements et continue ses occupations.

Le 22 juillet. Des crampes envahissent le membre contusionné. Il y a de la raideur dans les mâchoires.

Le médecin, qui fut appelé à soigner le malade en ville, reconnut un commencement de tétanos. Il fit prendre du chloral à la dose de dix grammes par jour et du bromure de potassium. Il donna aussi du chloroforme en inhalations.

Le 25. L'état ne s'étant pas amélioré, Eugène M... fut apporté à la Pitié dans la soirée. On continue l'administration du chloral.

Le 26. Je constate une raideur de la nuque, une contracture des muscles des membres inférieurs et du tronc du côté droit. La température est seulement à 36°.

En présence de ces signes d'un tétanos grave, deux indications étaient pressantes : enlever la plaie contuse cause première du tétanos, et faire des injections antitoxiques.

Pendant qu'on allait prier M. Roux de vouloir bien venir visiter le malade et faire des injections d'antitétanine, je procédai à l'ablation de la plaie contuse. On endormit le malade par le chloroforme. Après avoir circonscrit la plaie par des incisions courbes, faites à deux centimètres en dehors de ses bords, j'enlevai très largement les tissus qui étaient en voie de suppuration. La plaie fut ensuite lavée et pansée antiseptiquement.

A 3 heures du soir, M. Roux vint lui-même faire une injection de 40 cc. de sérum antitoxique.

A 10 heures du soir, nouvelle injection de 40 cc. de ce même liquide.

Il ne se produit aucune amélioration. La température s'élève à 38°,5 vers le soir.

Le 27. L'état s'est aggravé. Contracture de tous les muscles du côté droit. Pleurostotonos.

P.   18

A 11 heures du matin, injection de 10 cc. de sérum antitoxique.

Vers le milieu de la journée, l'hyperesthésie gagnait le côté gauche. La température s'élevait de plus en plus. Le malade asphyxiait. Il mourut à huit heures du soir.

Avant la mort, la température axillaire était de 39°,4 et la température rectale de 42°,2.

L'examen bactériologique des tissus enlevés démontra qu'il n'y avait point de bacilles de Nicolaïer probablement parce que ces bacilles avaient déjà disparu.

L'ablation de la plaie et les injections antitoxiques paraissent avoir été faites trop tardivement.

Obs. 153. — *Plaie de la cuisse par coup de feu intéressant l'artère et la veine fémorales ; gangrène de la jambe ; suppuration du genou ; amputation de la cuisse ; guérison.* — Le nommé C... (Paul), charretier, âgé de 33 ans, reçoit, le 9 février 1891, un coup de fusil chargé de gros plombs, au tiers inférieur et interne de la cuisse droite. Il se produisit immédiatement, au dire du malade, par les orifices des grains de plomb, une hémorrhagie en jet qui dura quelques secondes ; puis, le sang sortit abondamment en nappe, tandis que la cuisse augmentait de volume. Le blessé put rentrer chez lui en marchant avec beaucoup de peine.

Trois jours après l'accident, un médecin fit deux incisions à la cuisse, et plaça un drain.

Le 16, c'est-à-dire sept jours après le coup de feu, Paul C... est conduit à la Pitié où il est reçu dans le service de M. Polaillon, salle Broca, n° 9.

Il existe, au tiers inférieur et interne de la cuisse droite, une plaie longue d'environ quinze à vingt centimètres dont le fond sanieux est couvert de pus et de lambeaux de tissu cellulaire sphacélé. La plaie répand une odeur repoussante. Au pourtour de cette perte de substance, la peau est rouge, douloureuse à la pression. On y voit, disséminés irrégulièrement autour de la plaie, les orifices d'entrée de plusieurs grains de plomb. La jambe et le pied droits présentent un œdème considérable. Le pied a une teinte violacée, cyanotique. Les sensations de tact, de température et de douleur, n'y sont plus perçues. On y constate un refroidissement très appréciable à la main.

L'état général n'est pas trop mauvais. L'appétit est conservé. T. 38°.

On applique un pansement phéniqué.

Le lendemain, on fait des lavages avec une solution phéniquée forte. On applique ensuite sur la plaie des compresses de sublimé, et on place le membre dans une gouttière.

Le 10 février. Le thermomètre atteint 39° dans l'aisselle. L'état local est toujours le même. M. Polaillon fait avec le thermocautère une longue incision descendant sur le côté du genou, qui est ouvert et plein de pus.

Le 20. La température reste élevée. L'appétit se perd. La langue est rouge et sèche. La soif est vive. En présence de la gangrène imminente du pied et de la jambe, M. Polaillon décide de faire l'amputation de la cuisse.

Le 21. Amputation de la cuisse au tiers supérieur. Le malade est endormi par le chloroforme. Un aide fait la compression digitale de la fémorale. M. Polaillon dissèque deux lambeaux latéraux, qui ne sont suturés qu'à leur partie supérieure. On se contente d'appliquer des compresses imbibées de sublimé sur la plaie opératoire.

Potion de Todd avec quatre grammes d'extrait de quinquina. Bouillon et lait.

Les jours suivants, la plaie suppure abondamment. L'état général est toujours grave. La température, qui le soir de l'opération était tombée à 37°,2, oscille de nouveau entre 39° et 39°,5.

Le malade prend dix centigrammes de sulfate de quinine toutes les deux heures.

Le 26. Même état général et local.

1er mars. Phlegmon diffus du moignon. On enlève de grands lambeaux de tissu cellulaire sphacélé. Lavages avec une solution phéniquée forte. Pansement au sublimé.

Le 4. La suppuration diminue. Température 37,4. Le malade demande à manger. Dès ce moment, la suppuration se tarit, la plaie bourgeonne et se rétrécit de plus en plus.

Cependant, le 27, la température s'élève à 38°,6. L'appétit

est de nouveau perdu. Le malade accuse, à la face interne de la cuisse gauche, une douleur assez vive, exagérée par la pression et par les mouvements du membre. On y constate un gonflement assez prononcé. Il existe de la rougeur et de l'empâtement sans que l'on sente un cordon veineux oblitéré. Immobilisation du membre. Deux grammes de salicylate de soude.

Les symptômes du phlegmon persistent pendant une dizaine de jours, puis vont en s'atténuant, et, le 10 avril, il ne reste plus qu'un léger œdème du pied gauche.

Cette complication, de nature septicémique, n'entrave pas la cicatrisation de la plaie opératoire; celle-ci est terminée complètement le 18 mai.

Le 28 mai, Paul C... quitte l'hôpital.

Examen du membre amputé. Au tiers supérieur de la cuisse, immédiatement au-dessous de la section, l'artère et la veine sont englobées dans une masse de fibrine coagulée provenant du sang épanché. Les muscles sont infiltrés de sang noirâtre.

A ce niveau, à un centimètre environ de l'endroit où le couteau a sectionné les vaisseaux, on trouve, sur le bord interne de l'artère fémorale, deux orifices arrondis, de trois millimètres environ de diamètre, et, sur son bord externe, qui est en contact avec la veine, deux orifices semblables.

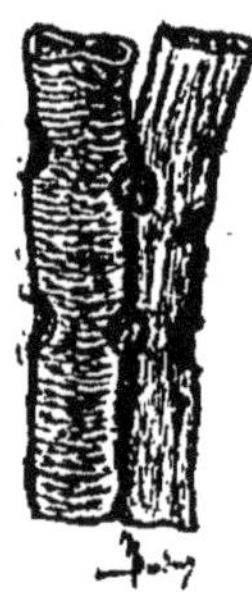

Fig. 7.

Plaie de l'artère et de la veine fémorales par deux grains de plomb, qui ont traversé ces vaisseaux de part en part.

La veine fémorale présente également des orifices correspondants aux orifices de l'artère. D'après la situation respective de ces huit orifices, il n'est pas douteux qu'ils ont été produits par des grains de plomb.

Ces orifices répondent exactement à un trajet qu'on peut suivre à travers les tissus infiltrés de sang.

Toutes ces perforations vasculaires sont nettes, béantes, arrondies. Les trois tuniques artérielles sont sectionnées nettement.

L'artère fémorale est de petit calibre, mais *nonoblitérée*. En aucun point de son trajet il n'existe de caillot. La dissection attentive de toutes les artéres de la jambe et du pied reste négative à ce point de vue.

La veine fémorale, au contraire, est, à partir de la perforation la plus élevée, remplie par un caillot volumineux qui se prolonge jusqu'à la partie supérieure des veines tibiales postérieures. Toutes les veines de la jambe et du pied sont dilatées par un sang noirâtre, non coagulé.

En poursuivant la dissection du membre, on trouve, à la partie externe de la cuisse, trois gros grains de plomb (plomb de chasse n° 7) qui se sont arrêtés à quatre millimètres environ de la surface de la peau. De même, à la partie supérieure de la face postérieure du tibia, on rencontre, immédiatement appliqué sur l'os, un grain complétement aplati, ayant déterminé une légère dépression de la surface osseuse.

Cette observation est intéressante à plusieurs égards : les perforations des vaisseaux fémoraux donnent le plus souvent lieu à un anévrysme artério-veineux, dont l'apparition est tardive (quinze ans plus tard dans un cas rapporté dans la thèse de Cordonnier, 1861). Dans notre cas, il s'est produit rapidement une sorte d'anévrysme diffus ou mieux un hématôme anévrysmal diffus primitif. La gangrène était nettement d'origine veineuse. Elle était due à l'oblitération de la veine par un caillot volumineux consécutif à la phlébite. Cette variété de gangrène traumatique est également assez rare, et s'explique par l'importance de la veine oblitérée et par la compression qu'exerçait le sang épanché sur les voies collatérales.

Mais le principal intérêt de cette observation réside dans les excellents résultats de l'amputation pratiquée au milieu des phénomènes non douteux de la septicémie, septicémie qui s'est encore manifestée plus tard sous forme d'un phlegmon et d'une thrombose à la cuisse gauche.

III. — *Plaies par instruments tranchants et piquants.*

21 cas. { 10 hommes : 1 opéré, 18 non opérés. { 0 mort.
    { 2 femmes : 0 — 2 — {

Le plus grand nombre de ces plaies a été produit par

des coups de couteau agissant soit par la lame, soit par la pointe.

La cuisse gauche a été atteinte 14 fois, tandis que la cuisse droite ne l'a été que 4 fois. Dans 1 cas, la plaie portait sur les deux cuisses.

Les plaies superficielles, n'intéressant que la peau et le tissu cellulaire sous-cutané, ont été au nombre de 7. Le séjour des blessés a été de trois jours en moyenne pour ces plaies.

Les plaies étendues et profondes, au nombre de 14, ont été guéries dans un délai moyen de dix-neuf jours.

Dans 3 cas une hémorrhagie abondante compliquait la blessure.

Comme accidents je n'ai observé que 3 cas de suppuration consécutive.

Toutes les plaies traitées à temps ont été suturées et se sont réunies par première intention.

Chez un blessé, la cicatrisation d'une plaie profonde détermina une compression du nerf sciatique poplité externe et une paralysie de ce nerf. Je cite ici cette curieuse observation (obs. 154).

Obs. 154. — *Plaie par instrument tranchant de la région postéro-externe de la cuisse ; paralysie du nerf sciatique poplité externe survenant dans le cours de la cicatrisation ; résection et suture du nerf ; retour de la sensibilité ; perte de la contractilité musculaire.* — Le 26 février 1886, entre à l'hôpital de la Pitié, le nommé L... (Louis-Benoist), âgé de 50 ans, garçon boucher.

Le 22. Quatre jours avant son entrée à l'hôpital, pendant une discussion avec une femme qui vivait avec lui, celle-ci saisit rapidement un couteau de boucher dans un tiroir voisin et lui en porta un coup violent dans la région externe de la cuisse gauche.

L'écoulement sanguin fut abondant. Après un pansement sommaire que le blessé se fit lui-même avec quelques linges, il descendit son escalier pour aller chez un marchand de vin, puis remonta chez lui quelques instants après. A ce moment il n'éprouva, nous dit-il, aucune difficulté pour marcher, ne ressentant qu'une légère douleur au niveau de la plaie.

Il se mit au lit, et resta seul chez lui pendant trois jours, se faisant lui-même des pansements avec des compresses imbibées d'eau salée. Les douleurs étaient peu vives et il remuait très facilement son pied. Le quatrième jour il se décida à se faire transporter à l'hôpital.

État du malade à son entrée. Sur le tiers moyen de la cuisse gauche, en dehors et en arrière, on constate une large plaie béante, longue de huit centimètres, légèrement oblique de haut en bas et d'avant en arrière. Par l'ouverture de la plaie on aperçoit les muscles coupés et déchiquetés à peu près dans le sens de leurs fibres. Avec un stylet on pénètre obliquement en bas et en arrière à une profondeur d'environ six à sept centimètres. La plaie est remplie de caillots sanguins, qu'on enlève par un lavage phéniqué abondant.

L'accident datant déjà de quatre jours, on ne suture pas la plaie, on se borne à faire un pansement phéniqué.

L'état général du malade est bon. Il mange bien, dort bien, n'a pas de fièvre, ne souffre pas.

Du 20 février au 8 mars. Des pansements phéniqués sont faits tous les trois ou quatre jours. La cicatrisation se fait rapidement. L'état général reste excellent.

Le 9. Le malade nous annonce qu'il s'est aperçu pour la première fois, la veille, qu'il ne pouvait redresser son pied gauche, et qu'il lui était impossible de marcher. En effet, le pied gauche est en varus équin, et pour le placer à angle droit, le malade est obligé de le soulever avec l'extrémité de son pied droit.

L'examen du membre nous fait constater une paralysie complète de la motilité et de la sensibilité dans toute la sphère du nerf sciatique poplité externe.

Les deux péroniers, les trois muscles de la région antérieure de la jambe, le pédieux, ne se contractent plus, lorsqu'on les électrise au moyen des courants interrompus. Les muscles de la région postérieure de la jambe, ceux de la plante du pied ont, au contraire, conservé leur contractilité normale.

En explorant avec une épingle les différentes régions de la jambe et du pied, au point de vue de la sensibilité au contact et à la douleur, on constate l'anesthésie de toute la région externe de la jambe et du dos du pied.

En faisant lever et marcher le malade, on voit que, pour ne pas heurter le sol avec la pointe de son pied gauche, il est obligé de lever la jambe très haut, ce qui lui donne une démarche toute particulière.

Le malade n'éprouve aucune douleur du côté du nerf sciatique.

Du 9 au 18. Électrisation de la jambe par des courants interrompus en faisant passer le courant dans la cicatrice. Peu de changements. La contractilité ne revient pas. La zone d'insensibilité n'a pas changé.

Le 18. Le malade s'étant tenu longtemps debout dans la journée, il s'est produit de l'œdème à la jambe paralysée.

Le 20. La contractilité musculaire, sous l'influence de l'électricité, revient un peu dans les muscles de la région antérieure. Pas de douleurs le long du sciatique. L'insensibilité reste complète.

Pendant tout le mois d'avril le malade est électrisé régulièrement, sans obtenir grand résultat.

Le 5 mai. Le malade, ayant demandé une permission pour sortir, ne rentre à l'hôpital que le 22 mai.

Le retour de la sensibilité et de la contractilité n'a fait aucun progrès.

Le nerf sciatique poplité externe, qui n'a pas été sectionné au moment de la blessure, puisqu'il n'y a pas eu de paralysie immédiate, mais qui a peut-être été partiellement lésé, paraît avoir subi, pendant la cicatrisation, une compression qui a désorganisé son tissu et qui a déterminé la cessation de ses fonctions. Telle est l'explication qui nous paraît la plus probable pour rendre compte de la paralysie consécutive du nerf sciatique poplité externe. Il s'est passé là un phénomène analogue à celui de la paralysie du nerf radial comprimé par un cal de l'humérus. Dans cet ordre d'idées, M. Polaillon se décide à libérer le nerf, à le réséquer, s'il y a lieu, et à le suturer.

Le 1er juin. Incision longitudinale au-dessus du creux poplité. En écartant les muscles de la région postérieure de la cuisse,

M. Polaillon tombe sur le nerf; mais comme il existe une bifurcation prématurée du nerf sciatique, il est obligé de prolonger l'incision en haut. Il arrive ainsi, vers la partie moyenne de la cuisse, à un point où le nerf est englobé dans une cicatrice, qui a une étendue d'un centimètre environ. Le nerf est isolé des tissus voisins. Comme son tissu est tout à fait désorganisé, M. Polaillon le résèque dans une étendue de deux centimètres environ. On peut constater que le tronçon réséqué est emprisonné dans une gangue de tissu cicatriciel extrêmement dur. Le bout périphérique est ensuite rapproché du bout central jusqu'au contact et relié avec lui par trois sutures de catgut. On réunit ensuite les lèvres de la plaie avec des fils d'argent et on applique un pansement de Lister. Le membre est immobilisé dans la position fléchie de la jambe sur la cuisse au moyen d'un appareil plâtré.

Le 2. Le malade va bien; pas de douleurs au niveau de la plaie; fourmillements dans le pied.

Le 4. On constate déjà, au niveau des régions naguère insensibles, un certain retour de la sensibilité, sensibilité d'ailleurs assez obtuse; le malade commence à sentir quand on le pince.

Le 6. Dans la journée et pendant la nuit, le malade éprouve toujours cette sensation de fourmillements dans la plante du pied. Pas de température.

Le 7. 1er *Pansement.* Lavage de la plaie à l'eau phéniquée. Suintement sanguin assez considérable, mais pas trace de suppuration. La plaie est réunie par première intention. Plusieurs fils sont enlevés.

Le malade éprouve toujours de la douleur au niveau du talon et sous la plante du pied.

Le 9. Douleurs dans tous les doigts de pied, principalement dans le cinquième. Ces douleurs sont intermittentes, durent dix minutes à un quart d'heure, puis disparaissent et reviennent au bout du même temps.

Le 10. La sensibilité dans les régions paralysées a fait de réels progrès et maintenant le malade sent presqu'aussi bien que du côté opposé.

La motilité revient un peu. Les doigts de pied, jadis complètement immobilisés, peuvent exécuter quelques mouvements d'extension, mais le malade ne peut encore fléchir le pied sur la jambe. Les douleurs intermittentes des orteils paraissent un peu diminuer ; la douleur au niveau du talon a complètement disparu.

Le 11. 2ᵉ *Pansement.* Un peu de suintement sanguin, pas de rougeur des bords de la plaie. On enlève les derniers fils de la suture. Lavage phéniqué. Pansement de Lister.

Le 12. L'état général est très bon. Les mouvements d'extension des orteils s'accentuent de jour en jour.

Le 15. Douleurs dans la jambe pendant la nuit, l'empêchant de reposer.

Le 16. 3ᵉ *Pansement.* La plaie complètement réunie va très bien. On enlève l'appareil plâtré. Pansement de Lister.

Le 17. A partir de ce jour, électrisation des muscles paralysés par les courants d'induction. Il n'y a pas encore de contraction.

Le 25. Les muscles de la région antérieure de la jambe commencent à se contracter ainsi que les péroniers ; le malade ne peut encore redresser son pied.

Du 25 juin au 15 juillet. La sensibilité est complète au niveau de la région paralysée, les muscles se contractent sous le courant électrique, mais l'influence de la volonté ne suffit pas pour les faire contracter.

Le 20 juillet. Le malade, qui marche bien, part pour Vincennes. La motilité n'a pas complètement reparu, mais il y a une grande amélioration.

Le 1ᵉʳ juin 1887. Louis L... rentre dans le service pour une entorse tibio-tarsienne. L'amélioration dans les fonctions du nerf sciatique poplité externe n'a pas persisté. Les muscles péroniers, les muscles de la région antérieure de la jambe sont paralysés et ne répondent plus aux excitations électriques. La sensibilité est en partie revenue, mais il reste une zone insensible à la partie externe de la face dorsale du pied.

En janvier 1888, Louis L... revient nous voir à la Pitié. Les muscles restent paralysés, mais la sensibilité est presque complètement revenue. Ce retour de la sensibilité s'explique par des phénomènes de suppléance nerveuse. Il est évident

que la suture du nerf sciatique poplité externe n'a pas réussi
à rétablir ses fonctions au point de vue de la conductibilité
des excitations motrices.

IV. — *Brûlures.*

13 cas: { 9 hommes : 8 guéris, 1 mort.
{ 4 femmes : 3 — 1 —

Les cuisses sont mieux protégées contre les brûlures que
la jambe et le pied. Aussi les lésions par brûlures ont-elles
été rares à la cuisse.

Si j'excepte 2 cas, où la brûlure, produite par l'application du chlorure de méthyle et par l'application de l'acide
phénique, était superficielle et peu étendue, les 11 autres
cas présentaient des brûlures profondes et graves du 2°, 3°
et même du 4° degré.

6 fois la brûlure comprenait la cuisse et la jambe ; 3 fois
les deux cuisses étaient atteintes ; 1 fois la brûlure s'étendait à l'abdomen et 1 fois à la vulve.

La durée moyenne du traitement pour les brûlures profondes a été de quatre mois et trois jours.

L'un des blessés, qui avait eu la cuisse et la jambe brû-
lées par l'explosion de plusieurs pétards renfermés dans la
poche de son pantalon, est resté à l'hôpital quatorze mois.
Je n'ai pu faire cicatriser ses larges plaies qu'avec des
greffes cutanées multiples, qui ont bien réussi.

La mortalité a été considérable puisque 2 blessés sont
morts, l'un accidentellement par pleuro-pneumonie (obs.
155), l'autre par l'intensité de sa brûlure (obs. 156).

Obs. 155. — Agathe G..., âgée de 62 ans, exerçant la profession de ménagère, est admise, le 28 février 1880, pour une
large brûlure de la cuisse et de la jambe droites produite par
ses vêtements enflammés par le pétrole. La brûlure est au
2° et au 3° degré. On fait des pansements phéniqués et ouatés.
Elle contracte une pleuro-pneumonie et meurt le 10 mars.

Obs. 156. — Laurent M..., mégissier, âgé de 40 ans, est

tombé dans un baquet d'eau presque bouillante. Les deux membres inférieurs sont complètement recouverts de phlyctènes et de plaies. Il succombe à l'épuisement nerveux, à la fièvre et à l'asphyxie, sept jours après son accident.

V. — *Ruptures musculaires.*

6 cas, 6 hommes : 5 guéris, 1 non guéri.

Ces ruptures ont été produites par des contractions musculaires violentes pendant un effort. 4 fois elles ont eu pour siège les muscles adducteurs, 1 fois les muscles de la région externe et 1 fois les muscles de la région postérieure au voisinage du creux poplité.

La rupture s'est accompagnée, dans 1 cas, d'une sensation et d'un bruit très net de craquement.

Dans tous les cas, il y a eu seulement une douleur; et, selon l'importance de la déchirure, un épanchement sanguin plus ou moins considérable s'est formé.

5 de mes malades ont guéri par le repos, sans intervention chirurgicale.

1 malade, exerçant la profession de cavalier, avait une rupture récidivante des adducteurs gauches. Lors de la première rupture, il était entré dans le service de Trélat, qui avait pratiqué une suture musculaire. Mais, au bout de quelque temps, un nouvel effort rompit les adducteurs à la même place. Je n'ai pas cru devoir intervenir de nouveau.

VI. — *Fractures du fémur.*

127 cas.

98 hommes,	88 fract.	simples :	82 guéris,		6 morts.	
	10 —	compliq.:	3	—	7	—
20 femmes,	28 fract.	simples :	25	—	3	—
	1 —	compliq.:	1	—	0	—

Dans le relevé des causes de ces 127 fractures, j'ai noté 58 chutes, parmi lesquelles 15 avaient eu lieu sur la hanche ; 32 chocs ou pression directe, parmi lesquels 16 par roue de voiture, 4 par locomotive ou roue de locomotive, 1 par coup de pied d'homme, 1 par balle de revolver. 3 fractures chez des cancéreux étaient spontanés. Les autres causes n'ont pas été déterminées.

Le fémur droit a été fracturé 70 fois ; le fémur gauche 46 fois ; les deux fémurs en même temps 5 fois. Dans 6 cas le côté de la fracture n'a pas été mentionné.

Les fractures du fémur ont été un peu plus fréquentes pendant les six mois les plus froids de l'année, d'octobre à avril (72 cas), que pendant les six mois de la saison chaude, d'avril à octobre (55 cas).

La vieillesse, et surtout l'extrême vieillesse, prédispose aux fractures du fémur. A tous les autres âges elles se répartissent à peu près également. C'est ainsi que :

De 15 à 25 ans, j'ai compté 22 fractures du fémur.
De 26 à 35 ans,   —   19   —
De 36 à 45 ans,   —   20   —
De 46 à 55 ans,   —   22   —
De 56 à 65 ans,   —   16   —
Au-dessus de 66 ans,   —   28   —

Sur 127 cas où le siège de la fracture a été nettement déterminé, j'ai trouvé :

30 fractures du col du fémur.
14   —   sous-trochantériennes ou du tiers supérieur.
31   —   du tiers moyen.
29   —   du tiers inférieur.
20   —   sus-condyliennes ou condyliennes.

A l'exception de 2 blessés qui avaient, l'un seize ans, l'autre trente-quatre ans, toutes les fractures du col du fémur existaient chez des sujets d'un âge avancé. L'âge moyen des fractures du col du fémur a été de soixante-cinq ans, d'après ma statistique.

Les 116 *fractures simples* ont présenté plusieurs complications :

1 fois la fracture était esquilleuse.

0 fois la fracture de la cuisse coïncidait avec d'autres fractures : fracture de la rotule siégeant du même côté que

la fracture de la cuisse (2 cas), fracture de la jambe et des deux cuisses (1 cas, mort, obs. 157), fracture de la jambe, fracture compliquée de l'humérus et plaie de la vessie (1 cas), fracture du radius (2 cas) et fracture du calcanéum dans l'un de ces cas, fracture de la clavicule et de côtes (1 cas), fracture de côtes et luxation de la clavicule (1 cas, mort, obs. 159, n° 2), fracture du fémur opposé et de l'os malaire (1 cas).

2 fois les fractures du col se compliquèrent d'une luxation du fémur, qu'il fallut réduire pendant l'anesthésie chloroformique.

1 fois, une fracture condylienne s'accompagna d'une subluxation du genou en arrière.

Ces fractures ou ces luxations concomittantes témoignent de la grande violence du traumatisme et impliquent un pronostic plus grave.

Toutes les fractures sus-condyliennes s'accompagnaient d'un épanchement séro-sanguin ou sanguin dans la synoviale du genou. Et, dans quelques-unes de ces fractures, le trait de la cassure pénétrait dans l'articulation.

Dans 4 cas, j'ai eu affaire à des fractures itératives, se reproduisant 2 fois au niveau du cal d'une fracture à peine consolidée, et 2 fois au niveau d'un cal ancien resté solide pendant un grand nombre d'années.

Les accidents pendant le cours de la consolidation se sont bornés à :

1 petite plaie du genou par la pression de l'appareil ;

3 cas de sphacèle, 1 au talon, 2 au sacrum,

2 phlegmons suppurés de la cuisse, qui s'étaient formés sous l'appareil et qui furent incisés (obs. 159, n° 2, et 160).

1 cas de délire alcoolique ;

1 érysipèle spontané de la face.

Le diagnostic des fractures du col du fémur offre quelque difficulté. Lorsque la déformation est peu accusée, on peut les confondre avec une contusion de la hanche, avec une entorse coxo-fémorale, plus rarement avec une luxation. En 1884, on m'apporta un malade chez lequel on avait cru à une luxation et chez lequel on avait fait de longues tenta-

tives de réduction pendant l'anesthésie chloroformique.
Après ces manœuvres, la fracture n'était plus douteuse.
Pour m'éclairer sur le diagnostic, j'ai eu quelquefois recours à la résolution musculaire que procure l'anesthésie
par le chloroforme. Mais il est plus simple de suspendre
son diagnostic pendant quelques jours. S'il n'y a qu'une
contusion ou une entorse, la douleur et l'attitude vicieuse
disparaissent, tandis que ces signes persistent dans le cas
d'une fracture du col.

La réduction des fractures de la diaphyse fémorale
n'offre, en général, aucune difficulté. Il n'en est pas de
même des fractures du col et des fractures sus-condyliennes, dans lesquelles les fragments se sont engrenés ou
se sont pénétrés. Si l'on peut, dans bien des cas, négliger la
réduction d'une fracture du col, on doit apporter tous ses
soins à réduire les fractures sus-condyliennes.

Une fois la réduction obtenue, le grand obstacle contre
lequel il faut lutter, pendant la durée de la consolidation,
est la rétraction des muscles si puissants de la cuisse, rétraction qui amène fatalement le chevauchement des fragments et le raccourcissement du fémur. On y parvient avec
les appareils à extention continue. Celui qui m'a paru le
mieux remplir toutes les indications est l'appareil de M. Hennequin. C'est celui que j'ai employé, presque à l'exclusion de
tous les autres, et, chez beaucoup de blessés, M. Hennequin
a eu l'obligeance de venir l'appliquer lui-même dans mon
service. Cet appareil, dont on trouvera la description dans
les ouvrages de M. Hennequin, se compose essentiellement
d'une gouttière fémorale qui permet au genou de se plier à
angle obtus, et d'une cravate, entrecroisée au-dessus du
genou, cravate sur laquelle on exerce une traction continue
à l'aide de poids (2 à 5 ou 6 kilos).

Dans quelques fractures intracapsulaires du col du fémur, la gouttière Bonnet a trouvé son application. Quelquefois même je me suis borné au simple décubitus dorsal.

Enfin, dans quelques fractures condyliennes, bien coap-
tées, j'ai maintenu l'immobilité et la réduction avec des
attelles de tarlatane plâtrées.

Les divers appareils précédents m'ont donné 24 consolidations parfaites sans raccourcissement et 4 consolidations dans lesquelles il y avait même un léger allongement du fémur d'environ un centimètre. Par contre, dans 5 cas, la consolidation a été défectueuse, soit que les fragments formassent une saillie angulaire, soit que l'axe du membre ait subi une rotation incommode. Toutefois ces consolidations défectueuses permettaient le bon fonctionnement de la marche. Toutes les autres fractures, c'est-à-dire le plus grand nombre, se sont guéries avec un raccourcissement plus ou moins considérable, qui cependant n'a jamais dépassé quatre centimètres. J'ai même noté 16 fractures où le raccourcissement n'excédait pas deux centimètres.

La durée moyenne de la consolidation a été de :

71 jours pour les fractures sus-condyliennes ou condyliennes,
89   —   pour les fractures du col,
95   —   pour les fractures de la diaphyse.

Chez 20 blessés la consolidation a été retardée au-delà de cent jours. Chez l'un d'eux, la consolidation d'une fracture du tiers supérieur a mis un an et neuf mois pour s'accomplir.

Enfin, j'ai observé un cas de non consolidation chez une femme de soixante-et-onze ans, qui avait une fracture sus-condylienne à droite. Malgré l'application de plusieurs appareils inamovibles, il n'y avait aucune consolidation au bout d'un an et dix mois. Comme il s'agissait d'une personne âgée, je ne proposai pas la suture osseuse. Je me bornai à maintenir la pseudarthrose avec un cuissard en cuir muni de tuteurs latéraux.

Pour nos 116 fractures simples du fémur, il y a eu 9 décès. Un seul de ces décès dépendait de la fracture elle-même (obs. 157). Les 8 autres décès reconnaissaient pour cause des maladies accidentelles ou la sénilité. C'est ainsi que j'ai eu 3 décès par cachexie cancéreuse (obs. 158), 3 décès par congestion pulmonaire et pneumonie (obs. 159), 1 décès brusque probablement par embolie (obs. 160), 1 décès par extrême vieillesse (obs. 161). On peut en conclure que la fracture simple du fémur n'est pas grave, lorsqu'elle atteint un sujet jeune et bien portant, mais chez les sujets valétudinaires ou âgés, elle aggrave leur situation et contribue à hâter l'époque de leur mort.

Obs. 157. — *Fracture des deux cuisses et de la jambe droite. Mort par choc traumatique* (obs. déjà citée p. 151).—H... (Frédéric), âgé de 38 ans, employé à la Compagnie d'Orléans, est apporté à la Pitié le 8 juillet 1892. Il vient d'être renversé par une locomotive qui a produit les lésions suivantes :

Le fémur gauche est cassé au niveau de son tiers moyen. Le fémur droit est brisé vers son tiers supérieur. Les deux os de la jambe droite sont aussi le siège d'une fracture. Toutes ces fractures sont simples. Mais, à la partie supérieure de la cuisse droite, la peau est déchirée et décollée. La plaie, assez nette et superficielle, s'étend de la région fessière au pli de l'aine. Les muscles ne sont pas déchirés. L'artère fémorale est intacte.

Le blessé est sous l'influence du choc traumatique. Il est dans la stupeur. Sa température ne monte pas au-dessus de 35°. Son pouls est lent et très faible.

On fait des injections sous-cutanées d'éther et de caféine. On cherche à réchauffer le blessé. Mais il meurt quatre heures après l'accident.

Obs. 158. — *Trois cas de fracture spontanée du fémur chez des cancéreux. Mort de cachexie.* — 1° La nommée B... (Adèle-Joséphine), âgée de 60 ans, marchande au panier, entre dans mon service le 14 septembre 1884.

Cette femme raconte qu'elle était accroupie sur un vase pour satisfaire ses besoins, lorsqu'en se relevant elle sentit un craquement dans la cuisse droite. Immédiatement il lui fut impossible de s'appuyer sur son membre et de marcher.

A l'hôpital, je constate une fracture spontanée du tiers supérieur du fémur. A ce niveau la palpation ne me fait reconnaître aucune tumeur appréciable. La malade semble bien portante.

Afin d'observer cette fracture, je fais placer la malade dans une gouttière Bonnet.

P. 19

En effet, au bout de quelques jours, je commence à constater un gonflement de l'extrémité supérieure du fémur. Peu à peu ce gonflement augmente, et il n'est plus douteux que j'ai affaire à un ostéo-sarcôme du fémur, cause de la fracture spontanée.

Le 18 décembre, la malade meurt de cachexie.

A l'autopsie, j'ai trouvé un cancer du canal médullaire ayant aminci le tissu compact au point de déterminer la fracture de l'os sous l'influence d'un léger effort. Après la fracture, le tissu cancéreux s'était répandu autour du fémur, où il formait une tumeur.

2° B... (Catherine), âgée de 47 ans, journalière, est admise le 27 septembre 1886, pour une fracture spontanée de la partie moyenne du fémur gauche. Au mois de mai de la même année, j'avais opéré cette femme pour un cancer du sein s'accompagnant d'une dégénérescence très étendue des ganglions de l'aisselle. La plaie opératoire s'était guérie par réunion immédiate, et Catherine B... était sortie de la Pitié le 31 mai. Mais, depuis cette époque, la généralisation cancéreuse avait rapidement fait son œuvre. Lorsque la malade revint dans mon service avec sa fracture spontanée, elle était en pleine cachexie. Elle fut placée dans une gouttière Bonnet. Le 17 octobre, elle succombait à la cachexie cancéreuse.

3° A... (Léopold), employé des postes, âgé de 68 ans, entre à la Pitié, le 10 octobre 1886, pour une fracture spontanée du fémur gauche au tiers supérieur. Comme les malades précédents, il est placé dans une gouttière Bonnet pour surveiller la marche de cette fracture, dont la cause nous paraît suspecte. Au bout de quelques semaines le fémur devient le siège d'une tuméfaction, produite évidemment par un ostéo-sarcome. L'âge et l'état de santé du malade me firent rejeter l'idée d'une désarticulation de la cuisse. Le 8 février 1887, Léopold A... mourait de cachexie cancéreuse.

Obs. 159. — *Trois cas de fracture du fémur; broncho-pneumonie; mort.* — 1° Delphine L..., âgée de 54 ans, entre le 16 mars 1884, à l'hôpital de la Pitié, salle Gerdy, n° 1, dans le service du Dr Polaillon.

Elle a été longtemps marchande de vins, et elle présente toutes les allures d'une alcoolique renforcée.

Le 10 mars, elle est heurtée dans la rue par des enfants. Elle tombe sur le grand trochanter, entend un craquement, ne peut se relever et est transportée à l'hôpital.

La malade présente l'aspect d'une femme vieille avant l'âge elle a 54 ans et en paraît 70. Ses cheveux sont blancs. Arc sénile très prononcée à la cornée.

L'appétit est nul ou à peu près. La langue, blanche et chargée, présente sur sa face dorsale un angiôme de la forme et des dimensions d'une amande. La respiration se fait assez bien. Léger degré d'emphysème avec quelques râles muqueux. Le pouls est irrégulier, fréquent, à 100 pulsations. Les artères radiales sont athéromateuses. Léger retard du pouls gauche par rapport au droit. Le cœur ne paraît point hypertrophié. Les signes fournis par la percussion sont, du reste, masqués par l'emphysème des régions antérieures du poumon. L'auscultation de la pointe est négative ; mais à la base et au foyer de l'orifice aortique, on perçoit un souffle au second temps, râpeux, caractéristique de l'insuffisance aortique. Ce souffle se propage dans l'aorte et jusque dans la région du dos. Il y prend le caractère systolique et indique une aortite intense. Notons aussi que la malade présente, au niveau des deuxième et troisième côtes droites, une voussure douloureuse, due vraisemblablement à une dilatation sous-jacente de l'aorte. Du reste la malade dit avoir des palpitations depuis deux ans. Pas d'albuminurie.

Au niveau du grand trochanter droit, on observe une légère ecchymose. La pointe du pied droit est déviée en dehors A la mensuration on trouve, à droite, un raccourcissement de un centimètre et demi.

La percussion du grand trochanter, celle des condyles fémoraux et du talon ne sont point douloureuses.

La malade soulève assez facilement son membre inférieur droit. Mais la pression en avant et en arrière du col, immédiatement en dehors de la tête, est très douloureuse.

Le diagnostic est : contusion de la hanche avec fracture probable du col. Repos ; résolutifs.

Le 18 mars. Le pied se détache facilement du plan du lit.

Les signes de la fracture faisant défaut, on invite la malade à se lever un peu, pour éviter la formation d'une eschare au sacrum, qui se produit, malgré toutes les précautions, le 20 mars.

Le 27. L'état local est le même, mais la malade s'alimente avec peine. Bronchite généralisée. La température reste normale.

Le 29. La malade ne s'est point levée hier. Elle se sent très souffrante. Pour la première fois on perçoit une crépitation très-nette.

Le 1er avril. La toux devient très fréquente ; dyspnée ; arythmie prononcée du cœur.

Le 3. L'eschare du sacrum augmente de dimension. Gros râles muqueux, confluents dans toute la poitrine. Murmure asystolique. Muguet buccal. Tempér., 36°,2.

Le 4. Délire persistant. Température 36°,4.

L'état général s'aggrave de jour en jour, et malgré le traitement, la malade succombe le 11 mars.

L'*autopsie* est pratiquée cinquante-neuf heures après la mort. La rigidité cadavérique a presque complètement disparu.

On constate une eschare considérable à la région sacrée. Rappelons à ce propos que deux jours avant sa fin la malade perdait ses urines et ses matières fécales.

Les plèvres sont adhérentes aux sommets des deux poumons. Ceux-ci présentent une teinte ardoisée. Leur consistance est accrue, surtout en haut. Spumes abondantes dans les bronches. Le tissu pulmonaire jeté dans l'eau y surnage. En résumé signes de bronchite chronique généralisée avec noyaux emphysémateux.

L'aorte est considérablement dilatée dans toute son étendue. Elle est entièrement athéromateuse, crétacée. Cette lésion existe aussi sur les gros troncs qui naissent de l'aorte.

Le cœur très hypertrophié pèse 405 grammes. Il est rempli de caillots noirâtres. Les valvules semi-lunaires de l'aorte sont indurées. En outre, l'orifice aortique est considérablement dilaté et mesure neuf centimètres de circonférence.

Du côté du col du fémur, les deux fragments sont complètement séparés, si ce n'est à la partie antérieure où ils sont encore en contact, grâce à un pont de tissu fibreux.

La capsule articulaire, surtout en avant, est remarquable par son épaisseur, et dans son tissu on sent des épaississements indices probable d'une ancienne arthrite sèche.

Le cartilage de la tête paraît aminci et présente en certains endroits de légères excoriations.

2° Le nommé Frédéric L..., âgé de 64 ans, est admis dans le service, le 26 décembre 1890, pour une fracture du tiers inférieur du fémur gauche, compliquée d'une fracture de côtes et d'une luxation de l'extrémité externe de la clavicule droite.

L'appareil Hennequin est appliqué sur le membre fracturé. La cuisse devient le siège d'un phlegmon, qui suppure et qui oblige à enlever l'appareil. Ce phlegmon est incisé et lavé. Il ne communique pas avec le foyer de la fracture. Une nouvelle complication se produit, c'est une congestion pulmonaire qui emporte le malade le neuvième jour après son apparition.

3° Jeanne M..., âgée de 69 ans, est apportée le 21 juin 1892, pour une fracture du col du fémur gauche. Cette fracture date de huit jours. La malade est, en outre, atteinte d'une broncho-pneumonie grave, pour laquelle elle ne peut recevoir chez elle les soins nécessaires. Elle meurt de sa broncho-pneumonie deux jours après son admission.

Obs. 160. — *Fracture de cuisse ; abcès consécutif ; incision ; mort subite.* — Le nommé Louis H..., âgé de 20 ans, charretier, est amené le 29 novembre 1889, pour une fracture de la partie moyenne du fémur gauche. C'est la roue d'un haquet pesamment chargé qui a causé cette fracture en passant sur la cuisse. On applique l'appareil à extension continue de M. Hennequin. Cet appareil est bien supporté pendant cinquante jours.

Le 18 janvier 1890, j'enlève l'appareil, et je trouve un énorme abcès, qui s'est probablement formé dans un foyer d'épanchement sanguin. Incision et lavage de cet abcès. Pansement antiseptique. Le malade semblait en bonne santé. Deux heures plus tard, il meurt subitement en se déplaçant dans son lit. L'autopsie n'a pu être faite. Nous avons émis l'opinion que cette mort subite était due à une embolie pulmonaire.

OBS. 161. — *Fracture du col du fémur; mort de sénilité.* — Noël T..., âgé de 80 ans, est entré, le 25 novembre 1888, pour une fracture du col du fémur gauche, de la variété intra capsulaire. Cet homme, très affaibli, n'a subi l'application d'aucun appareil. Il meurt de sénilité six jours après son entrée.

Les 11 *fractures compliquées de plaie pénétrant dans le foyer de la fracture* ont présenté une très grande gravité. 4 blessés ont guéri ; 7 sont morts.

La plaie pénétrante n'était pas la seule complication chez la plupart des blessés : 2 fois l'articulation du genou était ouverte ; 2 fois l'artère fémorale était déchirée (obs. 166 et 167); 2 fois la fracture portait sur les deux cuisses (obs. 163 et 166); 3 fois l'attrition des tissus avait transformé une partie de la cuisse en une sorte de bouillie.

Comme accident consécutif, j'ai observé 1 cas de tétanos (obs. 162) et 1 cas de gangrène gazeuse foudroyante (obs. 164).

Il a fallu faire 6 opérations pour les 11 fractures compliquées :

1 résection du fémur.......... 1 guérison.
5 amputations de la cuisse..... 1 guérison, 4 morts.

En analysant les causes de la mortalité, je trouve : 3 blessés morts sans opération : 1 par tétanos (obs. 162), 1 par choc traumatique (obs. 163); 1 par gangrène gazeuse septicémique (obs. 164) et 4 blessés morts après amputation de la cuisse, tous par choc traumatique et choc opératoire (obs. 165 et 166).

Les 4 blessés, qui ont guéri, n'avaient pas de choc traumatique. L'un d'eux a été sauvé par l'amputation (obs. 167).

OBS. 162. — *Fracture du condyle externe par balle de revolver; tétanos ; mort.* — Le nommé Goualier, F..., âgé de

76 ans, marchand des quatre saisons, entre le 18 septembre 1879 à la salle Saint-Gabriel (actuellement salle Broca), lit n° 44. Il présente une plaie par balle de revolver dans le creux poplité gauche. La plaie a pénétré profondément sans léser les vaisseaux. Elle a ouvert l'articulation du genou et produit une fracture du condyle externe du fémur.

Après quelques explorations infructueuses pour extraire la balle, la plaie est lavée et pansée antiseptiquement.

Le blessé est pris de tétanos et meurt.

Je n'ai malheureusement pas d'autres détails sur ce cas intéressant. La note, que j'ai conservée, mentionne seulement que l'autopsie a été faite, qu'il y avait de la suppuration dans l'articulation du genou et autour d'elle, et que la balle était logée dans le condyle externe.

Obs. 163. — *Section des deux cuisses par roue de locomotive; mort par choc traumatique.* — Le nommé Henri R..., âgé de 17 ans, journalier, est apporté le 29 décembre 1884 dans mon service. Ce garçon, voulant se suicider, s'était couché en travers des rails devant une locomotive en marche. Il eut les deux cuisses coupées au tiers supérieur par les roues de la locomotive. La section était très nette et sans hémorrhagie. Les deux tronçons des membres inférieurs furent apportés en même temps. Le blessé avait de l'athermie, de la stupeur, et mourut au bout de trois heures.

Obs. 164. — *Fracture compliquée de la cuisse; gangrène gazeuse foudroyante; mort.* — (Alexandre) V..., âgé de 75 ans, concierge à l'usine des pompes à eau, a eu la cuisse droite prise dans une machine. Il en est résulté une fracture du tiers moyen du fémur, compliquée de plaie contuse pénétrante et d'une attrition considérable des tissus.

Il est apporté dans mon service le 25 octobre 1889. On fait immédiatement des lavages de la plaie et du membre avec la solution phéniquée forte. On applique un pansement antiseptique et on place le membre dans une gouttière.

Dès le lendemain, la cuisse est tuméfiée, infiltrée de gaz jusqu'au pli de l'aine. La peau, de couleur livide, va se morti-

fier ainsi que les tissus sous-jacents. Le blessé est sous l'influence d'une septicémie très grave. Il est impossible de songer à faire une amputation.

Le 28 octobre, mort.

OBS. 165. — *Trois cas de fractures compliquées de la cuisse;
amputation ; mort de choc opératoire.* — 1º Eugène Charles
P..., âgé de 34 ans, charretier, tombe de sa voiture, et la
roue passe sur le tiers inférieur de sa cuisse gauche. Amené
à la Pitié, le 4 juillet 1881, on constate une crépitation mul-
tiple comme dans un sac de noix. Gonflement énorme. Petite
plaie saignante à la face postérieure. Le foyer de la fracture
communique avec l'articulation du genou. Le 5 juillet, toute
la jambe est froide. Emphysème à la cuisse. Affaissement des
forces. Amputation de la cuisse au tiers supérieur. A la suite
de l'opération le pouls est très faible. A 6 heures du soir,
mort dans une syncope.

2º Joseph S..., âgé de 42 ans, tourneur en fer, est amené
à la Pitié le 9 août 1882. Cet homme a reçu hier dans
l'après-midi, aux forges d'Ivry où il travaillait, une colonne
de fonte sur la cuisse droite. Quelques heures après son
admission à l'hôpital, on lui applique un pansement de
Lister et on met le membre inférieur dans une gouttière.

A la visite du matin, M. Polaillon constate une fracture du
fémur droit, à la partie moyenne, compliquée de deux petites
plaies situées sur le trajet de l'artère fémorale, permettant
le passage du doigt, qui arrive jusqu'au foyer de la fracture
et peut constater la présence de nombreuses esquilles, l'attrition des muscles et la présence de caillots sanguins dans
leur épaisseur.

La cuisse est le siège d'un gonflement notable ; les téguments sont violacés.

La perte de sang a été assez considérable immédiatement
après l'accident ; mais elle avait cessé lors de l'entrée du malade, et ne s'était pas reproduite depuis.

Le malade a passé une assez mauvaise nuit ; ses traits sont
tirés. Cependant il n'y a pas d'hypothermie. Rien d'anormal

du côté du cœur. Le pouls, malgré la perte de sang, a conservé encore un peu d'ampleur.

La constitution du malade paraît mauvaise; il est très gras, avec un ventre volumineux. Ses jambes sont variqueuses. Cependant, en présence de la gravité de la situation, M. Polaillon se décide à opérer.

A 10 h., le malade est chloroformisé avec prudence; il s'endort assez facilement, après avoir respiré une quantité très faible de chloroforme. L'amputation pratiquée rapidement, pendant qu'un aide comprime la fémorale, cause une perte de sang minime.

Pendant l'opération, la respiration devient un peu embarrassée et le malade est pâle. La chloroformisation est alors suspendue complétement. Quand le pansement est terminé, le malade est réveillé. Il parle et demande à boire. On lui donne quelques cuillerées de potion de Todd; puis, au bout d'un quart d'heure, la respiration s'embarrasse de nouveau, le pouls devient petit, filiforme. Le malade pâle, insensible aux excitations extérieures, tombe dans un état syncopal et succombe environ une demie-heure après l'opération, malgré tous les moyens employés : excitation cutanée à l'aide d'eau froide, position déclive de la tête, respiration artificielle, électrisation, etc.

3° Joseph G..., homme d'équipe, âgé de 33 ans, est apporté le 31 janvier 1883. Il vient d'avoir la jambe, le genou et la partie inférieure de la cuisse gauche broyés par une roue de locomotive. Hémorrhagie. Température 36°5. Quatre heures après l'accident, amputation sous-trochantérienne. Mort d'affaiblissement dans la nuit du 1er février.

Obs. 166. — *Fracture des deux cuisses; rupture de l'artère et de la veine fémorales droites; amputation de la cuisse; mort de choc opératoire.* — François P... charretier, âgé de 62 ans, est apporté à la Pitié, le 23 février 1883 à quatre heures du soir. Il vient d'être écrasé par un haquet chargé de vins, qui lui a fracturé les deux cuisses et l'avant-bras gauche. Pas de plaie aux deux cuisses. Mais, du côté droit, il y a une très grande tension des téguments avec une tuméfaction très marquée. Le gonflement ne dépasse pas le genou. La jambe droite est froide.

Le malade se plaint beaucoup plus de la cuisse droite que de la gauche, qui est également fracturée, mais où l'on ne trouve pas le même gonflement. A l'avant-bras gauche, il existe une plaie sur la face antérieure, et au moindre mouvement on sent le craquement caractéristique d'une fracture siégeant sur le tiers supérieur des os de l'avant-bras. On met le malade dans une gouttière de Bonnet et l'on fait un pansement phéniqué sur l'avant-bras.

Le 24. Le malade a passé une nuit agitée. Au moment de la visite on trouve la jambe droite froide, violacée et insensible. La cuisse, jusqu'au genou, est gonflée par un épanchement sanguin abondant, mais on ne sent pas de mouvements d'expansion isochrones aux battements du cœur. La lésion de l'artère fémorale est évidente, et le sphacèle de la jambe étant inévitable, M. Polaillon décide l'amputation, qui est faite séance tenante à la partie moyenne de la cuisse. Lors de l'incision de la peau et des muscles il s'écoule une grande quantité de caillots sanguins. L'amputation est terminée sans perte de sang appréciable et est assez bien supportée par le malade. Température 38°.

Le soir, 38°,4. Le malade est faible et se plaint d'une soif ardente. Pouls rapide. Beaucoup d'agitation. Langue sèche. Le malade n'accuse pas d'habitudes alcooliques.

Le 25. Pouls rapide ; délire calme toute la nuit ; langue sèche. Affaiblissement général faisant pressentir une fin prochaine. Température 39°.

Mort à 3 heures de l'après-midi.

Autopsie. En examinant le membre amputé, on trouve sur le fémur, à l'union du tiers moyen avec le tiers inférieur, une fracture transversale en avant et très oblique en arrière; de sorte que le fragment inférieur du fémur forme en arrière une pointe ayant la forme d'un V à sommet supérieur, présentant une arête mince et coupante. Cette arête correspond absolument au point où l'artère fémorale a été lésée. En effet, on trouve, en ce point, une section complète de l'artère fémorale et de la veine fémorale qui l'accompagne. Cette lésion correspond à peu près à l'anneau du troisième adducteur, au point où l'artère fémorale contourne la face interne du fémur pour se porter à la face postérieure de la cuisse. Les deux bouts sont rétractés et distants de trois à quatre centimètres. Il en est de même de la veine qui accompagne l'artère.

Dans le bout supérieur de l'artère, on trouve un caillot sanguin qui l'obture, et une sonde cannelée introduite par en haut a de la peine à sortir par le point où siège la solution de continuité, à cause du recroquevillement des tuniques artérielles du vaisseau. Quant au bout inférieur il est dépourvu de caillot sanguin, et les tuniques recoquevillées en ferment la lumière. Entre les muscles de la région postérieure de la cuisse existent de gros caillots sanguins. On en trouve aussi sous l'aponévrose fémorale à la partie antérieure. Pas de sang dans l'articulation du genou, qui est absolument saine.

Il est très probable que l'artère fémorale ainsi que la veine ont été coupées par le bord tranchant du fragment inférieur du fémur, soit au moment même de la fracture, soit pendant les mouvements qu'on a fait faire au membre après l'accident.

Du côté gauche, il y a une fracture du fémur à peu près transversale, correspondant à la partie moyenne. Il y avait un épanchement synovial assez abondant dans le genou.

A l'avant-bras gauche, existait une fracture du cubitus en biseau, portant sur le tiers supérieur. Pas de lésion du radius.

Obs. 107. — *Fracture compliquée de la cuisse ; déchirure de l'artère et de la veine crurales ; gangrène de la jambe ; amputation de la cuisse ; guérison.* — Le nommé Ernest M..., garçon fruitier, âgé de 15 ans, tombe le 7 novembre 1893, et une roue d'omnibus passe sur sa cuisse gauche. Transporté dans mon service de l'Hôtel-Dieu, on constate une fracture du fémur au tiers moyen, avec une petite plaie à la face postérieure de la cuisse. Cette plaie fournit une hémorragie veineuse très abondante. Toute la cuisse est tuméfiée.

On applique un pansement et on place le membre dans une gouttière.

Le 9 novembre, la jambe est froide, insensible, avec des marbrures livides et violacées. On ne sent aucune pulsation dans l'artère pédieuse, dans les artères tibiales ni dans l'artère poplitée. La gangrène de la jambe est donc imminente, et la gangrène est déjà produite à la cuisse, au niveau du passage de la roue.

En présence de ces lésions, l'amputation est inévitable. Je pratique cette opération, séance tenante, au tiers supérieur de la cuisse. Suture lâche des lambeaux. Pansement antiseptique ouaté.

La peau du moignon se sphacèle par places. Cicatrisation par suppuration. Sortie de l'hôpital le 9 février 1894.

L'autopsie du membre montre que l'artère et la veine crurales ont été écrasées et déchirées par la roue de l'omnibus ou peut-être par l'extrémité de l'un des fragments.

L'artère fémorale a subi une compression, qui a laissé intacte une partie de ses tuniques, et qui a produit un étranglement de son calibre sans interrompre sa continuité. Un caillot sanguin occupait la partie supérieure de l'étranglement (fig. 8).

La veine crurale était presque complètement déchirée. Sa partie inférieure était oblitérée par un caillot. Son bout supérieur, libre, avait laissé échapper une grande quantité de sang, qui entourait les vaisseaux et infiltrait tous les tissus.

Il résultait de cette lésion, portant à la fois sur l'artère et sur la veine fémorales, que la circulation était complètement interrompue dans la partie inférieure du membre et que la gangrène de la jambe était inévitable.

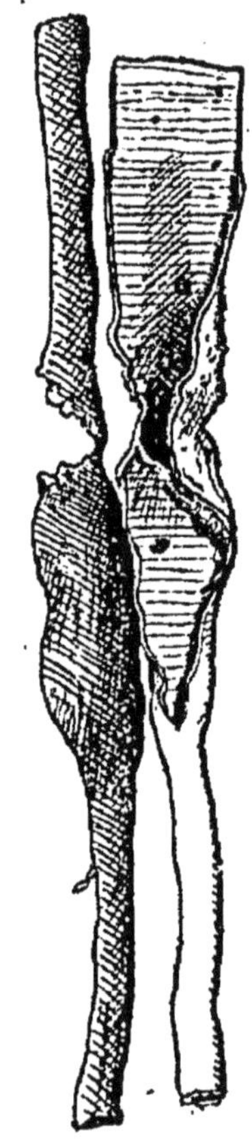

FIG. 8.
Déchirure de l'artère et de la veine crurales au niveau d'une fracture du fémur (dessin par M. de Grandcourt).

VII. — *Entorses.*

13 cas { 8 hommes, 8 guérisons. / 5 femmes, 5 guérisons.

Très fréquentes à l'articulation tibio-tarsienne (321 cas),

beaucoup moins fréquentes au genou (60 cas), les entorses deviennent rares à l'articulation de la hanche.

La difficulté du diagnostic de ces entorses est bien connue. Elle tient à ce que les malades accusent une vive douleur locale et prennent l'attitude caractéristisque des fractures du col du fémur. J'ai dû plusieurs fois suspendre mon diagnostic pendant quelques jours, et, dans un cas, il a fallu endormir le malade pour établir qu'il ne s'agissait pas d'une luxation coxo-fémorale.

Il est assez curieux que, d'après ma statistique, les malades affectés d'entorse étaient presque tous âgés. Le plus jeune avaient 29 ans. L'âge moyen des blessés était de cinquante-quatre ans.

La durée moyenne du traitement a été de trente jours.

VIII. — *Luxations du fémur.*

12 cas. { 9 hommes : 6 guéris, 1 non guéri, 2 morts.
3 femmes : 2 — 1 — 0 —

La cause déterminante, observée le plus souvent, a été une chute sur la cuisse (8 cas). Je n'ai à signaler qu'un cas de luxation par choc direct. Chez un malade ataxique, qui avait une déformation de l'articulation coxo-fémorale, la luxation était spontanée et récidivante.

La cuisse gauche semble plus prédisposée à la luxation que la cuisse droite (8 luxations à gauche, 2 à droite, 2 côté non indiqué).

9 luxations appartenaient à la variété iliaque : 2 étaient incomplètes et 7 complètes.

3 luxations appartenaient à la variété ischiatique : 1 incomplète, 2 complètes.

Chez 3 malades, dont la luxation datait de plusieurs années, et constituait une difformité compatible avec l'exercice du membre, je n'ai pas eu à intervenir chirurgicalement. Un de ces malades est mort d'une pleurésie et a fourni l'occasion de disséquer la pseudarthrose (obs. 168).

Parmi les 9 luxations récentes, 2 étaient compliquées d'une fracture du col du fémur.

Dans tous ces cas, j'ai été obligé de mettre les muscles dans la résolution par l'anesthésie chloroformique, afin de réduire le déplacement. 8 fois, j'ai obtenu la réduction par un procédé de douceur. Voici la manœuvre qui m'a réussi dans les cas de luxations iliaques et ischiatiques. Fléchissant fortement la cuisse sur le bassin, comme dans le procédé de Després, et saisissant la jambe, elle-même fléchie, comme levier, j'amenai lentement le fémur en rotation externe ; puis, étendant la cuisse, la tête rentrait dans la cavité cotyloïde avec un bruit spécial. Par la flexion forcée de la cuisse, le ligament de Bertin est relâché, et la tête du fémur descend en arrière de la cavité cotyloïde. A ce moment, si le fémur subit un mouvement de rotation en dehors, sa tête glisse au devant de la cavité cotyloïde et y prend place. Quelquefois, il faut produire alternativement la rotation en dedans et en dehors, afin de dégager ou de rompre quelques brides, avant de réduire. D'autres fois, il faut recommencer la manœuvre à deux ou trois reprises avant d'obtenir la réduction. Les opérés étaient ensuite placés dans une gouttière Bonnet pendant quelques jours. Au bout de quarante-deux jours, en moyenne, ils quittaient le service.

Chez 1 blessé une luxation de la variété iliaque s'est montrée complètement irréductible. Après quatre séances, pendant lesquelles j'avais employé les procédés de douceur et les tractions mécaniques, je me suis décidé à faire l'arthrotomie pour opérer la réduction à ciel ouvert. La réduction a été obtenue, mais le malade est mort de septicémie (obs. 160).

Obs. 168. — *Luxation, ancienne du fémur* ; *pleurésie* ; *mort* ; *autopsie* (obs. recueillie par M. Lapointe, interne). — Le nommé F... (Jean-Marie), âgé de 52 ans, exerçant la profession de cuisinier, entre à l'Hôtel-Dieu le 7 mars 1893. Il présente tous les signes d'une luxation ancienne de la hanche.

Le 10 mai 1801, en revenant des halles chargé d'un fardeau pesant vingt-cinq kilos, il est tombé en faisant un faux pas sur le trottoir. Le choc a porté sur la cuisse et le genou droits.

On l'aida à se relever et, malgré la douleur qu'il ressentait dans la région de la hanche, il a pu regagner à pied, sans canne, son domicile qui se trouvait à dix minutes de marche. Ce qu'il éprouvait ne lui est pas resté bien présent à la mémoire; il ne peut dire s'il boitait aussi bas qu'au moment où on l'a examiné à l'Hôtel-Dieu. Rentré chez lui, il dut se mettre au lit, la douleur étant devenue très vive, surtout, dit-il, au niveau du genou. Deux jours après, il entra à l'hôpital Saint-Antoine.

On lui posa un vésicatoire au genou sur lequel on fit une large compression ouatée. Il ne semble pas qu'on ait constaté, à ce moment, les signes d'une luxation de la hanche. Trois ou quatre jours après seulement, on appliqua un appareil à extension continue qu'on ne laissa que peu de jours, le malade ne pouvant le supporter. On se contenta alors de la compression sur le genou qu'on prolongea pendant un mois, au bout duquel on mit un appareil silicaté

Après deux mois de séjour à Saint-Antoine, le malade partit pour Vincennes, sans qu'on n'ait rien fait pour sa hanche. Ne pouvant marcher que difficilement et souffrant toujours dans le genou, il rentra à Saint-Antoine. On lui appliqua des pointes de feu et, après un nouveau séjour d'un mois, il retourna à Vincennes avec un appareil silicaté.

A cette époque il boitait beaucoup, moins cependant qu'actuellement. Il pouvait, malgré cela, marcher, rester debout, autant que l'exigeait son métier de cuisinier. Il ne se servait de canne que s'il avait une grande course à faire.

Le 14 janvier dernier, il fit une chute sur sa hanche déformée. Depuis lors il eut des douleurs bien plus fortes et une impotence beaucoup plus marquée. Il dut garder le lit, jusqu'au moment où il vint réclamer son admission dans le service.

La marche est difficile, même à l'aide d'une canne. Il y a une ensellure lombaire très marquée à droite. Le bout du pied porte seul à terre et le raccourcissement est de six à sept centimètres. La cuisse est en légère flexion avec rotation interne très appréciable.

Lorsque le malade est couché, cette position vicieuse de la

cuisse apparaît aussi nettement. Le grand trochanter est remonté de six centimètres au-dessus de la ligne de Nélaton. On arrive facilement à sentir rouler la tête sous les fessiers en dehors et un peu au-dessus de la cavité cotyloïde, en position intermédiaire à celle des luxations ischiatique et iliaque. La rotation interne avec flexion se fait tant qu'on veut; l'abduction, au contraire, est impossible et provoque de violentes douleurs. La cavité cotyloïde n'est pas facile à trouver sous les parties molles.

Du côté du genou on constate des signes d'arthrite sèche déformante.

On diagnostique une luxation postérieure ancienne, complète, avec entorse récente de la pseudarthrose.

Le seul traitement est, d'abord, le repos contre les phénomènes douloureux et inflammatoires actuels.

M. Polaillon discute ensuite l'utilité d'une intervention ultérieure : il s'agit d'une luxation ancienne, et il y a certainement des rétractions musculaires et ligamenteuses qui rendront illusoire toute tentative de réduction. On serait donc amené à pratiquer une résection de la tête. Or, le malade a pu marcher pendant deux ans. Il est donc préférable de s'abstenir de toute intervention chirurgicale.

Au bout de quelques jours, en effet, les douleurs sont bien diminuées. Le malade peut marcher sans trop de peine ; il se plaint seulement de boiter plus bas qu'avant sa dernière chute, et reconnaît que la déformation de sa hanche est un peu plus marquée. Néanmoins, il considère son état comme satisfaisant et demande lui-même à partir pour Vincennes.

En attendant le jour de son départ, il est pris de fièvre avec dyspnée légère sans point de côté. Il se plaint surtout de souffrir de l'estomac. On pense à un peu d'embarras gastrique et on ne pratique pas un examen médical plus approfondi. Quelques jours après, la fièvre persiste et, la dyspnée s'étant accentuée, on ausculte le malade et on constate du côté gauche les signes d'un épanchement pleural, remontant jusqu'au niveau de l'extrémité inférieure de l'omoplate. Le cœur n'est pas très dévié. La pointe est très difficile à sentir ; elle bat en dedans de la ligne mamelonnaire. La ponction ne paraît pas urgente.

Le 25 mars, le malade, en allant aux cabinets d'aisances, est pris d'une syncope et meurt dans l'espace d'une demi-heure.

Autopsie le 27 mars. On trouve la cavité pleurale gauche remplie par environ deux litres de liquide séreux. Le feuillet viscéral est tapissé par une épaisse couche de fibrine. Pas de pneumonie. Le poumon ratatiné est refoulé sur son hile; il présente au sommet quelques tubercules crétacés sans trace d'inflammation récente.

On enlève l'extrémité supérieure du fémur et la partie de l'os iliaque supportant la cavité cotyloïde. La nouvelle articulation est ouverte à sa partie postérieure; il s'en écoule une certaine quantité de liquide, et on trouve sa cavité tapissée par une couche de fibrine. Les tissus périphériques sont indurés, lardacés.

La capsule articulaire est déchirée en arrière et communique avec la cavité de la pseudarthrose située sous les fessiers. Elle a résisté à sa partie antérieure et se tend quand on veut porter le fémur en rotation externe.

La cavité cotyloïde est recouverte par des masses fibreuses, épaisses et dures, qui l'oblitèrent complètement. Le sourcil cotyloïdien est détruit. La tête du fémur est recouverte d'ostéophytes. Son revêtement cartilagineux est presque entièrement atrophié.

Obs. 169. — *Luxation iliaque; quatre tentatives de réduction; transformation de la luxation iliaque en luxation ovalaire; arthrotomie; réduction de la luxation; septicémie; mort* (résumé d'une observation publiée in *Bull de la Soc. de Chir.*, t. IX, p. 107, 1883). — Le nommé B... (Jean), âgé de 46 ans, journalier, est entré le 1er novembre 1882, salle Broca, n° 20, à la Pitié.

Cet homme n'a jamais eu de maladie grave; mais, sa constitution a toujours été un peu débile. Il présente plusieurs accidents dus à l'alcoolisme.

Hier, dans l'après-midi, il a été projeté du siège d'une voiture à une distance de quelques mètres sur la hanche gauche, au niveau de laquelle il a ressenti immédiatement une douleur assez vive. Néanmoins, il a pu se relever ; mais, comme la marche était très pénible, il s'est fait immédiatement transporter à l'hôpital, où on constata une luxation iliaque.

Le 2 novembre. Le malade est chloroformisé. L'anesthésie est portée jusqu'à l'insensibilité complète, avec abolition du réflexe palpébral, sans obtenir une résolution musculaire absolue. M. Polaillon fait des tentatives de réduction par le procédé décrit plus haut. Ces manœuvres transforment la luxation iliaque en luxation ovalaire. M. Polaillon peut à volonté produire six fois l'une ou l'autre variété de luxation ; mais il lui est impossible de faire rentrer la tête dans la cavité cotyloïde.

Le 7. Nouvelle chloroformisation sans pouvoir arriver à une résolution musculaire complète. Des tractions avec l'appareil de Jarvis, portées progressivement jusqu'à environ 180 kilogrammes, restent sans effet.

Le 12. Le malade est encore endormi par le chloroforme. M. Hennequin a bien voulu venir exécuter lui-même son procédé de réduction. Mais, dès qu'on imprime des mouvements à la cuisse, les muscles se contractent. Cependant le pouls est très faible. La respiration devient mauvaise, dès qu'on ajoute une nouvelle quantité de chloroforme sur la compresse. Après trois quarts d'heure d'essais infructueux, M. Polaillon juge qu'il serait très dangereux de pousser plus loin la chloroformisation et les tentatives de réduction.

L'alcoolisme est sans doute la cause qui rend le système nerveux du malade réfractaire à l'action ordinaire et complète du chloroforme. Dans le but d'engourdir son système nerveux, on donne au patient, chaque jour et pendant huit jours, une dose de bromure de potassium qui est portée progressivement de un à quatre grammes.

Le 20. Nouvelle séance de réduction sans succès.

Cependant, le malade sollicite une guérison complète. L'inutilité des tentatives, par les procédés de douceur ou de force, amène peu à peu à l'idée de faire l'arthrotomie pour opérer la réduction.

Le 10 décembre. M. Polaillon incise les téguments dans l'étendue de dix centimètres environ à partir de l'épine iliaque antérieure et inférieure. L'aponévrose et les muscles sont coupés dans la même étendue, ce qui permet d'arriver directement sur l'articulation coxo-fémorale. Le grand trochanter est fixé contre la cavité cotyloïde, dont le bord supérieur est masqué par une épaisse couche de tissu fibreux. Cette couche s'étend entre le bord supérieur du col du fémur et la partie supérieure du sourcil cotyloïdien. Après avoir fait écarter les parties molles en dedans et en dehors avec deux grands écarteurs, M. Polaillon conduit un bistouri le long de son doigt et sectionne cette couche fibreuse, qui représente certainement la partie antérieure de la capsule articulaire. Il peut alors introduire l'index entre le col du fémur et le sourcil cotyloïdien jusque dans la cavité articulaire qui est libre.

Pendant que M. Polaillon agit directement sur le grand trochanter pour le repousser en dehors, M. Hennequin fait exécuter à la cuisse des mouvements propres à amener la réduction. Mais ces tentatives échouent. Les muscles qui s'insèrent au bord antérieur et à l'extrémité supérieure du grand trochanter semblent être l'obstacle à la réduction. M. Polaillon détruit une partie de ces insertions en rasant l'os avec une rugine tranchante ; puis, avec une rugine mousse, il isole autant que possible le col et la tête du fémur des parties voisines.

Saisissant alors la cuisse, il la fléchit fortement sur l'abdomen, en même temps qu'il lui fait exécuter un mouvement de rotation en dedans, puis il ramène le membre dans l'extension. Pendant cette manœuvre, la tête du fémur quitte la fosse ovalaire pour aller se loger en arrière de la cavité cotyloïde. Il suffit alors d'exercer une légère traction sur la jambe pour que la tête fémorale descende et tombe naturellement dans la cavité articulaire. La luxation est réduite.

Aucune artère n'a été blessée pendant l'opération, qui a duré trois quarts d'heure.

La plaie est soigneusement lavée avec de l'eau phéniquée, pour la débarrasser du sang qu'elle contient et aussi de quelques parcelles osseuses, qui ont été rencontrées autour de la tête et du col déplacés. Suture métallique. Établissement d'un gros drain qui plonge jusque dans la profondeur de la plaie. Pansement de Lister.

Le malade est placé dans une gouttière Bonnet.

Dans l'après-midi, le malade a trois selles diarrhéiques. Un suintement sanguin assez abondant a effrayé l'interne de garde qui a placé le compresseur de J.-L. Petit sur l'artère crurale.

Le soir, le malade est agité. Il ne se plaint pas de souffrir, mais il accuse la gouttière de Bonnet de lui occasionner une gêne insupportable. Cependant il était habitué à y séjourner avant son opération. Le ventre est ballonné. Les traits du visage sont tirés et maigris. Le pouls est petit. La température à 38°. Potion de Todd avec extrait de quinquina.

Le 17 décembre. Température : matin 38°,8 ; soir 39°,0. Sulfate de quinine dix centigrammes toutes les deux heures. Pulvérisations phéniquées sur le pansement plusieurs fois dans la journée.

Le 18. Pansement. Des gaz fétides s'échappent par la plaie et se sont infiltrés dans le voisinage, ce que démontre la sonorité de la région. Plusieurs points de suture sont enlevés. Les tissus ont une teinte grisâtre et exhalent une odeur de putréfaction.

La plaie est exactement lavée avec de l'eau phéniquée au 20ᵉ.

L'état général est mauvais. La langue sèche. Température : matin 38°,4 ; soir 38°,8.

Le 19. Tous les fils de la suture sont enlevés, parce que des gaz fétides continuent à se produire. La plaie, largement mise à nu, est lavée minutieusement avec l'acide phénique.

Même état général : matin, 38°,8 ; soir 37°,4.

Le 20. Etat très mauvais. Température 38°.

Mort à six heures du soir.

Autopsie. Trente-six heures après la mort.

Le cadavre est en pleine putréfaction.

Les poumons sont congestionnés à leur base.

Le cœur est chargé de graisse, flasque. Son tissu est pâle. Quelques petites plaques d'athérome au niveau des valvules sigmoïdes de l'aorte.

Le foie est putréfié, augmenté de volume et manifestement graisseux.

Les reins ont leur volume normal. Quelques points sont jaunâtres et en dégénérescence graisseuse.

En prolongeant en haut et en bas l'incision opératoire et en menant un autre incision de la partie médiane de la première à l'épine du pubis, on met à découvert la région fémorale profonde, ce qui permet de constater les particularités suivantes :

Tous les tissus sont gangrenés et infiltrés de gaz.

La tête fémorale est dans la cavité cotyloïde et il faut faire effort pour l'en sortir.

A la partie interne de la cavité cotyloïde, au niveau de la fosse ovale, existe une cavité hémisphérique, bien formée, qui logeait la tête du fémur avant la réduction.

Une partie du grand trochanter a été écrasée. Cette lésion reconnaît certainement pour cause la chute sur la hanche, qui a produit en même temps la luxation, il y a un mois et demi. De nombreuses parcelles osseuses existent autour du col du fémur. Ces petits fragments d'os ont probablement été semés par le grand trochanter pendant la transformation de la luxation iliaque en luxation ovalaire. Le sommet du grand trochanter est même complètement détaché, et ne tient plus au reste de l'os que par quelques lambeaux de tissu fibreux. Mais cette fracture a bien pu être produite ou complétée pendant la dernière opération.

La cavité cotyloïde est saine. Le sourcil cotyloïdien n'est fracturé dans aucun point. Le bourrelet cotyloïdien est intact dans toute son étendue.

La capsule articulaire est complètement déchirée ou sectionnée. Ses lambeaux adhèrent autour du bourrelet cotyloïdien ; et, du côté du fémur, on trouve encore des restes de la capsule s'insérant aux parties antérieure, externe et postérieure du col. La partie interne en est seule dépourvue.

Sur la tête du fémur, le cartilage, qui paraît sain, a été décollé, probablement par la rugine, dans l'étendue de quelques millimètres. Le ligament rond est rompu.

De cette observation, on peut conclure : 1° que l'irréductibilité de la luxation résidait moins dans l'état de contraction des muscles que dans l'intégrité du ligament de Bertin et de la partie antérieure de la capsule articulaire ; 2° que la septicémie avec gangrène gazeuse foudroyante a été surtout le résultat de l'empoisonnement alcoolique du malade, dont les principaux viscères présentaient les altérations graisseuses spéciales.

Affections organiques.

IX. — *Abcès chauds.*

1° *Abcès chauds dans la continuité de la cuisse.*

41 abcès { 20 hommes : 20 incisés, 0 non incisé, 1 mort. 12 femmes : 11 — 1 — 2 —

A l'exception des abcès dus aux piqûres faites pour les injections sous-cutanées de morphine, les causes des abcès de la cuisse n'ont rien présenté de spécial.

J'ai observé 1 abcès consécutif à une fièvre typhoïde, 3 abcès critiques après une septicémie puerpérale, 1 abcès dans le cours du diabète sucré.

La cuisse droite m'a paru un peu plus souvent atteinte que la cuisse gauche (19 abcès à droite, 14 à gauche).

La plupart des abcès étaient superficiels et très volumineux. J'en ai compté 11 qui avaient décollé la peau depuis la partie inférieure jusqu'à la partie supérieure de la cuisse. Il n'y a eu que 4 abcès profonds.

Tous ces abcès, sauf 1 dont le pus s'est résorbé, ont été ouverts par une ou plusieurs incisions, puis minutieusement lavés et pansés avec ou sans drainage.

La durée moyenne du traitement pour les malades qui ont guéri, a été de vingt-sept jours.

Les 3 malades, qui sont morts (obs. 170), avaient des abcès très volumineux. Mais ces abcès en eux-mêmes n'ont eu qu'une influence secondaire sur la production des décès. Les 3 malades portaient une affection mortelle, à savoir une néphrite, une débilité sénile avec eschare au sacrum, un cancer du foie.

Obs. 170. — *Trois abcès volumineux à la cuisse compliquant un état diathésique antérieur ; morts.* — 1° D... (Félicité), âgée de 52 ans, ménagère, est apportée dans le service, le 24 novembre 1880, pour un vaste abcès de la cuisse droite. La fluctuation s'étend de la partie supérieure à la partie inférieure de la cuisse. Fièvre. Langue sèche. Urines rares contenant de l'albumine. Deux incisions sont pratiquées, l'une au niveau du grand trochanter, l'autre au-dessus du genou. Le foyer est lavé avec la solution phéniquée forte. Drainage. Comme les urines sont noires le lendemain, on remplace immédiatement les lavages et les pansements phéniqués, par des lavages et des pansements à l'eau-de-vie camphrée. La malade meurt le 1er décembre, sept jours après son entrée. Nous nous sommes posé la question de savoir si la résorption de l'acide phénique le premier jour du traitement n'avait pas contribué à hâter le décès.

2° V... (Honorine), âgée de 63 ans, ménagère, est admise, le 2 mai 1882, pour un énorme abcès de la cuisse gauche. Elle présente un état de sénilité avancé. Elle a une eschare volumineuse au sacrum. Incision. Lavages et pansements phéniqués. Affaiblissement progressif. Mort le 31 mai.

3° L... (François), maçon, âgé de 44 ans, est atteint d'un cancer du foie. Il entre, le 1er mai 1889, pour un gros abcès de la cuisse droite. Incision, lavage et pansement de l'abcès, qui n'est qu'un accident bien secondaire comparativement à l'affection interne. Mort le 5 juin, amenée par le cancer du foie.

2° Abcès chauds du pli de l'aine ; adénites inguinales suppurées.

102 abcès $\left\{\begin{array}{l}\text{83 hommes : 74 incisés, 9 non incisés}\\\text{19 femmes : 18 — 1 —}\end{array}\right\}$ 0 mort.

Dans ce chapitre, j'ai compris toutes les suppurations aiguës du pli de l'aine. Il s'agissait presque toujours d'une adénite ou d'une périadénite suppurée, primitive ou consécutive, mais constituant la maladie principale au moment de l'admission à l'hôpital.

Ces abcès ont été spontanés ou sans cause connue
dans. . . . . 35 cas

Ils ont été consécutifs :

A un effort, à la fatigue, à la marche.. . . . . 8 cas
     (2 malades portaient un bandage herniaire).
A des excoriations du pied, de la jambe ou de la
cuisse . . . . 10 cas
A des excoriations de l'anus ou à des hémorroïdes. 4 cas
A des excoriations ou chancres des organes géni-
taux (dont 8 femmes). . . . . 29 cas
A la blennorrhagie (dont 3 femmes). . . . . 16 cas
     49 abcès siégeaient à l'aine droite, 34 à l'aine gauche.
9 fois l'abcès inguinal existait des deux côtés.

L'ouverture spontanée de l'abcès s'est produite dans
8 cas. Dans 92 cas, l'abcès a été ouvert par une incision.
2 malades sont sortis de l'hôpital sans être incisés.

L'incision de ces abcès a toujours été peu étendue. Il
m'est arrivé souvent de les ouvrir par trois ou quatre ponctions avec la pointe du bistouri, afin de n'avoir, plus tard,
aucune cicatrice. Le point important, dans le traitement de
ces abcès, qui peuvent contenir du pus chancreux, est de
nettoyer complètement leur cavité par un lavage avec un
courant d'eau phéniquée forte ou avec une solution au sublimé. Par ce procédé, j'ai quelquefois obtenu leur cicatrisation immédiate.

J'ai vu 4 fois ces abcès récidiver.

Comme accident consécutif, j'ai noté 3 cas de gangrène
peu étendue du ganglion et des tissus voisins, et 1 cas
d'érysipèle bénin étendu aux cuisses.

La durée moyenne du traitement a été de seize jours.

43 abcès ont été guéris par un traitement de 1 à 10 jours.
25   —   —   de 11 à 20 —
15   —   —   de 21 à 30 —
14   —   —   plus de 31 —

Chez 5 malades sortis prématurément, la durée de traitement n'a pu être évaluée.

X. — *Abcès froids.*

51 cas.

25 à la cuisse { 17 hommes : 13 incisés, 4 non incis., 1 mort.
/ 8 femmes : 7 — 1 — 0 —

26 à l'aine { 22 hommes : 16 incisés, 6 non incis. } 0 mort.
/ 4 femmes : 3 — 1 — }

Que ces abcès siégeassent dans la continuité de la cuisse ou dans les ganglions du pli de l'aine, on peut avancer qu'ils ont, tous ou presque tous, une origine tuberculeuse.

18 malades présentaient les caractères de la constitution scrofuleuse et, parmi eux, 2 malades étaient atteints de phthisie pulmonaire.

L'âge mûr et la vieillesse y sont moins prédisposés. Ainsi :

de 15 à 25 ans, j'ai observé 20 abcès froids.
de 26 à 35 — 15 —
de 36 à 45 — 6 —
de 46 à 55 — 5 —
Au-dessus de 56 — 6 —

Pour ouvrir ces abcès, je me suis presque toujours servi d'une ou plusieurs incisions avec le bistouri. Je n'ai employé que 2 fois le thermocautère et 1 fois la ponction.

Dans 18 cas, l'incision simple, suivie du lavage de la poche avec la solution phéniquée forte, a suffi pour amener la guérison.

Mais dans 21 cas, il a fallu faire une opération plus complète en cautérisant ou en grattant l'abcès froid.

En effet, dans les cas où les parois de l'abcès sont épaisses, il est indispensable de détruire profondément les couches du tissu malade. Dans ce but, tantôt j'ai cautérisé l'abcès froid avec le thermocautère ou avec une flèche de chlorure de zinc laissée a demeure (7 cas), tantôt j'ai raclé sa paroi avec une curette tranchante (14 cas.)

Sur les 25 abcès froids de la cuisse, 14 ont été guéris, 4 ont récidivé et ont fini par guérir. 6 malades sont sortis sans être guéris ; 1 est mort (obs. 171).

Sur les 26 abcès froids de l'aine, 18 ont été guéris ; 1 a récidivé ; 7 ont été améliorés.

Quelquefois j'ai obtenu la réunion immédiate de l'abcès. Mais, chez la plupart des malades, la guérison est lente, parce que le foyer se cicatrise par bourgeonnement. La durée de la guérison a été sensiblement plus longue pour les abcès froids de la cuisse que pour les abcès froids de l'aine. Cette durée a été en moyenne de quarante-cinq jours pour les premiers et de trente-trois jours pour les seconds.

OBS. 171. — R... (Charles), âgé de 57 ans, employé de commerce, est affecté d'abcès froids à la cuisse avec plusieurs fistules. Il est très affaibli. Le 30 juillet 1880, il est endormi par le chloroforme. Les abcès sont incisés avec le thermocautère. Lavage des foyers avec la solution phéniquée forte. Pansement phéniqué humide. Mort quelques heures après l'opération. L'autopsie n'a pas été faite, et la cause de la mort nous est restée inconnue.

XI. — *Adénites inguinales non suppurées.*

41 cas.

31 hommes : 2 opérés, 29 traités sans opération, 0 mort.
10 femmes : 0 —   10   —   0 —

Indépendamment des suppurations aiguës ou chroniques des ganglions de l'aine, j'ai eu à soigner 41 cas d'adénites inguinales non suppurées, douloureuses ou indolentes, empêchant le travail et nécessitant l'admission des malades à l'hôpital.

Ces adénites ont été spontanées ou sans cause connue dans. . . . . , ...   9 cas.
Elles ont été consécutives :
A un traumatisme (compression d'un bandage, effort, fatigue), dans. . . . .   5 —
A une excoriation du pied. . . . .   2 —
A des excoriations ou chancre des organes génitaux ou de l'anus. . . . .   11 —
A la blennorrhagie. . . . .   5 —
A la tuberculose. . . . .   0 —

3 fois l'adénite était double. 35 fois elle était simple :
10 fois à droite, 16 fois à gauche.

4 fois les ganglions inguinaux et les ganglions iliaques
étaient pris d'inflammation en même temps.

Les applications émollientes et résolutives, les vésicatoires, les révulsions avec la teinture d'iode, les frictions
mercurielles, les bains, tels ont été les moyens de traitement. J'y joignais le traitement spécifique dans le cas d'infection syphilitique.

La durée moyenne du traitement a été de douze jours.

Dans 2 cas de ganglions tuberculeux, j'ai fait leur ablation, comme s'il se fût agi d'une tumeur, et j'ai obtenu une
guérison par réunion immédiate.

XII. — Affections syphilitiques.

5 cas { 2 hommes : 2 guéris ou améliorés
3 femmes : 3   —

Je n'ai pas à m'arrêter sur ces 5 malades, qui s'étaient
égarés dans le service.

1 portait un chancre induré à la partie supérieure et interne de la cuisse.

2 étaient affectés de gommes suppurées.

2 avaient de vastes ulcères de nature serpigineuse, l'un
au pli de l'aine, l'autre à la cuisse, au creux poplité et à la
jambe.

XIII. — Ostéites et ostéomyélites.

47 cas.

14 cas sans opération.
12 hommes : 2 guéris, 10 améliorés, 0 mort.
2 femmes : 0 — 2 — 0 —

33 cas avec opération.
24 hommes : 17 guéris, 5 améliorés, 2 morts.
9 femmes : 4 — 3 — 2 —

La prédisposition du jeune âge s'est montrée pour les
ostéites du fémur comme pour les ostéites du tibia. De

quinze à trente-cinq ans j'en ai observé 33 cas, tandis que je n'en ai plus rencontré que 14 cas au-delà de cet âge.

La diaphyse du fémur m'a semblé être à peu près aussi souvent le siège de l'inflammation que la région épiphysaire inférieure, et plus souvent que la région épiphysaire supérieure (19 ostéites de la diaphyse, 17 de l'extrémité condylienne, 11 de l'extrémité trochantérienne).

7 fois l'ostéite avait une origine traumatique (contusions, ancienne fracture, coup de feu), et 40 fois elle m'a paru spontanée ou de nature tuberculeuse.

J'ai noté 7 cas d'ostéo-périostite ou d'ostéomyélite non suppurée, et 40 cas d'ostéomyélite suppurée, parmi lesquels 13 affectaient la forme de la carie et 6 s'accompagnaient de séquestre.

J'ai peu de choses à dire des *ostéites qui n'ont pas été opérées*. Les unes (2 cas), aiguës, non suppurées, se sont guéries simplement par le repos. Les autres (12 cas), chroniques, suppurées ou non suppurées, avec d'anciennes fistules à écoulement intermittent, avec des hyperostoses, mais ne faisant pas souffrir et n'entravant pas le fonctionnement du membre inférieur, ne m'ont pas paru justiciables d'une opération utile. Elles ont été améliorées par le repos et un traitement médical.

Les 33 *malades opérés pour des ostéites ou des ostéomyélites du fémur* ont subi des opérations diverses :

13 incisions d'abcès sous-périostés avec lavage, et dans quelques cas, grattage de la surface de l'os. L'un des opérés fut incisé 2 fois parce que la suppuration avait récidivé (obs. 174). Sur les 12 malades opérés par l'incision, il y eut 4 guérisons, 5 améliorations et 3 morts (obs. 172).

3 trépanations simples en un ou plusieurs points. 2 opérés guérirent ; le 3° malade ayant vu son mal récidiver au bout de plusieurs années, subit une nouvelle opération de trépan complétée par un évidement et un grattage du canal médullaire (obs. 174).

2 extractions de séquestre avec trépanation et incision de l'os à l'aide de la gouge pour faciliter l'issue de l'os nécrosé. 2 guérisons.

13 évidements du canal médullaire après trépanation ou incision du tissu compact. 9 guérisons ; 3 améliorations ; 1 non guéri.

2 résections du grand trochanter, 1 guéri et 1 mort (observation 173).

1 résection du fémur atteint d'ostéomyélite après une amputation de la cuisse faite dans un autre hôpital. 1 guérison.

La durée moyenne du séjour à l'hôpital des malades opérés par le trépan, l'incision osseuse ou l'évidement a été de trois mois et quatre jours pour les malades guéris et d'un an et six jours pour les malades seulement améliorés.

Les malades, considérés comme guéris, ne sont pas à l'abri d'une nouvelle poussée d'ostéomyélite qui se traduit par de la douleur, l'ouverture de la cicatrice, ou une formation d'abcès en dedans ou en dehors du tissu osseux. J'ai eu 3 cas de récidive parmi les malades de cette statistique.

La mortalité (4 décès sur 47 cas d'ostéite du fémur) paraît considérable ; mais elle s'explique en partie par des causes accidentelles, sénilité, phtisie pulmonaire (obs. 172).

Obs. 172. — *Trois cas de mort chez des malades atteints d'ostéite du fémur.* — 1o B... (Pierre), âgé de 81 ans, entre le 7 juillet 1884, avec un vaste abcès sous-périosté de la cuisse droite. La cause de cet abcès est inconnue. L'état du malade est très grave. La langue est sèche, fuligineuse. Eschare au sacrum. Incision de l'abcès. Le fémur est à nu dans une grande étendue. Lavage du foyer purulent. Drainage ; pansements humides avec des compresses boriquées. Après une amélioration le malade meurt, trente jours après son entrée, d'affaiblissement sénile.

2o L... (Augustine), âgée de 20 ans, entrée le 19 octobre 1887, porte un gros abcès de la cuisse gauche, symptomatique d'une ostéomyélite tuberculeuse du fémur. Diarrhée profuse. Albuminurie. L'abcès sous-périosté est incisé et lavé. Mais la malade s'affaiblit de plus en plus, et meurt au bout de cinquante-huit jours.

3º O... (Pierre), imprimeur, âgé de 31 ans, entre, le 9 décembre 1887, pour un abcès ossifluent du grand trochanter droit. Il est atteint de tuberculose pulmonaire. Le 12 janvier 1888, chloroformisation, incision et grattage du foyer et du grand trochanter. Lavages phéniqués. Pansements phéniqués et iodoformés. L'ostéite marche vers la guérison. Mais la tuberculose pulmonaire fait des progrès rapides. L'affection locale était presque guérie, lorsque le malade succomba, le 20 mars, à la phtisie.

Obs. 173. — *Ostéite suppurée du grand trochanter ; fusées purulentes ; mort.* — M... (Angelina), couturière, âgée de 25 ans, entre le 10 mars 1882, pour une ostéite suppurante du grand trochanter droit probablement de nature tuberculeuse. L'articulation coxo-fémorale est indemne. La malade est dans un état d'anémie profonde. Pour éviter toute perte de sang, je pratique, avec le thermocautère, une incision jusqu'au grand trochanter, que je réséque en partie. Pansements avec la gaze iodoformée. Lavages de la plaie avec la solution phéniquée. Drainage. Malgré les soins antiseptiques, la suppuration est intarissable. Des fusées se forment autour de l'extrémité supérieure du fémur. La malade s'affaiblit de plus en plus. Toux. Vomissements de tous les aliments. Mort, dix mois et onze jours après l'entrée à l'hôpital, le 31 janvier 1883.

A l'autopsie, on trouve des tubercules crétacés dans les sommets des poumons. Pas d'adhérences pleurales. Le cœur, les reins, les intestins sont sains. Le foie est amyloïde. Pas de pus dans l'articulation coxo-fémorale. La synoviale est seulement injectée.

L'ischion, sans être mis à nu, est situé entre deux foyers purulents. L'un postérieur va s'ouvrir au dehors par une fistule à la face interne de la cuisse ; l'autre, circonscrit par du tissu lardacé, gagne le grand trochanter, d'une part, la crête iliaque, d'autre part, en arrière de l'épine iliaque antérieure et supérieure. Ces deux points osseux sont dénudés. Le grand trochanter présente une coloration grisâtre. Le doigt contourne la crête iliaque, au niveau du point dénudé, et pénètre dans une cavité, qui se dirige perpendiculairement sur la gaine du psoas. On constate alors que la gaine de ce muscle est envahie par une fusée purulente, qui s'étend jusqu'aux insertions supérieures du psoas, et même jusqu'aux dernières côtes. Sur ce trajet on constate, au niveau de l'articulation sacro-iliaque, un point dénudé de l'os iliaque.

Toutes ces cavités sont remplies d'un pus phlegmoneux, crémeux, verdâtre, absolument louable et ne présentant pas la moindre trace de débris osseux.

Obs. 174. — *Ostéomyélite chronique à la suite d'une ancienne fracture du fémur ; plusieurs poussées aiguës avec abcès récidivants.* — P... (Jean), âgé de 40 ans, mégissier, entre le 17 décembre 1883.

Il n'a jamais été malade.

En 1862, une voiture lui a passé sur la cuisse droite et a produit, à sa partie moyenne, une fracture compliquée. Les os sortaient à travers les téguments. Il resta pendant dix mois au lit.

A l'endroit de la plaie il subsistait une petite fistule, qui donnait un liquide séro-purulent et parfois de petites esquilles. Pendant la consolidation de la fracture on avait déjà retiré une esquille grosse comme le pouce.

Après sa convalescence il continua à travailler, comme par le passé, avec sa fistule qui ne le gênait guère.

En 1873, il fut pris de douleurs très vives à la cuisse avec un gonflement localisé. Au bout d'un certain temps, il se forma un gros abcès qui a été ouvert, drainé et soigné pendant cinq mois. Il sortit de l'hôpital entièrement guéri et recommença à travailler.

Il y a quinze jours, à la suite d'un effort, il sentit, dit-il, un craquement dans sa cuisse. Bientôt il éprouva des douleurs très fortes, surtout pendant la nuit, douleurs s'irradiant dans la jambe ; mais ces douleurs étaient moins fortes que celles qu'il avait éprouvées lors de son premier abcès. Le membre augmenta de volume, et au bout de trois jours la marche devint impossible.

Il y a, en effet, une tuméfaction considérable à la cuisse droite, un œdème à la jambe et au pied. Au niveau de la tuméfaction crurale, une fluctuation évidente s'étend jusqu'au grand trochanter en haut et en bas jusqu'à quelques centimètres au-dessus du genou. Cette fluctuation occupe la partie antérieure de la cuisse. La peau n'a pas changé de couleur.

Le 19 décembre. Ouverture de l'abcès à la partie inférieure. Ecoulement d'un liquide purulent, de couleur chocolat, extrêmement fétide, mélangé de gaz, pas d'esquilles. Le fémur est à nu. Lavages phéniqués, drainage.

Le 21. On pratique une contre-ouverture à la partie postéro-externe et inférieure de la cuisse. Lavages phéniqués.

Le 28 janvier 1884. Jean P... sort guéri.

Mais le 3 février 1886, il rentre avec un nouvel abcès beaucoup moins volumineux.

Nouvelle incision donnant encore issue à du pus fétide. Lavages et pansements phéniqués.

Le 12 février, sortie de l'hôpital.

Depuis cette époque nous n'avons pas revu le malade et nous avons lieu de croire qu'il est resté guéri.

XIV. — *Névralgies sciatiques.*

10 cas { 9 hommes : 5 guéris, 4 améliorés.
{ 1 femme : 1   —   0   —

Ces malades avaient été reçus par erreur dans mon service de chirurgie, parce qu'ils accusaient de la claudication ou une douleur qu'on avait attribuée à une coxalgie.

Une fois le diagnostic établi, ils furent traités par les moyens habituels : bains de vapeur, pointes de feu, vésicatoires, syphonage avec le chlorure de méthyle, essence de térébenthine à l'intérieur. 6 sortirent guéris ; 4 furent améliorés.

La durée moyenne du séjour à l'hôpital a été de onze jours.

XV. — *Hygrômas de la bourse trochantérienne.*

2 cas : 2 hommes, 2 opérés, 2 guéris.

Obs. 175. — 1° Le nommé D... (Frédéric), porteur aux

Halles, âgé de 62 ans, est admis le 31 décembre 1870. Il porte, depuis plusieurs années, sur la saillie trochantérienne droite, une tumeur régulière, sans changement de couleur à la peau, d'un volume comparable à celui d'un œuf. Cette tumeur, un peu douloureuse à la pression, adhère au grand trochanter, dont elle suit tous les mouvements. Sa consistance assez dure donne une sensation d'élasticité.

Le malade ignore quelle a été la cause de la tumeur. Long-temps indolente, elle devenait douloureuse par moments. Elle gênait les mouvements de la cuisse.

Le diagnostic fut : *hygrôma de la bourse trochantérienne ayant subi la transformation cartilagineuse.*

Le malade étant endormi par le chloroforme, je décris sur le grand axe de la tumeur une incision légèrement courbe ; puis je dissèque la poche, qui adhère au périoste du grand trochanter. Suture et pansement de Lister.

La réunion immédiate échoue dans la profondeur. Il se forme une cavité qui suppure, et que je lave, tous les trois ou quatre jours, avec la solution phéniquée forte.

Le 12 mai 1880, Frédéric D... sort de la Pitié, conservant une fistule qui suppure un peu.

Le 29 septembre. Il vient nous voir. Je constate que la suppuration a complètement disparu, que la cicatrice est adhérente au grand trochanter et qu'elle provoque quelque douleur, quand on presse sur elle. Mais, en somme, l'opéré marche et fait mouvoir sa cuisse sans souffrance. La guérison paraît assurée.

2° En 1890, j'ai opéré un second malade, P... (Noël), âgé de 28 ans, de la même manière, par l'ablation complète de l'hygrôma trochantérien. J'ai aussi constaté, chez lui, une persistance assez longue d'une douleur trochantérienne au niveau de la cicatrice.

XVI. — *Périarthrites coxo-fémorales.*

5 cas.

3 hommes : 3 opérés, 1 guéri, 2 en voie de guérison.
2 femmes : 2   —   1 — 1   —   —

Les périarthrites coxo-fémorales sont aussi rares que les périarthrites du genou.

Elles se caractérisent par une inflammation extra-articulaire, qui aboutit à la formation d'abcès autour de la capsule coxo-fémorale. Ces abcès s'ouvrent à l'extérieur et peuvent devenir fongueux : mais la cavité articulaire reste indemne.

Je n'ai observé ces périarthrites qu'à la période de suppuration avec une ou plusieurs fistules.

Il est assez difficile de les distinguer des coxalgies véritables. Une de mes malades, qui avait été affectée autrefois d'une coxalgie bien guérie par ankylose, vit se former à la hanche un gros abcès qui devint fistuleux. Il s'agissait de savoir si la coxalgie récidivait. Un examen attentif me montra que la suppuration avait seulement décollé les tissus autour de l'articulation, et que celle-ci restait saine. L'incision me permit de vérifier l'exactitude de mon diagnostic.

Le traitement consiste à inciser les abcès, à détruire avec la curette tranchante les fongosités qui peuvent exister, et à laver exactement toutes les cavités et tous les décollements périarticulaires (obs. 176).

2 opérés ont guéri. Les 3 autres sortirent prématurément de l'hôpital en voie de guérison.

Obs. 176. — *Périarthrite coxo-fémorale ; incision ; raclage des fongosités ; guérison.*—Le nommé Vital P..., âgé de 29 ans, scieur de long, entre le 3 mai 1882.

Rien à signaler dans ses antécédents héréditaires. Il n'a fait aucune maladie grave antérieure.

Le malade n'est pas d'une santé très robuste ; il a eu, dans son enfance, des engorgements ganglionnaires persistant pendant plusieurs mois. Jamais d'accidents syphilitiques. Jamais de rhumatisme. Pas d'habitudes d'alcoolisme.

Le début de l'affection ne peut pas être fixé très nettement par le malade. Il aurait eu, dès le mois de février dernier, des douleurs vagues dans tout le membre inférieur gauche, après une marche un peu plus longue que les marches habituelles.

Au commencement d'avril, les symptômes se dessinèrent

mieux. La douleur siégeait au niveau du grand trochanter. Elle était exagérée par la pression et surtout par la marche et par tous les mouvements de la cuisse. Il était impossible au malade de se coucher, non seulement sur le côté gauche, mais encore sur le dos; il se couchait toujours sur le côté droit. La douleur ne s'irradiait pas au genou.

En même temps, les forces diminuèrent. La pâleur augmenta. L'appétit devint nul. Diarrhée assez fréquente.

Pendant une quinzaine de jours, le malade ne remarqua que la douleur; pas de rougeur; pas de tuméfaction bien nette.

A l'examen du malade, on observe, dans la région du grand trochanter gauche, une tuméfaction, sans rougeur, peu proéminente, mais, au contraire, étalée et empiétant assez largement sur la région fessière. Empâtement œdémateux et sensation de fluctuation profonde, très nette.

La douleur est peu vive, mais le malade ne pourrait pas se coucher sur le côté gauche.

Les mouvements de l'articulation coxo-fémorale sont faciles, si l'on fait la part d'une légère contraction des muscles, indépendante de la volonté et provoquée par l'exploration.

Le point de départ de cette collection purulente n'est ni au bassin, ni à la colonne vertébrale. Elle semble formée autour de l'articulation coxo-fémorale.

L'état général est médiocre. Pas de fièvre, mais aspect cachectique. Appétit nul.

Le 3 juin. Ouverture de l'abcés sans anesthésie. Incision de six centimètres, avec le thermocautère, sur le grand trochanter. Issue d'un pus bien lié, en quantité de cinq cents à six cents grammes. Le doigt, introduit dans l'abcés, constate que le périoste est sain sur le grand et sur le petit trochanter; mais sur la capsule articulaire je trouve des fongosités, qui donnent une sensation de velours. Raclage des fongosités avec curette. L'articulation elle-même paraît absolument saine. Pansement de Lister.

Le 6. Suppuration assez abondante. La douleur, beaucoup moindre depuis l'ouverture, persiste néanmoins. L'état général reste toujours médiocre.

.3 14. La suppuration a diminué depuis deux jours. Il reste un empâtement dans tout le voisinage de la plaie ; œdème assez dur.

Le 20. Amélioration très notable dans l'état général ; il y a un peu d'appétit. La douleur locale a diminué. Le foyer s'est considérablement rétréci.

Le 3 juillet. La suppuration est très peu abondante. La plaie bourgeonne rapidement.

Le 10. Le malade demande à se lever. Le foyer est presque comblé. L'amélioration de l'état général persiste.

Le 4 août. Au moment de la sortie, le foyer est complètement cicatrisé. Les mouvements de l'articulation sont parfaitement libres. La cuisse gauche est seulement amaigrie. Toute tuméfaction a disparu dans la région du trochanter. Aucune douleur ne persiste.

XVII. — *Arthrites.*

23 cas

10 hommes : 2 guéris, 5 améliorés, 3 non guéris { 0 mort.
13 femmes : 5   —   7   —   1   —

J'ai réuni, dans ce chapitre, les arthrites de nature diverse qui ne rentrent pas dans la classe des coxalgies, à savoir :

7 arthrites coxo-fémorales rhumatismales.
3   —   —   traumatiques.
1   —.   —   blennorrhagique.
12   —   —   sèches.

L'articulation gauche m'a paru plus prédisposée à l'arthrite que la droite (14 à gauche ; 9 à droite).

Les cas n'ont pas été assez nombreux pour établir une fréquence relative selon les âges. Je peux seulement dire que les arthrites coxo-fémorales ont été très rares au milieu de la vie, de 31 à 40 ans, et à peu près aussi fréquentes avant qu'après cet âge. Dans la jeunesse, ce sont des arthrites rhumatismales ou traumatiques à forme aiguë ; dans la vieillesse, ce sont des arthrites sèches et des arthrites chroniques.

J'ai observé une arthrite déformante par suite de troubles nerveux, dans laquelle le grand trochanter, devenu énorme, pouvait être pris pour un gros cal. Dans un autre cas, chez un homme de cinquante-deux ans, l'arthrite sèche donnait le change pour une luxation.

Indépendamment des moyens de traitement habituellement employés dans les arthrites, je signale les bons résultats que m'a donnés l'extension continue, toutes les fois que l'inflammation était aiguë et les douleurs très vives.

La durée moyenne du traitement, pour les malades qui ont guéri, a été de près de quatre mois.

XVIII. — *Coxalgies.*

80 cas

59 hommes

49 non opérés : 12 guéris, 11 amél. 24 non guéris, 2 morts.
10 opérés   : 5   —   0 — 2   —   3 —

21 femmes

18 non opérées : 4 guéries, 11 amél. 2 non guéries, 1 mort.
3 opérées :   3   —   0 — 0   —   0 —

Les coxalgies ont été aussi fréquentes à gauche qu'à droite (35 à gauche, 36 à droite).

De 16 à 20 ans, j'ai compté 34 coxalgies.
De 21 à 30   —   —   19   —
De 31 à 40   —   —   17   —
De 41 à 50   —   —   9   —
De 51 à 60   —   —   3   —
Au-dessus de 61 --   —   0   —

La coxalgie est donc une maladie de la jeunesse. Celles que j'ai rencontrées à l'âge mûr et dans la vieillesse, dataient presque toujours de l'adolescence. L'âge moyen de nos coxalgiques a été de vingt-six ans et huit mois.

Dans quelques cas, le traumatisme, chute ou entorse, a été la cause occasionnelle (obs. 177). Dans un plus grand nombre de cas, la cause est restée inconnue. Mais, que la coxalgie soit d'origine traumatique ou qu'elle soit spontanée, elle est presque toujours produite par l'envahissement de l'articulation par la tuberculose. La coxalgie ne diffère pas, sous ce rapport, des autres tumeurs blanches.

Parmi les 80 coxalgies précédentes, 49 affectant la forme aiguë ou la forme chronique, ne semblaient pas suppurées ; 31 étaient suppurées, présentant, dans 24 cas, une ou plusieurs fistules et, dans 8 cas, une luxation spontanée du fémur.

Les *coxalgies non suppurées* furent traitées par les révusifs, surtout par l'extension continue et l'immobilisation dans la gouttière Bonnet ou dans un appareil silicaté. J'ai obtenu les résultats suivants :

16 malades furent *guéris* au bout d'un traitement qui dura, en moyenne, six mois et demi. 8 avaient une ankylose complète de la hanche ; 8 conservaient une raideur plus ou moins prononcée, qui a pu disparaître à la longue.

16 malades furent *améliorés*, après un traitement de deux mois et sept jours, en moyenne. Plusieurs d'entre eux auraient été guéris comme les précédents, si leur séjour à l'hôpital avaient été plus prolongé.

17 malades ne furent *pas guéris*, soit parce qu'ils ne voulurent pas se soumettre au traitement, ou qu'ils ne purent rester à l'hôpital, soit parce que la maladie a continué à progresser.

Je n'ai opéré aucune de ces coxalgies *non suppurées*, et je crois qu'on ne doit pas les opérer. J'ai quelquefois endormi les malades pour rompre des adhérences fibreuses et placer le membre inférieur dans une bonne position. Mais je repousse l'arthrotomie et la résection comme des opérations prématurées, toutes les fois que la suppuration ne paraît pas avoir envahi la cavité articulaire. Ma statistique confirme cette pratique en montrant que le traitement médical et orthopédique a donné 33 pour 100 de guérisons, 33 pour 100 d'améliorations, et que, parmi les 34 malades pour 100 dont l'état est resté stationnaire, il y en a encore un bon nombre qui auraient pu, avec de la patience, grossir le groupe des guérisons ou des améliorations.

6 malades présentaient des manifestations de l'affection

tuberculeuse dans d'autres organes : 3 tuberculoses pulmonaires ; 2 tuberculoses osseuses (mal de Pott, ostéite suppurée de l'extrémité inférieure du radius); 1 adénite tuberculeuse du pli de l'aine.

Aucune mortalité parmi les malades affectés de coxalgie *non suppurée.*

Pour les 31 *coxalgies suppurées* j'ai pratiqué 14 opérations chez 13 malades, savoir :

3 incisions profondes au niveau des fistules, pour mettre à nu les clapiers, et pour faire des lavages phéniqués jusque dans l'articulation. 2 opérés guérirent après cent dix-huit et deux cent trois jours de traitement; 1 opéré fut seulement amélioré après un traitement de cent trente-neuf jours.

1 incision avec grattage du grand trochanter. Après deux ans de pansements le malade n'était pas guéri.

9 résections coxo-fémorales : 4 guérisons; 2 échecs opératoires nécessitant, chez l'un des opérés, une désarticulation atypique de la cuisse (obs. 206); et 3 morts, l'une par le tétanos (obs. 178), les 2 autres par méningo-encéphalite tuberculeuse (obs. 179 et 180).

Les 18 autres malades, affectés de coxalgie suppurée, ne furent pas opérés, les uns parce que leur état général était trop grave, les autres parce qu'ils ne se décidèrent pas à l'opération. Parmi ces 18 malades, 3 moururent dans le service : 2 de tuberculose pulmonaire et le troisième dans le coma occasionné probablement par une tuberculose du cerveau (obs. 181).

OBS. 177. — *Coxalgie produite par un effort et simulant une psoïtis; guérison.* — L... (Virgile), âgé de 20 ans, exerçant la profession de journalier, entre à la Pitié le 9 juillet 1886.

Pas de renseignements sur ses grands-parents. Son père est mort, il y a longtemps, d'une affection inconnue. Sa mère est assez bien portante, rhumatisante. Pas d'antécédents tuberculeux dans la famille. Un frère et une sœur, bien portants, n'ont jamais eu de maladies sérieuses.

Le malade a eu une assez bonne santé pendant toute son

enfance. Strabisme interne congénital à l'œil droit. Pas de syphilis, ni de tuberculose. Incontinence d'urine depuis son jeune âge.

Il y a deux mois environ, Virgile L... fit un violent effort en voulant soulever une poulie en fer pour la placer sur son épaule. A ce moment, il sentit quelque chose *s'allonger* au niveau de la fosse iliaque gauche, en même temps qu'il ressentait, dans cette région, une douleur assez vive. Il put cependant continuer à marcher, souffrant peu. Le lendemain il remarqua une grosseur, du volume d'une noix environ, qui siégeait au niveau de l'aine. La douleur, quoique vive à cette région, ne l'empêcha pas de continuer son travail. Au bout de trois jours, les douleurs cessèrent et la tumeur de l'aine disparut. Il continua à travailler pendant deux mois, n'éprouvant plus rien dans cette région.

Le 2 juillet, en se levant, il ressentit de nouveau une douleur vive au niveau de la hanche droite. Il essaya, malgré ses souffrances, de se rendre à son travail ; mais il fut obligé de rentrer chez lui, ayant beaucoup de difficulté pour marcher. Pendant les jours qui suivirent, il put encore se lever; mais le quatrième jour il s'alita tout à fait, la marche étant devenue complètement impossible. N'éprouvant aucune amélioration et plutôt une aggravation, il se fit transporter à l'hôpital. Le transport en voiture lui fut très pénible et très douloureux.

Le malade, couché au n° 6 de la salle Broca, éprouve, au niveau de l'aine, de vives douleurs qui s'irradient vers la région fessière. Pas de douleur lombaire. La pression sur les os du bassin et sur les apophyses épineuses des vertèbres lombaires n'est pas douloureuse. La pression superficielle, au niveau de la fosse iliaque, n'est pas douloureuse non plus. Mais en déprimant les muscles abdominaux on détermine de la souffrance.

L'attitude du membre est fixe dans la flexion et l'adduction Lorsqu'on cherche à le faire mouvoir, le bassin se déplace tout d'une pièce et l'on détermine de violentes douleurs. Par la palpation on croit sentir, au niveau de la fosse iliaque, un empâtement profond. Les troubles généraux sont peu accentués.

Du 8 au 15, les phénomènes douloureux vont en s'accentuant. La fièvre apparaît.

Du 15 au 25, l'état s'aggrave encore davantage. Le malade peut à peine dormir quelques heures et se plaint sans cesse de douleurs atroces dans la région iliaque. Le chirurgien, qui remplace M. Polaillon pendant les vacances, croit avoir affaire à un abcès dans la gaine du psoas.

Le 20. Chloroformisation. Incision pour aller à la recherche du pus dans la fosse iliaque. Mais on ne trouve pas de pus. L'anesthésie permet de constater que le malade a plutôt une coxalgie. Pansement. Immobilisation dans une gouttière de Bonnet.

Les douleurs restent excessives dans le membre inférieur gauche. Des eschares à la fesse ne permettent pas de maintenir la gouttière Bonnet.

Le 10 août. Matelas d'eau, sur lequel le malade se trouve mieux. L'incision de l'abdomen est en bonne voie de cicatrisation.

Le 17. Le malade souffre beaucoup au moindre attouchement. Il ne peut bouger dans son lit. Vaste eschare au sacrum.

Le 20. Les douleurs deviennent moins intenses. A partir de ce moment, le malade commence à manger avec appétit et à reprendre ses forces.

Pendant les mois suivants, il fut soumis à l'immobilisation et à l'extension continue avec des poids.

Au bout de dix mois, guérison avec ankylose de l'articulation coxo-fémorale.

Obs. 178. — *Coxalgie suppurée ; résection coxo-fémorale ; tétanos après le premier pansement ; mort.* (Obs. citée en résumé à la Soc. de chirurgie, séance du 28 octobre 1885, p. 714 du Bulletin). — A... (Jean), âgé de 26 ans, exerçant la profession de domestique, entre à la Pitié, le 20 mai 1885. Il est couché au n° 23 de la salle Broca.

En 1880, le malade, jusque là d'une bonne santé, a eu une *fluxion de poitrine* de nature suspecte, qui a duré près de deux mois, et pendant laquelle il a craché du sang. Il s'était bien rétabli et ne toussait que rarement, lorsqu'il y a sept mois, il eût des douleurs dans la hanche gauche. La marche devint très rapidement impossible, et le malade prit l'habitude de se tenir dans le décubitus latéral droit, les cuisses fléchies sur le bassin et les jambes fléchies sur les cuisses.

Au moment de l'entrée à l'hôpital, le malade présente une fistule, datant de sept semaines, au niveau du grand trochanter. Le stylet arrive sur le fémur dénudé. La fistule laisse écouler un pus abondant et fétide. Luxation iliaque de la tête fémorale. Eschare au niveau du grand trochanter droit.

État général mauvais; sueurs abondantes; pas d'appétit; pas de sommeil. Il n'y a pas de diarrhée. La fièvre est peu intense. Respiration un peu rude aux sommets des poumons; pas de râles; pas d'hémoptysies. Le malade ne tousse pas. La tuberculose pulmonaire n'est pas évidente.

Le 28 mai. Résection de la tête fémorale, faite dans l'épaisseur du grand trochanter. Spray pendant l'opération. Pansement à l'iodoforme; attelle plâtrée. Les jambes sont étendues et maintenues dans une gouttière de Bonnet.

Le 30. Le malade souffre peu, mais l'appétit diminue. Les sueurs sont toujours abondantes. Respiration fréquente. Température peu élevée.

Le 5 juin. 1er pansement. Lavage phéniqué. On remet de la poudre d'iodoforme dans la plaie et le malade est enveloppé de nouveau avec du coton.

A trois heures du soir, il est pris soudain de raideur de la nuque, de contracture des muscles de la mâchoire. Bientôt surviennent des sueurs extraordinairement abondantes, de la petitesse du pouls, de la dyspnée. Une injection de morphine calme son anxiété et procure un peu de sommeil. A son réveil, on cherche à lui faire prendre du chloral à haute dose. Il est très difficile d'en faire avaler plus d'un gramme à la fois, à cause de la dysphagie. Pâleur de la face avec un peu de cyanose des lèvres.

Mort le lendemain à une heure du matin.

J'ai émis l'opinion que ce tétanos a pu être causé par contagion, car au même moment, je soignais dans la salle

Broca, deux autres malades affectés de tétanos, et qui succombèrent.

Obs. 170. — *Coxalgie suppurée ; résection coxo-fémorale ; guérison de l'opération ; mort tardive d'encéphalite tuberculeuse.* — Le nommé B... (Louis), âgé de 39 ans, employé de la douane, entré à la Pitié le 27 août 1888.

Pas d'antécédents héréditaires connus. Il y a quelques années, le malade a été traité dans le service de M. Charcot pour des contractures et des accidents nerveux. .

Quatre ans avant son entrée dans le service de M. Polaillon, il avait éprouvé des douleurs vives dans l'articulation de la hanche gauche, douleurs qui le faisaient boiter et qui cédaient par le repos. En même temps quelques accidents pulmonaires apparurent : bronchite, point de côté, toux, enrouement, pas d'hémoptysie. Le malade s'amaigrit progressivement.

Lors de son entrée à la Pitié, l'articulation coxo-fémorale était envahie par la suppuration. Plusieurs fistules s'étaient formées autour de la hanche.

Le 13 octobre. Anesthésie par le chloroforme. Résection coxo-fémorale très étendue. Section du fémur au-dessous du grand trochanter. Rugination et excision de la cavité cotyloïde qui est très altérée. Suture de la plaie. Pansement iodoformé et ouaté. Immobilisation dans un appareil plâtré.

La température, qui était à 39°,0 avant l'opération, tomba le jour même au-dessous de 38, et oscilla autour de ce degré.

La plaie se cicatrisa par suppuration, sauf trois fistules.

Le 1er février 1880, la tuberculose avait envahi les poumons. Il y avait une caverne à gauche et un ramollissement du sommet droit. Sueurs nocturnes. Amaigrissement.

Le malade était dans un assoupissement presque continuel. Mais il avait conservé toute sa lucidité et répondait facilement aux questions qu'on lui posait.

Le 24. Frissons répétés. Vomissements alimentaires presque sans effort. Constipation. Céphalalgie intense. Pouls régulier, rapide. Presque pas de fièvre.

Le 25. Les céphalalgies et les frissons continuent. T. m. 37°,8 ; s. 37°,9.

Le 27. Perte de connaissance; photophobie, dilatation pupillaire. Les jambes sont contracturées. Le bras gauche est contracturé. Tache méningitique très accusée. Respiration lente et profonde. Pouls régulier et petit. T. m. 37°,4; s. 37°,8.

Le 28. Le coma continue. Émission involontaire des urines. Mouvements convulsifs dans le bras gauche.

Le 1 mars. Le pouls devient irrégulier et filiforme. Mort le soir à onze heures.

Autopsie. On n'a pu faire que l'autopsie du cerveau. La dure-mère est intacte, non adhérente. Pas de vascularisation anormale de la pie-mère. Le liquide arachnoïdien est parfaitement transparent et normal. Granulations tuberculeuses disséminées sur la face interne de l'hémisphère droit, en arrière du lobe paracentral. Foyer de granulations sur le lobe temporal droit occupant un espace grand comme une pièce de cinq francs. Plusieurs coupes du cerveau n'ont montré aucune altération centrale.

Obs. 180. — *Coxalgie suppurée; résection coxo-fémorale; aggravation rapide de l'état général; coma; mort.* — Ch... (Ernest), journalier, âgé de 38 ans, est admis dans le service de M. Polaillon, le 4 février 1801.

Son père est mort, il y a vingt ans, probablement de tuberculose pulmonaire. Sa mère est bien portante. Un de ses frères est diabétique.

Il avait toujours eu une santé excellente, quand, il y a vingt mois, il commença de souffrir dans l'articulation coxo-fémorale gauche. Les douleurs étaient d'abord peu prononcées, provoquées par la moindre fatigue et par la pression sur la hanche. Elles augmentèrent peu à peu d'intensité, s'accusant surtout à la partie interne de la cuisse et s'étendant jusqu'au-dessus du genou. Le malade était réveillé la nuit par des élancements, qu'il comparait à une barre de fer qui traverserait la cuisse, ou à des coups de canif répétés. Néanmoins, il put continuer à travailler jusqu'au mois de mai 1890.

Le 10 mai 1890, il entra à la Pitié dans le service de M. Lancereaux, où on immobilisa son membre dans une gouttière. Au mois d'octobre, la partie supérieure et externe de la cuisse se tuméfia. On applique de nombreuses pointes de feu. Enfin, le 4 février 1891, on fit passer le malade dans le service de M. Polaillon.

Dans le décubitus dorsal, le malade ne souffre pas. Le membre inférieur gauche est dans l'extension. Il existe un raccourcissement non seulement apparent, mais réel, d'environ deux centimètres. L'épine iliaque antéro-supérieure droite est plus saillante en avant que la gauche. La cambrure lombaire est exagérée. La colonne vertébrale, au niveau de la région lombaire, offre une courbure latérale dont la convexité est à droite. Toute la région postéro-externe de la hanche est le siège d'un empâtement, qui descend jusqu'à la partie moyenne de la cuisse. Le pli fessier du même côté est moins marqué que du côté droit. Les ganglions inguinaux du côté gauche sont un peu plus développés qu'à droite. Le triceps fémoral est considérablement atrophié.

Les mouvements spontanés sont impossibles; les mouvements provoqués sont très douloureux et se passent dans les articulations du bassin. Le mouvement d'abduction en particulier est impossible. On provoque de la douleur par la pression en avant de l'articulation et sur la face externe du grand trochanter. Le malade rapporte alors la douleur à la partie supérieure du genou.

L'état général est assez bon. Cependant le malade mange peu et tousse depuis quatre à cinq mois. Diminution du murmure vésiculaire et quelques frottements à l'auscultation du poumon gauche.

M. Polaillon porte le diagnostic de coxalgie suppurée avec luxation iliaque de la hanche. La résection de la hanche est proposée.

Le 3 mars. Le malade étant endormi, M. Polaillon pratique une incision longitudinale de douze centimètres de long sur la face externe de la région; incision qui donne issue à une grande quantité de pus mal lié. Lavage du foyer avec une solution phéniquée au 1/20e. Avec la rugine droite, on désinsère peu à peu tous les tendons qui prennent attache sur le grand trochanter. Pour se donner plus de jour, on fait une deuxième incision transversale partant de la première au niveau du trochanter et se dirigeant en arrière dans l'étendue de quatre centimètres. On résèque toute l'extrémité supérieure du fémur par un trait de scie sur le col chirurgical. Puis, avec la curette, on évide le canal diaphysaire dans une assez grande étendue. On enlève également par le raclage les fongosités qui tapissent la cavité cotyloïde. Enfin, on achève de nettoyer le champ opératoire, en le cautérisant avec le thermocautère. On fait quelques points de suture au crin de Florence et on panse avec la gaze iodoformée. Immobilisation dans un appareil plâtré.

Les suites de l'opération sont d'abord excellentes, sauf quelques vomissements dus au chloroforme.

Mais le 5 mars, la température commence à s'élever. Le malade est affecté d'une toux opiniâtre. Il s'affaiblit de jour en jour et délire la nuit. Ces signes persistent jusqu'au 11 mars.

Le 11 mars. 1er pansement; peu de suppuration; on enlève la gaze iodoformée qui sert de drain, et on place deux gros drains, l'un en haut, l'autre en bas de la plaie.

La température, qui était à 39°,0, tombe à 36°,4.

Le 12. État comateux; faiblesse extrème; pouls fréquent, mais régulier. Température 37°,5.

Le 15. Délire qui persistera jusqu'à la mort.

Le 17. 2e pansement. L'amaigrissement fait des progrès très rapides. Le malade offre des alternatives de délire et de calme. On ne constate ni inégalité pupillaire, ni contractures, ni paralysies. La température oscille autour de 37°. Le pouls est accéléré et filiforme, mais égal et régulier.

Mort le 8 avril à neuf heures du soir.

Autopsie. L'extrémité supérieure du corps de fémur, au niveau de la section opératoire, est fortement renflé en massue. Le tissu osseux à ce niveau est suppuré et se laisse facilement pénétrer par le scalpel.

La cavité cotyloïde est très agrandie en haut. Le bourrelet cotyloïdien fait complètement défaut à ce niveau, et, un peu au-dessus, se trouve une cavité pathologique, qui devait être occupée par la tête fémorale déplacée. Tous les tissus environnants offrent une consistance lardacée. Les muscles sont atrophiés. Il existe un trajet fistuleux qui, partant de la nouvelle cavité de réception de la tête, se dirige assez loin en arrière, en contournant le bord supérieur du sourcil cotyloïdien.

L'arrière-fond de la cavité cotyloïde est envahi par la carie. La face interne de l'os iliaque est saine.

La plèvre et le poumon droits sont sains; mais la plèvre gauche est très épaissie et adhérente à la paroi costale. Il n'existe qu'une petite caverne, du volume d'une noix, dans le lobe supérieur du poumon correspondant.

Le cerveau est sain en apparence; les méninges n'offrent ni adhérences anormales, ni traces d'exsudat. Des coupes, faites ultérieurement sur le cerveau durci, laissent dans le doute sur la question de savoir s'il y a des granulations tuberculeuses.

Le foie est augmenté de volume et a subi la dégénérescence graisseuse. La rate est normale.

OBS. 181. — *Trois cas de coxalgies suppurées, non opérées; mort par tuberculose viscérale.* — 1° Eugène B..., menuisier, âgé de 32 ans, est admis le 25 février 1880, pour une coxalgie suppurée de nature tuberculeuse. Il est atteint de tuberculose pulmonaire. On le place dans une gouttière Bonnet. Au bout de soixante-trois jours, il succombe aux progrès de la tuberculose des poumons;

2° Mathilde L..., cuisinière, âgée de 35 ans, présentant une coxalgie suppurée à droite et affectée d'une phtisie pulmonaire avancée, entre le 15 juillet 1889, et meurt le 17 juillet, deux jours après son admission;

3° Alexandre D..., cordonnier, âgé de 32 ans, est apporté le 28 décembre 1888. Le 2 mai de cette année, il est venu dans le service, mais il n'y est resté que dix jours, ne voulant pas suivre le traitement. Il revint dans un état déplorable. L'articulation coxo-fémorale gauche produisait un pus abondant et fétide. L'état général était très mauvais : délire, coma, ballonnement du ventre. Au bout de sept jours, le 4 janvier 1880, il succomba dans le coma, sans contracture, ni dilatation des pupilles.

Tumeurs

XIX. — *Tumeurs bénignes.*

1° *Bourses muqueuses accidentelles.*

2 cas. — 2 hommes : 1 opéré, 1 non opéré, 2 guérisons.

Ces bourses muqueuses accidentelles étaient situées, l'une à la partie inférieure et antérieure de la cuisse, chez un charpentier qui avait l'habitude d'appuyer dans cette région l'instrument de son travail, l'autre dans la région inguinale, chez un vieillard qui portait depuis longtemps un bandage herniaire.

La première de ces bourses muqueuses ne fut pas opérée; la seconde, qui avait suppuré, fut incisée comme un abcès.

2° *Kyste séreux.*

2 cas. — 2 femmes : 2 opérées, 2 guéries.

Obs. 182. — *Kyste séreux de la région inguinale; incision; lavages phéniqués; guérison.* — La nommée Louise Ch..., marchande ambulante, âgée de 38 ans, entre à la Pitié le 1er janvier 1880.

Elle n'a jamais eu de maladie sérieuse, et ne se rappelle pas avoir été atteinte de tumeur dans aucune partie du corps. C'est une femme grosse, à tempérament lymphatique, à développement graisseux abondant.

Aucun trouble dans la menstruation.

Il y a six ou huit mois, elle vit apparaître, dans la région inguinale gauche, une tumeur qui prit rapidement le volume d'une grosse noix. Pendant quelques mois, la tumeur augmenta peu à peu sans occasionner de douleur ni de gêne bien accusées. Puis, dans la dernière quinzaine de décembre, presque subitement, elle passa de la grosseur d'un œuf au volume du poing. C'est alors qu'elle devint douloureuse, lorsque la malade la pressait, et qu'elle gêna la marche, qui ne tarda pas à devenir très pénible.

Au-dessus du ligament de Fallope gauche, on constate une tumeur grosse comme le poing environ. Mal circonscrite, plutôt étalée, elle mesure la longueur de l'arcade crurale et s'enfonce assez profondément, pour qu'il soit difficile de la limiter. Elle est molle, fluctuante. Elle n'offre pas une surface régulière et elle paraît formée par plusieurs lobes, dont l'un est facilement délimitable. La pression ne réveille pas de douleur réelle. La peau qui la recouvre est intacte.

Tous les organes sont sains. Le membre inférieur du côté correspondant n'offre aucune lésion. Il en est de même des organes génitaux externes et de l'anus.

Une incision de quatre à cinq centimètres est pratiquée suivant le grand diamètre de la tumeur, c'est-à-dire parallèlement à l'arcade crurale. Il s'écoule un liquide légèrement teinté en rouge (150 grammes environ), non visqueux, non filant, et dans lequel nagent quelques flocons jaunes grisâtres, ressemblant à des débris d'hydatide ; mais ce n'est qu'une simple apparence, car l'examen au microscope n'a pas montré de membranes amorphes ni des crochets. L'index, introduit dans la poche, s'enfonce dans la partie interne à huit ou dix centimètres et à quatre ou cinq centimètres seulement dans les autres directions. Il constate très aisément que la face interne du kyste n'est pas unie ; mais qu'elle présente plusieurs brides assez accentuées, qui cloisonnent sa cavité. M. Polaillon pense qu'il s'agit là d'un kyste d'origine ganglionnaire.

Lavage avec une solution phéniquée au 20°, pansement avec la gaze phéniquée.

Le 2 janvier. A la levée du pansement, il s'écoule une certaine quantité de liquide séro-purulent mélangé à des flocons analogues à ceux qui sont sortis la veille. La malade n'a aucun phénomène général.

Le 4. Le liquide, qui s'écoule, n'est plus séro-purulent, mais un peu rougeâtre.

Le 8. Il ne s'écoule plus qu'une très petite quantité de liquide à chaque pansement, et les linges, qui séjournent sur la plaie, sont à peine mouillés. La tumeur persiste en présentant encore un notable volume.

Le 18. Du 10 au 18, on note la sécrétion moindre de la poche kystique et la profondeur moins grande de sa cavité ; les parois se sont en partie recollées.

Le 27. Il ne reste plus que la plaie de l'incision, qui de jour en jour se cicatrise.

Le 30. Guérison de la plaie. Au-dessus de l'arcade, on perçoit encore une petite masse dure, non douloureuse.

Le 10 mars. On revoit la malade, et l'on constate qu'il n'y a plus aucune induration dans la région inguinale.

Obs. 183. — T... (Adeline), journalière, âgée de 63 ans, entrée à la Pitié, le 20 juillet 1883. Elle porte, à la partie inférieure et interne de la cuisse droite, une tumeur fluctuante. Comme le genou droit est atteint d'arthrite sèche, nous recherchons si la tumeur fluctuante n'est pas une expansion de la synoviale articulaire. Mais il s'agit bien d'un kyste, distinct de l'articulation et survenu sans cause.

La malade porte du côté opposé une ancienne fracture de de la rotule gauche avec sept centimètres d'écartement. Néanmoins elle marche très bien, elle peut lever la cuisse et donner un coup de pied, parce que le triceps n'est pas atrophié.

Incision du kyste. Issue d'un liquide séreux. Le fémur, recouvert de son périoste, forme le fond du kyste. Pansements phéniqués, guérison.

La malade est restée longtemps sans pouvoir marcher. Elle n'a quitté l'hôpital que le 13 janvier 1884.

3° *Lipômes*.

2 cas { 1 homme : 1 opéré, 1 guéri.
{ 1 femme : 1   — , 1 guérie.

Ces deux lipômes siégeaient à la partie supérieure de la cuisse au-dessous de l'aine. L'un avait acquis le volume des deux poings. L'autre n'était pas plus gros qu'une noix. Ils étaient indolents. Leur ablation fut suivie d'une réunion immédiate.

4 *Exostoses*.

7 cas. — 7 hommes { 4 opérés, 4 guéris.
{ 3 non opérés, 3 états stationnaires.

Sur ces 7 cas d'exostoses, 6 appartenaient à la classe des exostoses épiphysaires de croissance, 1 à la classe des exostoses traumatiques par lésion du périoste (obs. 185).

Chez 4 malades, l'exostose de croissance formait une tumeur unique, située à la partie interne ou à la partie externe de l'épiphyse inférieure du fémur. Chez 2 malades, l'aberration de l'ostéogénie avait produit des exostoses multiples, non seulement à l'épiphyse de l'extrémité inférieure du fémur, mais encore aux épiphyses d'un grand nombre d'os. J'ai déjà cité un de ces cas d'exostoses multiples, à propos des tumeurs de la jambe (obs. 112) ; l'autre cas est relaté dans ce chapitre (obs. 184).

L'âge moyen des malades affectés d'exostoses de croissance a été de dix-sept ans. C'est, en effet, une maladie de l'adolescence. Dans un cas, la cause occasionnelle était

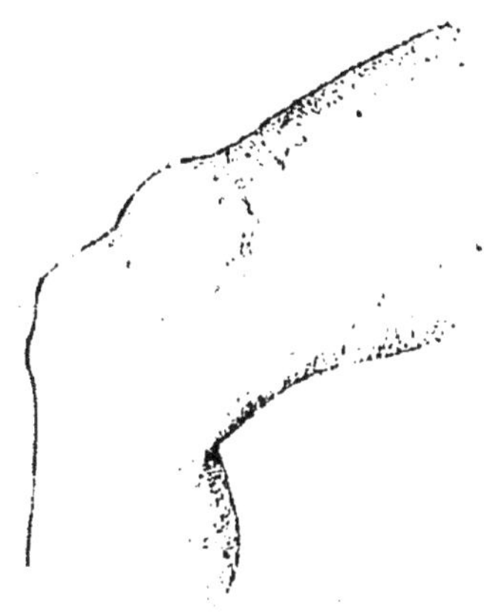

Fig. 9.

Exostose de croissance à la face interne de l'extrémité inférieure du fémur chez un garçon de dix-sept ans (dessin par M. Janet, 13 novembre 1884).

manifestement une chute sur le genou.

3 malades, n'étant aucunement gênés par la présence de l'exostose épiphysaire, ne furent pas opérés. Chez les 3 autres malades, l'exostose fut enlevée en sectionnant sa base avec une pince coupante ou avec un ciseau, et en ruginant son point d'implantation. Les parties molles étaient ensuite suturées. Dans tous les cas, la guérison eut lieu sans suppuration.

Obs. 184. — *Exostoses épiphysaires à l'extrémité inférieure des deux fémurs et sur plusieurs autres os.* — Gabriel P..., âgé de 12 ans, vient nous consulter à l'Hôtel-Dieu le 27 novembre 1893, pour des exostoses siégeant sur un grand nombre des os de son squelette.

Ses parents sont bien portants et n'accusent aucune tare syphilitique ou tuberculeuse. Ils ont eu quatre enfants : l'un d'eux est mort en bas âge ; deux autres sont en parfaite santé ; le quatrième est celui qui est soumis à notre examen.

Il est d'une santé assez faible. A l'âge de cinq ans, son poignet gauche aurait été foulé, et on aurait alors constaté une exostose à l'extrémité inférieure du radius.

Depuis cette époque, plusieurs autres tumeurs osseuses ont fait leur apparition sur divers os. Ces tumeurs, dont quelques-unes ont acquis le volume d'une grosse noix, n'ont jamais occasionné de douleurs. La peau, qui les recouvre, est mobile et saine.

On constate :

Sur le *membre inférieur droit*, des exostoses, au-dessus du condyle interne du fémur, au niveau de la tubérosité antérieure du tibia, au-dessus de la malléole interne. Les deux malléoles sont hypertrophiées.

Sur le *membre inférieur gauche*, deux exostoses, au-dessus des condyles du fémur en dedans et en dehors, une exostose au-devant de la tubérosité antérieure du tibia, une exostose à la malléole interne et à la malléole externe.

Sur le *bassin*, une exostose du volume d'une grosse noix à la partie supérieure de l'articulation sacro-iliaque, et une exostose à l'épine iliaque antérieure et supérieure gauche.

Sur le *membre supérieur droit*, une exostose en dehors de l'extrémité inférieure du radius, une exostose au col chirurgical de l'humérus.

Sur le *membre supérieur gauche*, une hypertrophie de l'épiphyse inférieure du radius, une exostose sur le côté interne du cubitus, une hyperostose du bord interne et de l'épine de l'omoplate.

Sur le *tronc*, des exostoses petites et piriformes, surtout du côté gauche, sur les quatrième, cinquième, sixième et septième côtes.

Sur la *tête*, une petite exostose à l'occipital.

Le malade présente, en outre, un genu valgum double assez prononcé. Il est gêné, pendant la marche, par les exostoses de l'extrémité supérieure de ses tibias, et il boite en inclinant le haut du corps vers la gauche. Il attribue sa boiterie à une différence de longueur de ses jambes ; mais il n'en est rien. La mensuration indique que ses membres inférieurs ont la même longueur.

Gabriel P... paraît plus vieux que son âge. Sa tête est carrée ; ses traits sont épais ; sa bouche est très grande ; ses dents ne présentent aucune altération. Sa poitrine n'est ni aplatie, ni en forme de carène.

Je conseille d'attendre deux ou trois ans avant d'intervenir pour le genu valgum, et d'essayer le redressement avec des appareils orthopédiques.

Obs. 185. — *Exostose d'origine traumatique, récidivante.* — Le nommé François T... âgé de 37 ans, journalier, entre à la Pitié le 22 octobre 1886.

Il n'a jamais eu de maladie des articulations ou des os avant celle qui l'amène à l'hôpital.

Le 18 juillet dernier, il a été frappé d'un coup de couteau à la cuisse gauche par un homme renversé à terre. Le coup a été donné de bas en haut. L'arme a pénétré, un peu au-dessus du condyle externe, à une profondeur de dix centimètres environ. La plaie avait la forme d'une croix, probablement parce que le couteau a été retourné avant d'être retiré. Il y eut une hémorrhagie abondante. La plaie fut pansée dans mon service, et la guérison eut lieu sans suppuration. Le blessé resta un mois à la Pitié, puis il reprit son travail. Il éprouvait seulement un peu de gêne pour plier le genou, mais à ce moment il n'avait pas de tumeur appréciable.

Huit jours après avoir recommencé à travailler, François T... sentit, à la face externe de la cuisse, une petite nodosité, profonde, dure, douloureuse, située à dix centimètres environ au-dessus de la plaie cutanée faite par le couteau. Cette nodosité s'accrut sous la forme d'une tumeur pointue, n'empêchant pas le patient de s'appuyer sur son membre, mais gênant de plus en plus la flexion du genou.

A l'examen du 22 octobre, on constate une saillie dure, en forme de plaque, qui semble développée dans l'épaisseur du muscle vaste externe. En avant, sa limite est tranchante et nette ; en arrière, elle se perd dans la profondeur sans qu'on puisse la bien limiter. Cette tumeur est légèrement mobile sur le fémur, lorsque les muscles sont relâchés, mais cette mobilité diminue de jour en jour. Pas de douleurs spontanées, sauf parfois la nuit. La pression sur la tumeur occasionne de la souffrance.

Le 14 novembre. Chloroformisation. Longue incision verticale sur la face externe de la cuisse. Dissection de l'ostéôme, qui adhère en dehors aux fibres du vaste externe et qui se prolonge en dedans jusqu'au contact du fémur. Sur cet os, je rencontre des productions osseuses mamelonnées, de minime importance, qu'il ne me paraît pas utile d'enlever. Suture métallique. Pansement de Lister. Réunion immédiate.

Le 21 décembre, l'opéré sort de l'hôpital. Il reste encore les petites productions osseuses signalées plus haut. Le genou peut se fléchir plus complètement qu'avant l'opération.

Il me paraît évident que le coup de couteau, reçu le 18 juillet, a détaché un lambeau du périoste avec sa couche ostéogène. Ce lambeau de périoste a formé la lame osseuse, qui a été enlevée par l'opération, et la plaie du périoste a déterminé, sur le fémur, des végétations irrégulières et mamelonnées que je me suis abstenu de ruginer, à tort comme on va le voir.

Le 31 janvier 1887, François T... rentre à la Pitié, les végétations osseuses ont augmenté de volume. Elles forment une tumeur qui gêne les mouvements du genou.

Le 24 février. Après avoir endormi le malade et appliqué la bande d'Esmarch, je pratique une incision courbe pour mettre l'exostose à nu, puis je l'enlève bien complètement avec le ciseau et la gouge. Réunion avec cinq points de suture. Pansement de Lister. Guérison sans suppuration.

Revu le 11 avril, François T... était bien guéri de son exostose ; mais il conservait une certaine difficulté à marcher.

5° *Anévrysmes de l'artère crurale.*

3 cas. — 3 hommes : 3 opérés, 1 guéri, 2 morts.

Chacun de ces 3 cas m'a fourni un exemple des trois principales variétés des anévrysmes : anévrysme faux circonscrit (obs. 186), anévrysme diffus (obs. 187) et anévrysme artério-veineux (obs. 188).

Obs. 186. — *Anévrysme faux circonscrit de l'artère crurale; compression; guérison.* — Le nommé François A..., âgé de 31 ans, exerçant la profession de mécanicien, entre à la Pitié le 21 avril 1880.

Il y a environ neuf années, le 19 janvier 1871, il reçut un coup de feu à la partie moyenne de la cuisse droite. La balle pénétra à la face postérieure de la cuisse et sortit à la face antérieure.

Actuellement, il se présente à l'hôpital pour un phlegmon suppuré de la partie postérieure de cette cuisse.

Nous pensons que ce phlegmon est produit par un corps étranger resté dans les tissus à la suite de la plaie par arme à feu.

Le 22 avril. Incision de l'abcès qui donne un pus extrêmement fétide, mais sans corps étranger. Lavage. Drainage.

Le 25 mai, l'abcès était guéri. En examinant le membre, nous trouvons au niveau de la plaie de sortie de la balle, à la partie antéro-interne de la cuisse, un peu au-dessus du point où l'artère fémorale passe par le trou obturateur, une tumeur présentant des battements isochrones à ceux du pouls, des mouvements d'expansion et un bruit de souffle intermittent. Il y a donc là un anévrysme faux consécutif de l'artère crurale. La cause de cet anévrysme a été certainement une blessure de l'artère par le coup de feu. Son développement a été très lent. Il ne fait aucune saillie. La palpation permet d'évaluer son volume à celui d'une grosse noix. Il avait passé inaperçu jusqu'à ce jour, et depuis l'entrée du malade à l'hôpital le phlegmon de la cuisse avait absorbé toute notre attention.

J'ai pensé que la compression digitale directe serait, dans ce cas, un moyen efficace.

Le 10 juin. Compression digitale par les élèves pendant trois heures. Les battements sont arrêtés, mais reviennent pendant la nuit.

Le 12. Compression digitale pendant trois heures et demie.

Les battements sont presque arrêtés, mais reviennent encore pendant la nuit.

Le 13. Sept séances de compression digitale d'une demi-heure environ chacune.

Le 14. Cinq séances. Les battements s'arrêtent, puis reprennent au bout de quelques heures.

Le 17. J'ajoute à la compression directe, la compression indirecte faite sur l'artère fémorale au niveau du pli de l'aine avec un tourniquet. Même résultat : la cessation des battements n'est pas définitive. Les conditions de l'anévrysme le rendent donc très rebelle à ce traitement.

La compression directe et indirecte est continuée jusqu'au 1er juillet.

Le 3 juillet. Le malade, se croyant guéri, demande à sortir. Les battements sont presque nuls. A la place de l'anévrysme, on sent une tumeur dure, grosse comme une noix.

François A..., est revenu nous voir le 26 janvier 1882. Depuis un an l'anévrysme ne présentait plus de battements. Dernièrement un nouvel abcès s'était formé au-dessus du creux poplité, et un morceau de balle de plomb était sorti avec la suppuration. François A... était complètement guéri, seulement son membre inférieur droit était plus faible que l'autre.

Obs. 187. — *Anévrysme diffus de l'artère fémorale ; trois ligatures successives de l'artère au-dessus de l'anévrysme ; hémorhagies ; septicémie, mort.* (Obs. recueillie par M. Gomot.) — Le nommé H..., (Nicolas), âgé de 35 ans, journalier, entre à la Pitié, le 7 août 1882.

Ce malade a habité le Mexique pendant deux ans ; il y a contracté des fièvres intermittentes. En 1879, il a fait deux mois de séjour dans le service de M. Richet pour une contusion de la cuisse gauche, déterminée par une chute d'un cinquième étage. Il eut un phlegmon consécutif. On lui fit des incisions multiples, par lesquelles s'écoula une grande quantité de pus. Le malade ajoute qu'une abondante hémorragie se produisit et fut arrêtée par une ligature faite avec le catgut.

Dans les premiers jours d'août, Nicolas H... sauta de sa voiture. Dans ce mouvement, tout le poids du corps porta sur le membre inférieur gauche, dont tous les muscles se contractèrent violemment pour maintenir l'équilibre. Il se fit une déchirure dans la cuisse. Néanmoins Nicolas II... continua son travail. Le lendemain il se mit au lit et entra à l'hôpital le troisième jour.

Actuellement, il existe une douleur assez vive à la partie antérieure et moyenne de la cuisse gauche, qui est le siége d'une tuméfaction dure, résistante, paraissant faire corps avec le fémur. Il n'y a point de modification de couleur de la peau, pas de battements, pas d'expansion. On constate, avec la main, une augmentation de la chaleur.

15 août. La tuméfaction est moins dure, plus élastique, mais on ne trouve point de fluctuation nette.

Le 17. La peau est légèrement rouge. La région antérieure de la cuisse est le siège d'un œdème peu prononcé. Le malade a eu un frisson.

Le 20. La peau et le tissu adipeux sont incisés avec le thermo-cautère par M. Reynier, remplaçant M. Polaillon ; puis l'aponévrose est débridée avec le bistouri. On trouve alors un foyer qui donne, d'abord, un demi-litre environ de pus sanguinolent et de caillots, puis du sang pur. Le sang, qui s'écoule abondamment, semble sourdre des parties profondes. On a affaire à une déchirure de la fémorale ayant produit un anévrysme diffus au milieu de tissus indurés et enflammés.

M. Reynier applique trois pinces hémostatiques sur les parties profondes pendant que l'on fait la compression de la fémorale. On bourre ensuite le foyer de bourdonnets d'ouate imbibés d'eau phéniquée, le tout sans grand résultat. La compression de la fémorale paraît au contraire exagérer l'hémorragie. Le sang est noir avec des tons d'un rouge plus vif.

Après un quart d'heure de compression, l'hémorragie est arrêtée. M. Reynier procède alors à la ligature de la fémorale au tiers supérieur. La recherche de l'artère dans un tissu lardacé est assez difficile. Le couturier est complètement disséqué, puis l'on fait la ligature d'un vaisseau situé à la face antéro-interne de la cuisse au niveau du quart supérieur. Le malade est dans un état syncopal. Les pinces sont laissées en place. Pansement phéniqué.

Le 21. L'état général est meilleur. Pas de modification appréciable de la température du membre inférieur gauche, ni de la sensibilité. On sent battre la pédieuse. L'hémorrhagie ne s'est pas renouvelée.

Le 22. Même état.

Le 23. On enlève les pinces à pression continue.

Le 3 septembre. Une hémorrhagie se produit au moment de la visite : elle est abondante, en nappe. M. Polaillon fait la ligature de l'iliaque externe au-dessus de l'arcade.

Le 4. Refroidissement du membre. Anesthésie incomplète de la jambe jusqu'au niveau du genou. Boules d'eau chaude. Ouate autour du membre.

Le 5. L'état général s'améliore. Le pied est cyanosé. Des ulcérations superficielles, serpigineuses, à bord évasés non décollés, à fond de couleur abricot, existent autour des premières incisions faites par M. Reynier. La plaie, qui suppurait jusqu'alors, s'est desséchée. Le couturier a une coloration vert d'eau très clair. L'appétit reste bon. La sensibilité est presque complétement revenue dans tout le membre inférieur.

Le 21. L'état du malade continue à être assez bon : ses forces sont revenues; sa peau est plus colorée; il dort bien. Toutefois il a eu, ces jours derniers, des accès de fièvre quotidienne présentant tous les caractéres de la fièvre intermittente. Ils ont cessé sous l'influence du sulfate de quinine.

La température est actuellement normale.

On remarque, au fond de la plaie faite pour la ligature de l'iliaque externe, une petite dilatation animée de battements et sur laquelle se produit un léger suintemement sanguin. Cette dilatation, sous une faible pression du doigt, donne issue à un jet considérable de sang artériel qu'il est difficile d'arrêter complétement par la compression directe. Le sang est pâle, très liquide; il ressemble à de la sérosité sanguinolente.

L'hémorrhagie augmentant d'intensité, M. Polaillon fait la ligature de l'iliaque externe près de son origine. Puis, comme l'écoulement sanguin continne par le bout inférieur, il prolonge l'incision faite autrefois pour la ligature de la fémorale et lie celle-ci après deux tentatives, parce qu'elle s'était rompue une première fois sous le fil constricteur.

Le 21, soir. Le malade est très anémié : la peau et les muqueuses sont très pâles. Injection d'une seringue d'éther.

Le 22. Quelques douleurs dans la fosse iliaque gauche exagérées par la pression. Ni nausées, ni météorisme.

Le 24. Le pied est atteint de sphacèle, douleurs vives. Les plaies n'ont aucune tendance à la cicatrisation. Elles suppurent très peu ; le pus est fétide.

Le 27. L'appétit est toujours bon, mais l'état général s'aggrave de plus en plus.

Les ulcérations superficielles, qui existaient autour des premières incisions, se sont étendues à celle qui a été faite pour la ligature de l'iliaque. Toute la région antéro-interne de la cuisse en est recouverte. Les plaies suppurent à peine. La ligature de l'iliaque est remplie d'un détritus grisâtre. Elle n'a aucune tendance à la cicatrisation.

On continue les pansements phéniqués.

Le 27, soir. Léger suintement sanguin. Frissons répétés à une heure de l'après-midi, suivis de chaleur et de sueur.

Le 28. Les pièces du pansement sont légèrement infiltrées de sang. L'affaiblissement et l'amaigrissement sont de plus en plus prononcés. L'appétit se conserve. Les tissus ont une coloration cireuse. Le sphacèle du pied s'accentue.

Le 28, soir. Frissons répétés à une heure de l'après-midi suivis de chaleur et de sueur.

Le 20, soir. Le pouls est fréquent, petit ; la prostration est complète. Mort.

Autopsie. Toute la partie supérieure et interne de la cuisse est transformée en un tissu lardacé, qui entoure les vaisseaux et dans lequel se trouvent de nombreuses ramifications vasculaires béantes par suite de l'adhérence des parois des vaisseaux au tissu voisin.

La saphène interne est oblitérée dans l'étendue de un travers de doigt, et cela à trois travers de doigt au-dessous du point où elle s'abouche à la fémorale. Son volume est réduit à deux millimètres.

A peu près au même niveau, la veine et l'artère fémorales sont altérées, friables. L'artère est surtout ramollie dans sa moitié externe. Un peu au-dessous de ce point on voit les traces d'une déchirure de l'artère. En aucun autre point, on ne trouve d'altération artérielle considérable.

Plus haut existe la trace de la ligature faite sur l'iliaque externe au-dessus de l'arcade. Son bout supérieur est oblitéré par un caillot adhérent et résistant, mais son bout inférieur est béant et contient un petit caillot fibrineux qui comble imparfaitement son orifice.

A trois travers de doigt au-dessus, on trouve la ligature faite sur l'origine de l'iliaque externe. Quelques fibres du psoas sont comprises dans l'anse du fil; l'artère est attirée vers le muscle et sa tunique interne y est encore adhérente. Les deux bouts sont complétement oblitérés par des caillots fibrineux.

L'examen des divers viscères n'offre d'intéressant qu'une hypertrophie assez considérable du ventricule gauche sans aucune lésion valvulaire.

Les artères ne sont pas athéromateuses. On ne trouve qu'une très petite plaque d'athérome sur l'aorte.

Obs. 188. — *Varice anévrysmale du pli de l'aine ; épilepsie et troubles graves consécutifs ; électro-puncture ; septicémie ; péricardite infectieuse ; mort.* (Résumé de l'observation publiée *in Bul. de la Société de chirurgie*, t. XII, p. 431, séance du 26 mai 1886.) — Le malade qui fait le sujet de cette observation, D... (Albert), était âgé de 26 ans. Jusqu'à l'âge de seize ans, il avait eu une santé parfaite. Il exerçait, depuis peu de temps, la profession de garçon boucher, lorsqu'en 1878, en désossant un gigot, son couteau est venu frapper l'aine droite. Une hémorrhagie formidable se produisit aussitôt. Il eut la présence d'esprit de mettre immédiatement un doigt sur la plaie. En la comprimant ainsi il put faire quelques pas ; mais un syncope survint et il ignore comment on a arrêté l'hémorrhagie.

Transporté à la Charité, le blessé fut soigné dans le service de la clinique. Il y est resté quatre mois en traitement et, lorsqu'il sortit, son billet portait le diagnostic d'anévrysme artério-nerveux.

Six semaines après sa sortie, D..., qui n'avait aucun antécédent pouvant se rattacher à l'épilepsie, tombe brusquement en poussant un grand cri. Il se débat, écume, se mord la langue, et, après une courte période de sommeil, se réveille sans avoir connaissance de son attaque, qui lui a été racontée par son entourage.

Ces attaques se sont renouvelées souvent, tous les quinze jours environ. Mais, depuis quelque temps, il n'a pas plus de quelques jours de répit, et, dans l'intervalle de ses attaques, il a des vertiges et des bourdonnements dans l'oreille droite. Il prétend même qu'il entend moins bien de cette oreille.

Le membre blessé n'est pas douloureux, mais il se fatigue facilement, ce qui le rend inapte à un travail suivi.

Indépendamment de ses attaques d'épilepsie, ce qui le tourmente le plus le malade, c'est le bruit de son anévrysme, qu'il entend surtout dans la position horizontale, bruit qui l'empêche de dormir.

Le 23 septembre 1885, D... entre dans mon service, bien décidé à subir n'importe quelle intervention chirurgicale, pourvu qu'elle le délivre d'une maladie qui lui rend la vie insupportable.

Je constate, à un travers de doigt du pli de l'aine, sur le trajet des vaisseaux cruraux, la présence d'une cicatrice linéaire, presque parallèle à l'arcade de Fallope. A ce niveau la peau est soulevée par des battements visibles aux yeux. Le toucher donne la sensation d'un thrill intense, continu, avec renforcement pendant la diastole artérielle. Avec le sthétoscope, j'entends un bruit de rouet ou de moulin, qui a une intensité extrême. On peut percevoir ce bruit à une grande distance de la lésion en auscultant l'abdomen et en auscultant la jambe le long de la face interne du tibia. Mais, dans ces points extrêmes, le bruit perd son caractère continu ; on n'entend plus qu'un souffle unique correspondant au renforcement diastolique.

La compression sur le trajet de l'artère, au-dessous de la lésion, augmente les battements et le thrill ; au-dessus elle les supprime. Il en est de même si l'on comprime sur le trajet de la veine; mais, dans ce dernier cas, on perçoit encore un frémissement intermittent, qui paraît siéger dans l'artère.

Les veines de la cuisse et de la jambe sont dilatées et flexeuses. La température du membre malade est très sensiblement augmentée. La peau présente une coloration rosée. Son volume s'est notablement accru.

En palpant la fosse iliaque, on sent, au-dessus de l'arcade de Fallope, les vaisseaux iliaques qui battent fortement. On se rend compte par là de la dilatation considérable que les vaisseaux iliaques ont acquise.

L'exploration des artères au-dessous de la communication artério-veineuse permet de constater que le pouls, dans la tibiale postérieure, par exemple, est plus affaibli et retardé.

Le cœur offre une hypertrophie considérable : sa pointe vient battre dans le 7e espace intercostal, entre la ligne axillaire et la ligne mamelonnaire. Par la palpation on sent un choc d'une violence exagérée. L'auscultation fait entendre un souffle mitral très net avec dédoublement du second bruit, et un souffle indépendant à l'orifice tricuspide, plus intense parfois que le souffle mitral.

Les poumons sont parfaitement sains. Le foie déborde légèrement les fausses côtes. La rate n'est pas appréciable. Le malade n'a jamais eu d'œdème. Jamais de dyspnée.

Le diagnostic n'était pas douteux : il s'agissait d'un *anévrysme artério-veineux avec dilatation des veines ou varice anévrysmale sans sac intermédiaire surajouté à la veine ou à l'artère.*

Le 8 octobre, j'applique un appareil compresseur sur l'anévrysme. Je me sers d'une pelote allongée, placée sur la communication entre l'artère et la veine, et maintenue en place par la tige d'un compresseur de Nélaton. Il faut une compression considérable pour faire disparaître le thrill et le bruit de souffle. Le malade ne peut supporter cette compression plus d'une heure.

Plusieurs applications successives de cet appareil compresseur furent faites sans modifier les signes physiques de l'anévrysme. Cependant le malade signalait un bien-être relatif après chaque séance. Il n'avait plus de vertiges et les attaques d'épilepsie s'éloignaient.

Il était évident qu'entre l'anévrysme artério-veineux et

les accidents cérébraux, il y avait une relation de cause à effet. La communication artério-veineuse en diminuant, comme on le sait, la tension du sang, avait produit chez notre patient une dilatation ascendante de l'artère blessée, puis une dilatation de l'aorte et même une dilatation du cœur, qui s'était hypertrophié peu à peu jusqu'à aquérir un volume énorme. Il en était résulté un trouble plus ou moins profond dans l'irrigation des centres nerveux ; d'où les vertiges persistants, les bourdonnements d'oreilles et les attaques d'épilepsie, qui augmentaient d'intensité et de fréquence avec les progrès de la dilatation artérielle et de l'hypertrophie du cœur. Aussi en empêchant le passage facile du sang artériel dans le sang veineux, c'est-à-dire en ramenant la circulation à ses conditions normales par la compression de l'anévrysme, on supprimait les vertiges et les attaques d'épilepsie, et ce bien-être durait quelques jours après la cessation de la compression. J'ai renouvelé plusieurs fois cette sorte d'expérience. Elle m'indiquait que la guérison de l'anévrysme amènerait aussi la guérison des troubles nerveux.

La compression directe, n'ayant donné aucun résultat, je songeai à lier l'artère crurale au-dessus et au-dessous de la communication artério-veineuse, et très près de celle-ci pour ne pas laisser de collatérales entre les deux points liés. Mais la dilatation de l'artère, sa fusion intime avec la veine me firent rejeter la ligature comme une opération impraticable ou périlleuse.

A défaut de la ligature, je me décidai à essayer la galvano-puncture combinée avec la compression.

La pression avec l'extrémité du doigt sur le point précis de la communication artério-veineuse faisait disparaître le thrill et le bruit de souffle. Par conséquent, en plaçant des aiguilles au niveau de l'orifice de communication et en les faisant traverser par un courant électrique, je provoquerais la formation d'un caillot qui pourrait oblitérer l'ouverture artério-veineuse.

Le 15 octobre, première séance d'électro-puncture avec l'appareil de Gaiffe. Un compresseur est placé au-dessus de l'anévrysme pour intercepter le cours du sang dans l'artère et dans la veine et pour empêcher le transport d'un caillot par le courant veineux. Trois aiguilles sont enfoncées sur le point où la pression du doigt fait cesser le thrill et le bruit de souffle. On fait ensuite passer le courant pendant dix minutes par chaque aiguille. Le patient éprouve de vives douleurs pendant cette opération. Il est même pris d'une petite attaque convulsive qui dérange la compression.

Après la séance, on laisse en place le compresseur pendant plusieurs heures, et le malade garde un repos absolu pendant trois jours.

Les signes physiques de l'anévrysme ne furent en rien modifiés par cette première séance d'électro-puncture ; mais pendant une période de quelques jours, le malade n'eut ni attaque, ni vertige, et se trouva sensiblement mieux.

Le 3 novembre, deuxième séance d'électro-puncture. Le soir, on constate une diminution sensible du thrill. En même temps le pouls avait disparu dans la tibiale postérieure. Les veines étaient très gonflées, surtout la saphène interne et ses branches afférentes.

Le 4 novembre, malaise général et mal à la gorge, paraissant dus à un refroidissement. Vessie de glace sur l'anévrysme.

Le 5 novembre, T. 39°,3. Facies très altéré ; teinte subictérique ; dyspnée. Le soir, on entend des foyers de râles crépitants disséminés dans les poumons. Les battements du cœur sont tumultueux et les souffles moins perceptibles.

Le 7 novembre, épanchement péricardique abondant. Pas d'albumine dans les urines, T. 39°.

Le 9 novembre. Un peu moins de dyspnée. On entend un léger frottement péricardique. La rate et le foie présentent un volume anormal. Le malade se plaint de douleurs dans l'articulation du cou-de-pied et du genou droits. Ces articulations sont sensibles à la pression. A leur niveau il y a un peu de gonflement et de rougeur. T. matin 39°,4 ; soir 40°,2.

Le 10 novembre, survient de la diarrhée, qui se continue les jours suivants. Le frottement péricardique est très net.

Le 12 novembre, œdème considérable de la cuisse et de la jambe gauche.

Le sang, examiné par M. Netter, contient des organismes

qui, cultivés, ont tous les caractéres des colonies de staphy-
lococcus albus et aureus. Il y a aussi des colonies de strep-
tococci pyogénes.

Le 18 novembre, anhélation extrême ; anxiété ; altération
des traits ; délire. Intermittences du cœur.

Le 20 novembre. Mort aprés une longue agonie.

Il est évident qu'un caillot s'était formé dans la crurale, au
voisinage de l'orifice artério-veineux, pendant la deuxième
séance d'électro-puncture qui eut lieu le 3 novembre ; et il
n'est pas douteux qu'une ou deux nouvelles séances d'électro-
puncture auraient amené une oblitération complète de l'artére
et de la communication artério-veineuse. Mais l'état du malade
ne me permit pas de continuer le traitement.

Sa mort a été produite par une septicémie, dont la manifestation principale a été une péricardite infectieuse.

Quelques petits caillots migrateurs, détachés du gros caillot
crural, ont certainement compliqué la maladie en engendrant
des infarcti pulmonaires passagers. Mais, malgré mes craintes,
il n'y a eu nulle part une embolie grave.

Autopsie. La cavité abdominale contient un peu de sérosité. Le foie est très volumineux. Son bord inférieur vient
se mettre en contact avec la crête iliaque. La rate est aussi
volumineuse.

En ouvrant la cavité thoracique, on constate que toute sa
partie antérieure est occupée par le péricarde distendu par
une énorme quantité de liquide. On recueille à peu près deux
litres de sérosité péricardique. Celle-ci est d'un rouge brunâtre et renferme quelques flocons de fibrine.

Les parois de la cavité péricardique sont tapissées par des
saillies en formes de villosités volumineuses et extrêmement
nombreuses. Leur mode de groupement rappelle la comparaison
classique du péricarde avec une *langue de chat*. Ces villosités
sont surtout multipliées sur la paroi antérieure du péricarde
pariétal, où quelques-unes d'entre elles mesurent plus d'un
centimètre de hauteur. Le péricarde viscéral présente sur les
points correspondants un aspect identique.

Les poumons sont légèrement aplatis par l'épanchement
péricardique. A la coupe, ils présentent des lobules emphysé-

mateux et d'autres lobules atélectasiés. Epanchement pleurétique peu abondant à droite. Adhérences pleurales des deux côtés.

Le cœur est hypertrophié. Le ventricule droit est dilaté, et ses parois sont un peu épaissies. L'hypertrophie porte surtout sur le cœur gauche, dont les parois ont une épaisseur qui atteint deux centimètres. Les valvules sigmoïdes, aortiques et pulmonaires, sont suffisantes et ne présentent pas de lésion. Les valvules mitrale et tricuspide sont également saines.

L'aorte thoracique n'est pas dilatée. Mais la dilatation de l'aorte abdominale est manifeste.

Le cerveau est absolument sain.

L'anévrysme artério-veineux siégait à deux travers de doigt au-dessous de l'arcade de Fallope. Il était formé par une communication directe entre l'artère et la veine crurale, sans sac formé aux dépens de ces vaisseaux. La paroi antérieure de l'artère présentait seulement une petite dilatation ovoïde (fig. 10).

L'orifice de communication mesurait un centimètre de long sur six millimètres de large. Il affectait une forme régulièrement elliptique, le grand axe de l'ellipse étant parallèle à celui des vaisseaux. Au-dessus de la communication artério-veineuse, l'artère était très dilatée, ainsi que la veine, et cette dilatation s'étendait jusqu'aux vaisseaux iliaques internes et jusqu'à l'aorte abdominale. En outre, l'artère et la veine étaient étroitement unies sur une longueur de plus de six centimètres au-dessus de l'anévrysme. La veine était comme soudée à la partie interne et postérieure de l'artère.

En incisant les vaisseaux, on constatait que leur paroi était plus épaisse au-dessus qu'au-dessous de l'anévrysme.

L'artère crurale était pleine de sang au-dessus de la communication artério-veineuse, tandis que toutes les autres artères du cadavre étaient vides. Après avoir laissé écouler ce sang, on trouvait un caillot fibrineux rougeâtre, assez consistant, qui remplissait le calibre de l'artère. Ce caillot s'amincissait en pointe à sa partie inférieure pour se terminer par un filament, qui s'introduisait par l'orifice artério-veineux jusque dans la veine, où il remontait un peu du côté du cœur.

Il résulte de cette observation que l'électro-puncture est un procédé dangereux dans le cas de varice anévrysmale, parce qu'il peut donner naissance à des embolies graves. On ne doit donc y recourir qu'après tous les autres moyens, ou lorsque

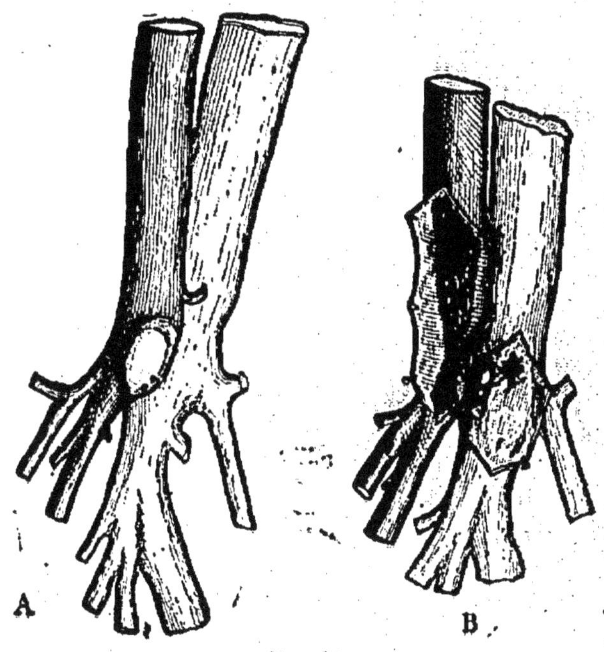

FIG. 10.

A. Artère et veine accolées dans une grande étendue au-dessus de la communication artério-veineuse. Petite dilatation ampullaire de la paroi antérieure de l'artère au niveau de cette communication. Les trois points situés à la partie interne de cette ampoule représentent exactement les piqûres des trois aiguilles pendant la deuxième séance d'électro-puncture.

B. Ces mêmes vaisseaux ouverts au niveau de la communication. Caillot de l'artère crurale se prolongeant par un filament fibrineux jusque dans la veine crurale, où se trouve une petite masse de sang coagulé en caillots fibrineux assez durs.

les autres moyens sont inapplicables. La ligature de l'artère au-dessus et au dessous de la communication reste comme le plus simple et le plus efficace des procédés, lorsque la région le permet et lorsqu'on est appelé à intervenir de bonne heure.

XX. — *Tumeurs malignes.*

1° *Tumeurs malignes des parties molles de la cuisse.*

7 cas

3 hommes { 2 opérés : 2 guéris.
{ 1 non opérable : 1 état stationnaire.

4 femmes { 2 opérées : 2 guéries.
{ 2 non opérables : 1 état stationnaire, 1 mort.

Par leur nature ces tumeurs malignes étaient : 3 épithéliômas, 2 sarcômes, 1 mélano-sarcôme, 1 carcinôme.

L'âge moyen des malades a été de cinquante-neuf ans. Le plus jeune avait quarante-six ans ; le plus âgé soixante-quinze ans.

Le pronostic a été grave : 2 malades affectés de sarcôme ont guéri sans que j'aie pu constater de récidive (obs. 189) ; 2 malades portant, l'un un épithéliôma (obs. 190), l'autre un mélano-sarcôme (obs. 191) ont guéri de leur opération, mais le cancer a récidivé ; 3 malades n'étaient plus opérables, l'un d'eux est mort de cachexie cancéreuse dans le service (obs. 192).

Obs. 189. — *Deux cas de sarcôme des parties molles de la cuisse. Ablation. Guérison.* — 1° Adèle R... âgée de 46 ans, mécanicienne, est admise à la Pitié le 7 janvier 1886. Elle porte, à la partie moyenne de la cuisse droite, une tumeur grosse comme un œuf de dinde. La peau est adhérente et un peu violacée. Cette tumeur existait à l'état de petit noyau depuis une vingtaine d'années. Dans les derniers mois, elle se mit tout à coup à augmenter de volume. Elle a une consistance demi-dure et occasionne quelques douleurs. On diagnostique un sarcôme. Il n'y a pas de ganglions dégénérés dans le pli de l'aine.

Le jour de l'entrée, anesthésie par le chloroforme. Large ablation de la tumeur. Suture métallique, sans drainage. Pansement de Lister. Réunion immédiate.

Sortie le 18 janvier.

2° Adolphe G..., âgé de 50 ans, peintre, entré le 16 mai 1887, présente, à la partie inférieure et externe de la cuisse droite, une tumeur grosse comme le poing, qui est considérée comme un sarcôme. L'apparition de cette tumeur date de douze ans. Elle s'accroît rapidement depuis quelques semaines.

Le 23 mai, anesthésie par le chloroforme. Large ablation de la tumeur. Suture. Pansement de Lister. Réunion immédiate.

Sortie le 4 juin.

Obs. 190. — *Epithéliôma ulcéré de la cuisse. Ablation. Récidive dans les ganglions.* — Victorine M..., femme de ménage, âgée de 68 ans, entre à la Pitié le 27 novembre 1891.

Il y a huit mois, sans cause connue, sans qu'il existât sur la peau une verrue ou une tache, la malade a senti se former, sur la partie postérieure de la cuisse gauche, une induration qui s'est ulcérée par le frottement. Actuellement cette induration est large comme la paume de la main et présente tous les caractères d'un épithéliôma ulcéré.

Le 8 décembre, la malade étant endormie par le chloroforme, je dissèque la tumeur et je l'enlève. De nombreuses sutures rapprochent les lèvres de la plaie. Pansement de Lister ouaté. Réunion immédiate.

La malade quitte la Pitié le 23 décembre.

Le 8 avril 1892. Elle y rentre avec un ganglion cancéreux, formant une masse, grosse comme une mandarine, dans la région inguinale.

Le 9. Chloroformisation. Ablation du ganglion. Suture. Pansement. Réunion immédiate.

Sortie le 20 avril.

Il est probable que la récidive, dans les ganglions de l'aine, a été suivie plus tard d'une généralisation du cancer. Mais nous n'avons pas revu la malade.

Obs. 191. — *Sarcôme mélanique du pli de l'aine. Ablation. Récidive.* — Le nommé Pierre R..., âgé de 60 ans, exerçant la profession de liquoriste, est admis à la Pitié le 2 février 1887.

Son père est mort par accident. Sa mère est morte à soixante-seize ans. Lui-même jouissait d'une bonne santé. Sa femme est morte d'un cancer de l'estomac.

De tout temps il s'est vu, au niveau du pli de l'aine gauche, une verrue noire, plate, lisse, de la largeur et de l'aspect d'un procédé de billard. Cette verrue ne l'a jamais gêné et n'a jamais grossi. Obligé de porter un bandage pour une hernie inguinale, la verrue fut légèrement écorchée par ce bandage. Il consulta un médecin au mois d'août 1886. Celui-ci lui proposa d'enlever la verrue pour éviter le retour de semblables accidents.

Il nous est impossible de savoir si le médecin suspectait la nature maligne de cette petite tumeur.

Le malade se laissa opérer, et la guérison se fit rapidement sans laisser d'autre trace qu'une petite cicatrice blanche.

Tout alla bien pendant un mois ; mais, au bout de ce temps, le malade s'aperçut qu'il avait, dans l'aine gauche, un petit ganglion dur, roulant sous le doigt, augmentant rapidement.

D'octobre à janvier 1887, le ganglion se développa énormément. Il atteignait, au moment de l'entrée à la Pitié, la grosseur d'une orange.

L'examen du pli de l'aine gauche permet de reconnaître que la peau est saine et qu'elle glisse facilement sur les parties profondes. On y voit encore la petite cicatrice blanche produite par l'ablation de la verrue ; cette cicatrice est libre de toute adhérence profonde.

Au-dessous, on sent une masse bosselée, irrégulière, dont certaines parties sont dures, d'autres ramollies et fluctuantes. La tumeur est allongée dans le sens du pli de l'aine. Elle a huit à neuf centimètres de long sur six de large.

M. Polaillon diagnostique un sarcome probablement de nature mélanique, dont la cause a été la verrue noire excoriée par le bandage herniaire.

Le 9 février, il procède à l'ablation de ce ganglion. Chloroformisation. Incision suivant l'axe du pli de l'aine enlevant la petite cicatrice. Dissection des lambeaux cutanés, supérieur et inférieur, et isolement de la masse morbide.

Cette masse est formée par un tissu noir nettement mélanique, ramolli en plusieurs points. On remarque aussi de fines stries noirâtres, qui semblent être des lymphatiques gorgés de matière mélanique.

Après l'opération l'état général, qui du reste a toujours été excellent, reste parfait.

Pierre B... sort le 18 février. La réunion n'est pas complète ; quelques pansements sont encore nécessaires.

Le 1er mars, le malade vient à l'hôpital pour se faire panser. On remarque, sur la partie gauche du ventre, une petite tache noire, qui est apparue depuis peu de jours.

Le 25. Le malade revient se faire panser. La petite tache noire a triplé de volume, et autour d'elle se forment de petites taches semblables. Aucune autre tache noire sur le reste de la peau. La cicatrisation est complète. A la partie externe de la cicatrice on constate un petit noyau sous-cutané, induré. C'est une récidive dans un ganglion.

Le 20 avril. Le malade revient encore dans le service. Au-dessous de la cicatrice, on sent une masse indurée. Le ganglion situé à la partie externe a grossi ; il a le volume d'une noix. La tache mélanique du ventre a beaucoup augmenté de volume. Il en vient une autre à peu près symétriquement sur la partie supérieure droite de l'abdomen.

Quelque temps après, nous apprenons que Pierre R... a succombé à la généralisation du cancer mélanique.

Obs. 192. — Élisa C..., âgée de 63 ans, exerçant la profession de garde-malade, entre dans mon service, le 20 mars 1870, pour un cancroïde ulcéré à la partie externe et inférieure de la cuisse gauche. Les ganglions inguinaux du même côté ont subi la dégénérescence cancéreuse. Toute opération est contrindiquée. Néanmoins la malade reste dans la salle, où elle meurt de cachexie cancéreuse le 27 juin.

2° *Ostéosarcômes du fémur.*

10 cas

		1 opéré :	1 guéri, 0 mort.
5 hommes		4 non opérés : 0 — 1 —	
5 femmes		2 opérées : 1 — 1 —	
		3 non opérées : 0 — 1 —	

Dans 2 cas, une contusion de la cuisse avait été la cause manifeste de l'ostéosarcome (obs. 193).

L'extrémité inférieure du fémur a été 6 fois le siège de la tumeur, tandis que la diaphyse n'a été atteinte que 3 fois et l'extrémité supérieure 1 fois.

L'indolence de la tumeur a été presque constante. Chez 2 malades le cancer n'a été reconnu qu'à la suite d'une fracture spontanée du fémur (obs. 158). 2 malades seulement se plaignaient de douleurs lancinantes.

Après une période d'état latent, qui a duré, chez nos malades, trois ans, quatre ans, et même neuf ans, la tumeur prend tout à coup un accroissement rapide et l'opération s'impose. Chez 2 sujets, qui étaient jeunes, la marche rapide s'est manifestée d'emblée.

Les seules opérations indiquées sont l'amputation très élevée de la cuisse ou la désarticulation coxo-fémorale. 5 de nos malades ne souffrant pas, et pouvant encore se servir de leur membre, n'ont pas voulu se décider à la suppression de la cuisse. Ils ont été perdus de vue. 2 malades ont été amputés et ont guéri.

Sur les 3 malades qui sont morts, 2 avaient subi une fracture spontanée du fémur; ils ont succombé à la cachexie (obs. 158, nᵒˢ 1 et 3). Le troisième malade mourut à la suite d'une désarticulation coxo-fémorale (obs. 205).

Obs. 193. — *Ostéosarcôme de l'extrémité inférieure du fémur consécutif à une contusion.* — Pierre L...., âgé de 20 ans, cultivateur, entre à la Pitié le 10 octobre 1892. Sa santé a été très bonne jusqu'alors, et il a l'aspect d'un jeune homme robuste. On apprend qu'une de ses tantes est affectée d'un cancer à l'estomac

Il y onze mois, il reçut, au-dessus du genou droit, un coup assez violent par le timon d'une charrette chargée de fumier. Bien que la douleur fût assez vive, elle ne fût pas suffisante pour empêcher le blessé de reprendre son travail presque immédiatement.

Dans les jours qui suivirent, rien ne vint attirer l'attention du côté de la région contuse. Ce fut seulement deux mois après l'accident que l'extrémité inférieure de la cuisse se mit à grossir. En même temps quelques légères douleurs lancinantes se firent sentir. La tumeur se développa assez rapidement d'abord, mais, depuis sept mois, son volume ne se serait pas sensiblement accru. D'ailleurs, à part les douleurs du début, le malade n'a jamais souffert. Il n'a jamais cessé de travailler, si ce n'est pendant une dizaine de jours, dans l'espérance que le repos pourrait hâter la guérison.

A l'examen on trouve une tumeur dure, lisse, non bosselée, manifestement adhérente à l'os, et occupant le quart inférieur du fémur. Cette tumeur s'est surtout développée du côté interne; le côté externe de l'épiphyse n'est pas sensiblement modifié dans sa forme. Elle a à peu près le volume d'une tête d'enfant âgé d'un an, et donne au fémur la forme *en gigot*. La palpation la plus attentive ne permet pas de découvrir une rupture de la coque osseuse. La tumeur est absolument indolente à la pression. Elle fait corps avec le fémur. Les téguments ont conservé leur mobilité. La peau commence à être sillonnée par de grosses veines bleuâtres. On sent dans l'aine du côté droit quelques ganglions, mais ces ganglions, qui existent aussi du côté opposé, ne semblent pas dégénérés.

L'articulation du genou est intacte. Tous ses mouvements sont conservés.

Pendant son séjour à l'hôpital le malade n'a pas eu d'élévation de température.

Le diagnostic d'ostéo-sarcôme ayant été établi, je propose au malade l'amputation de la cuisse, mais sa famille s'y oppose, et Pierre L...., quitte le service le 23 octobre 1802. Il n'a pas été revu.

Malformations.

A. — MALFORMATIONS ACQUISES.

XXI. — *Coxalgies hystériques et raideurs hystériques du genou.*

13 cas. } 7 hommes : 4 guéris, 3 améliorés, 0 mort.
} 6 femmes : 3 — 3 — 0 —

Pour demeurer fidèle à la classification que j'ai adoptée,

j'ai rangé, dans ce chapitre, les faits assez rares de contracture musculaire déterminant une attitude vicieuse permanente de la cuisse. Je veux parler des *coxalgies hystériques* et des *raideurs hystériques du genou*, affections analogues au pied bot hystérique (voy. p. 88).

. L'hystérie ou le nervosisme est la cause prédisposante essentielle de ces contractures. Le traumatisme en est quelquefois la cause déterminante. De là le nom d'*hystéro-traumatiques* qui sert à désigner quelques-unes d'entre elles. Dans certains cas les causes restent tout à fait inconnues (obs. 104).

Les contractures des muscles rotateurs de la cuisse et en particulier les contractures des muscle adducteurs produisent une attitude semblable à celle des coxalgiques. Les contractures des muscles extenseurs ou des muscles fléchisseurs de la jambe produisent la raideur du genou, soit dans la position étendue, soit dans la position fléchie. Et quelquefois la contracture gagnant les muscles de la jambe, on observe en même temps un pied bot (obs. 108).

La coxalgie hystérique, la raideur hystérique du genou, le pied bot hystérique, sont donc des malformations de même nature et qui reconnaissent la même origine.

J'ai observé 6 cas de *coxalgie hystérique* : 5 fois chez des jeunes filles de quinze à vingt-deux ans, dont 3 présentaient en même temps d'autres manifestations de l'hystérie; et 1 fois chez un homme de 28 ans.

Ordinairement le diagnostic ne peut se faire qu'en soumettant les malades à l'anesthésie chloroformique. L'immobilisation de la cuisse en adduction, rotation en dedans et demi-flexion, avec élévation de la hanche et ensellure (attitude qui a été constante dans mes observations) cède comme par enchantement, à mesure que les malades entrent en résolution. On voit alors qu'il n'y avait pas de coxalgie, mais seulement une attitude vicieuse due à la contracture musculaire.

Les *raideurs hystériques du genou* ont affecté 7 malades; 6 hommes, 1 femme. Elles ont été produites par une contusion du genou (3 cas), par une entorse du genou (1 cas, cité page 218), par une contusion de la jambe (1 cas), par une contusion du ventre et de l'épine iliaque antérieure et supérieure (1 cas, obs. 199). Enfin, chez un homme de vingt-quatre ans, qui fut gardé dans le service pendant plus de neuf mois, le traumatisme n'a semblé être qu'une cause secondaire. Des fourmillements et des engourdissements dans les pieds, venant tardivement compliquer les contractures, indiquèrent qu'il s'agissait, dans ce cas, d'une affection de la moelle, et que l'hystéro-traumatisme n'était qu'une coïncidence. Aucun autre malade n'avait une maladie de la moelle pouvant produire une contracture symptomatique.

L'un de mes malades, jeune homme de vingt ans, fut adressé à Charcot et reconnu par lui comme un hystérique. Un autre (obs. 197) était adonné à l'absinthe.

La chloroformisation, qui est indispensable pour établir le diagnostic de ces attitudes vicieuses, sert quelquefois de traitement. L'action antispasmodique du chloroforme a certainement une part dans ce résultat. Mais l'extension forcée, que l'on fait subir aux muscles, en mobilisant et en malaxant l'articulation pendant l'anesthésie chloroformique, a aussi une grande influence. 2 de nos malades ont été guéris d'une coxalgie hystérique après une seule séance de chloroformisation (obs. 104 et 105). 2 autres malades ont été améliorés. Un malade, qui appartenait au sexe masculin, n'en a retiré aucun avantage.

Une malade, qui avait des contractures aux deux membres inférieurs, fut probablement guérie par la suggestion (obs. 196, ce fait est le même que celui auquel j'ai fait allusion p. 89).

Lorsque le chloroforme, l'extension forcée des muscles par la mobilisation articulaire et le massage ont échoué, on peut essayer l'électrisation, les douches, les antispasmodiques. Il est probable que, sans traitement, toutes ces attitudes vicieuses céderaient sous l'influence du repos et du temps. Cependant j'en ai observé qui duraient depuis plusieurs années.

Obs. 104. — *Coxalgie hystérique; chloroformisation; guérison* (obs. publiée *in Gaz. des hôpitaux*, p. 715, 1882). — La nommée D... (Marie), âgée de 22 ans, entre le 1er mars 1878 à l'hôpital de la Pitié, salle Saint-Jean, n° 14. Elle porte une affection articulaire de la hanche gauche, qui présente tous les signes d'une coxalgie : flexion et adduction de la cuisse, ensellure lambaire, raccourcissement apparent, douleurs vives quand on cherche à imprimer des mouvements à la hanche, impossibilité des mouvements spontanés et de la marche. La patiente garde le lit depuis plusieurs semaines et elle fait remonter le commencement de ses douleurs articulaires à plusieurs mois.

Cependant on ne trouve, dans ses antécédents, ni rhumatisme ni scrofule. Elle n'est pas maigrie, et ne sait à quelle cause attribuer sa maladie. Elle est d'un tempérament nerveux, mais ne paraît pas avoir eu de véritable crise d'hystérie.

Comme il est impossible d'établir un diagnostic précis, en raison des souffrances de la malade, nous la soumettons à l'anesthésie par le chloroforme. Nous constatons alors que l'articulation coxo-fémorale gauche est parfaitement mobile dans tous les sens, qu'il n'y a point de craquements articulaires et que toutes les attitudes vicieuses constatées précédemment ont disparu.

Une longue et minutieuse exploration de l'articulation ne nous ayant rien fait découvrir de morbide, nous reconnaissons que nous avons affaire à une *coxalgie hystérique* et que l'immobilité de l'articulation, qui simulait une ankylose, n'avait d'autre cause qu'une contracture des muscles périarticulaires.

Le lendemain de l'anesthésie, la malade meut sa cuisse librement et sans souffrir. Les jours suivants, elle se lève et peut marcher. Elle se dit guérie et sort de l'hôpital le 14 mars, treize jours après son entrée.

Dans notre opinion, cette coxalgie hystérique a été guérie par la chloroformisation, d'une part, et, d'autre part, par les manipulations et les mouvements étendus et brusques que nous avons fait subir à l'articulation pendant l'anesthésie. Je n'ai jamais revu cette malade, ce qui me fait supposer qu'elle est restée guérie.

Obs. 105. — *Coxalgie hystérique; chloroformisation; guérison.* — Cette observation est tout à fait semblable à la précédente.

Marie D..., âgée de 16 ans, entre dans mon service le 13 avril 1886.

Elle boite depuis trois ans. La marche est quelquefois impossible et elle est obligée de rester au lit; mais, de temps en temps, sans savoir à quelle cause l'amélioration est due, elle peut se lever et marcher à l'aide d'une canne.

La hanche droite est déformée comme dans une coxalgie. Les muscles adducteurs sont surtout contracturés. Les mouvements de l'articulation coxo-fémorale sont très limités.

Le 3 août, cloroformisation. Dès que les muscles sont en résolution, toute attitude vicieuse cesse. L'articulation est parfaitement mobile et saine.

La malade reste au repos. Elle sort le 2 septembre pouvant bien marcher.

Revue le 4 octobre, elle continuait à bien se servir de son membre droit, mais elle avait quelques légers frottements articulaires.

Obs. 106. — *Guérison de contractures hystériques du jambier antérieur gauche et du triceps crural droit par la suggestion pendant le sommeil naturel* (obs. publiée par M. Janet *in Gazette méd. de Paris*, p. 333; n° 28; 1887). — Charlotte C... demoiselle de boutique, âgée de 16 ans, entre le 25 mars 1887.

Les antécédents héréditaires de cette malade sont bons; néanmoins, son père semble avoir été alcoolique. Son frère et ses deux sœurs jouissent également d'une bonne santé. On ne retrouve aucun antécédent nerveux dans sa famille.

Réglée à l'âge de douze ans, elle resta très bien portante jusqu'à l'âge de quinze ans, quand tout à coup, sans aucune cause apparente, vers le mois de novembre 1885, il lui survint une contracture des muscles gastrocnémiens de la jambe gauche.

Le pied se plaça en équinisme complet. Pendant trois mois

elle resta chez elle, car la marche était devenue très difficile.

En février 1886, elle se décida à entrer dans le service de M. Verneuil, où un appareil lui fut appliqué. Au bout de onze jours, on le lui retira, et elle sortit de l'hôpital. Son pied resta d'abord à plat et comme enkylosé. La pression de la région plantaire devint très douloureuse, la marche à peu près impossible. Au bout de quelques jours, le pied se renversa sur son bord externe ; une contracture du jambier antérieur gauche succédait à la contracture du triceps sural avec persistance du point douloureux plantaire.

Cet état se prolongea, sans aucune modification, jusqu'au 25 mars 1887, époque où elle entra dans le service de M. Polaillon.

L'examen de la malade permet de constater que le jambier antérieur est fortement contracturé. Cette contracture s'exagère encore, quand on cherche à mouvoir le pied et surtout quand la malade veut marcher. Le pied se renverse alors complétement en dedans et ne repose plus sur le sol que par son bord externe. La pression de la plante du pied détermine une douleur très vive. La marche est très pénible.

En dehors de ces deux phénomènes, la malade ne présente aucune autre tare hystérique ; pas de zone d'anesthésie, pas de points hystériques, pas de crises, pas de rétrécissement du champ visuel.

Au bout de huit jours, le 2 avril, on remarque que la jambe droite qui, jusque-là ne présentait rien d'anormal, est absolument raidie en extension ; le genou droit est comme enkylosé. Le muscle triceps de la cuisse droite s'est contracturé à son tour, et cette contracture simule à s'y méprendre une coxalgie.

C'est dans cet état, caractérisé par la contracture du jambier antérieur gauche, par un point douloureux plantaire à gauche et par la contracture du triceps crural droit que, le 20 avril 1887, M. Janet, interne du service, entreprit de la guérir par la suggestion.

Le 20 avril. M. Janet essaie, pour l'endormir, tous les procédés ordinaires d'hypnotisation, mais sans résultat.

Le 30. Mêmes essais. Même résultat négatif.

Le 2 mai. Après l'avoir fatiguée par vingt minutes de fixation d'un objet lumineux, il lui fait des passes pendant à peu près trois quarts d'heure. Au bout de ce laps de temps, elle s'endort et présente alors les caractères suivants :

Les yeux sont fermés ; le corps est immobile ; la malade est dans un état d'anesthésie généralisée. La percussion des tendons ne provoque aucune contracture. Mais, si on soulève un membre, il reste dans l'attitude qu'on lui impose : c'est une catalepsie, mais une catalepsie fruste. La malade entend tout ce qu'on dit devant elle, et répond comme en plein somnambulisme. Enfin, à son réveil, Charlotte se souvient de tout ce qui s'est passé et de tout ce qu'on lui a dit pendant son sommeil. Elle n'était pas hypnotisable.

Cependant, le 17 mai, après l'avoir endormie à quatre heures du soir, par les passes habituelles, et l'avoir réveillée aussitôt, M. Janet utilisa le sommeil naturel de la soirée pour lui commander, pendant ce sommeil, *de marcher à plat le lendemain*. Elle répondit : *oui*.

Le lendemain matin, à neuf heures et quart, elle se réveilla spontanément. Son étonnement fut grand, car la contracture de son jambier, qui durait depuis près d'un an et demi, avait disparu. « Je marche à plat, s'écria-t-elle. » La suggestion avait pleinement réussi.

Cette guérison se maintint jusqu'au 20 mai, jour où la contracture reparut.

Le 30 mai. Après des passes, qui n'avaient pu l'endormir, et pendant le sommeil de la nuit, M. Janet lui fit la suggestion suivante : « Demain, vous ne souffrirez plus du tout au-dessous du pied, et vous marcherez à plat. »

Le lendemain matin, la suggestion avait réussi, e le pied gauche était revenu à l'état normal.

Le 21 juin. Cherchant à guérir le genou droit comme il avait guéri le pied gauche, M. Janet lui suggéra, pendant le sommeil naturel, *de plier son genou le lendemain*.

Le lendemain son genou droit se pliait parfaitement.

Le 30. Charlotte C... sortait du service complètement guérie de sa triple manifestation hystérique. Revue depuis, cette guérison s'était maintenue.

Obs. 107. — *Contracture des muscles extenseurs de la cuisse à la suite d'une contusion du genou; chloroformisation; repos, guérison.* — Le nommé P... (François), âgé de 48 ans, exerçant la profession de débardeur, entre à la Pitié le 22 octobre 1800.

Ses antécédents héréditaires sont nuls au point de vue des maladies nerveuses, tant en ce qui regarde ses père et mère que plusieurs frères et sœurs. Lui-même n'a jamais eu la moindre maladie.

Il avoue qu'il s'adonne à la boisson, surtout à l'absinthe, dont il consomme jusqu'à trois ou quatre verres par jour. Quand l'occasion se présente il fait des excès alcooliques. Pourtant ses mains ne tremblent pas, quand on les lui fait étendre, les doigts étant écartés.

Le 17 août, il fut entraîné par un tas de planches qui s'écroula sur lui. Dans sa chute, le condyle interne du fémur heurta violemment une planche. Cependant il put regagner son domicile, à grand'peine. Arrivé chez lui, il ne put se relever de son lit et constata que les muscles de la cuisse étaient violemment contractés. Après s'être fait soigner chez lui sans succès, il se décida à venir à l'hôpital.

Nous constatons que les muscles extenseurs de la cuisse sont contracturés, principalement le tenseur du fascia lata, qui fait l'effet d'une corde fortement tendue. La jambe est dans l'extension complète. Toute tentative de flexion est douloureuse, et il est impossible d'atteindre la demi-flexion. Le condyle interne est le siège d'un gonflement qui, sans être considérable, est cependant manifeste. Il est douloureux à la pression. Le malade y accuse pendant la nuit des douleurs lancinantes.

Le malade n'a pas de diminution du champ visuel. L'anesthésie pharyngée, en revanche, est des plus marquées. Il n'y a pas d'hyperesthésie des apophyses épineuses, aucune plaque d'anesthésie n'a pu être trouvée, sauf au pharynx.

Le 27 octobre, pendant l'anesthésie par le chloroforme, la flexion de la jambe devient facile. Aucun craquement dans l'articulation du genou. Quoique le sommeil chloroformique fût celui d'un alcoolique, toute contracture musculaire avait cessé. A mesure que le réveil se faisait, la contracture reparut. Le membre inférieur fut laissé au repos. Il se produisit un peu d'épanchement articulaire, qui fut combattu par des applications de teinture d'iode. Peu à peu les muscles se relâchèrent, et la contracture avait presque complètement cessée, lorsque le malade quitta la Pitié, le 9 décembre. Il marchait f. lement.

Obs. 108. — M... (Jean), garçon marchand de vins, âgé de 22 ans, fait une chute sur le genou droit et entre à l'Hôtel-Dieu le 11 mai 1893.

Les muscles de la cuisse et de la jambe sont violemment contracturés. La jambe est immobilisée dans la demie flexion. Le pied est dans l'attitude de l'équin varus. Le blessé est dans l'impossibilité de marcher, et, quand on cherche à redresser le membre, on provoque de très vives douleurs. Cependant le traumatisme a été modéré. Il n'y a point d'épanchement articulaire, point d'ecchymose, point de névrite. Mais on a affaire à un sujet alcoolique, chez lequel un petit traumatisme a produit une contracture de nature hystérique, siégeant sur tous les muscles du membre inférieur.

Par le repos et l'action des douches froides, la contracture diminua, puis disparut en peu de jours.

Le 23 mai, Jean M... sortait guéri.

Obs. 109. — *Contusion de l'abdomen; contracture des muscles de la cuisse et de la jambe.* — Mathieu D..., âgé de 27 ans, palefrenier, entre à la Pitié le 18 juillet 1892. Il vient de recevoir une ruade sur l'abdomen, pendant qu'il passait derrière un cheval en tenant devant lui une vanette d'avoine. D'après le témoignage des personnes présentes, un des pieds aurait frappé l'épigastre, l'autre aurait porté sur la vanette et, par son intermédiaire, aurait contusionné le bas-ventre et la partie antérieure de la crête iliaque gauche. La contusion détermina une syncope qui dura une demi heure, et donna lieu à quelques vomissements peu abondants.

Transporté à l'hôpital, le blessé accuse des douleurs abdominales assez vives. Mais le ventre ne se ballonne pas, et rien ne fait supposer une lésion viscérale. Au niveau de l'épine iliaque antérieure et supérieure gauche, je constate une très vive douleur qui descend à la cuisse. Au bout de deux jours, le triceps crural et le tenseur du *fascia lata* principalement sont pris de contracture. La cuisse est immobilisée sur le bassin dans l'attitude d'une coxalgie. Le malade est dans l'impossibilité de marcher et de se tenir debout.

En explorant la région iliaque, nous ne trouvons pas de fracture. La sensibilité des téguments de la cuisse est conservée et normale. Il n'y a pas de névrite produite par la contusion.

Le blessé n'a jamais eu d'accidents nerveux, et il n'y a pas eu de maladies nerveuses chez ses ascendants.

Comme traitement, repos au lit, applications résolutives sur le ventre.

Le 27 juillet, les contractures semblent avoir disparu; mais, si le malade cherche à se lever et à marcher, elles reparaissent aussitôt. Non seulement les muscles de la cuisse entrent en contracture, mais aussi les muscles de la jambe. La pression du talon sur le sol est particulièrement douloureuse. Au bout de quelques heures de repos couché, tout rentre dans le calme. En présence de ces accidents, le malade ne cherche plus à marcher.

Le 2 août, je constate une atrophie légère des muscles de la cuisse gauche. Le malade peut commencer à marcher.

Au bout de trois semaines, les contractures avaient disparu. Il ne restait qu'un amaigrissement du membre inférieur gauche. La santé générale était excellente.

B. — MALFORMATIONS CONGÉNITALES.

XXII. — *Flexion congénitale des genoux.*

1 cas, 1 homme, 1 opéré non guéri.

OBS. 200. — Le nommé C... (François), âgé de 10 ans 1/2, exerçant la profession de bijoutier, entre dans mon service le 25 avril 1890, pour une claudication dont il est affecté depuis son enfance.

Il s'agit d'un garçon très bien portant, très développé pour son âge et d'une musculature remarquable.

Lorsqu'on l'examine dans la station debout, on lui recommandant de se tenir aussi droit que possible, on constate que ses genoux sont fléchis à angle obtus, et qu'il lui est impossible de les redresser complètement (fig. 11). Son attitude est semblable à celle des quadrumanes, qui ne se tiennent debout qu'en conservant une certaine flexion des genoux.

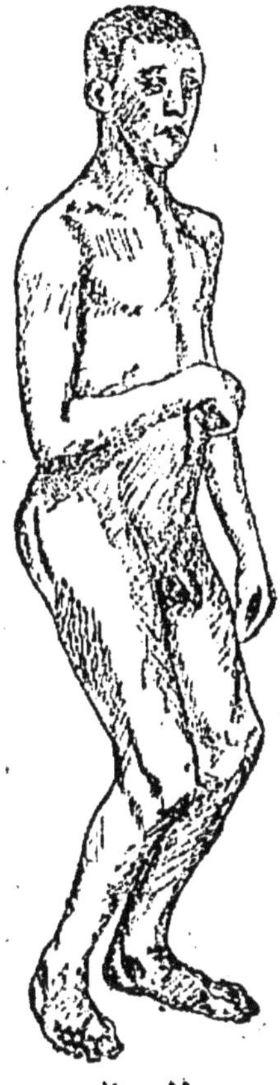

En le faisant marcher, on voit que ses membres inférieurs ne se portent pas en avant par le mouvement habituel d'oscillation, qui se passe au niveau des articulations coxo-fémorales ; mais qu'il est obligé de fléchir d'abord la cuisse pour porter le pied en avant. Et pour amoindrir l'étendue de cette flexion, il avance son pied en fauchant. Il en résulte une claudication très désagréable à la vue, et très pénible pour le patient.

Cette malformation paraît être congénitale. En effet, François C... s'est toujours connu tel qu'il est. Il n'a jamais entendu dire qu'il ait eu des convulsions dans son enfance, ou qu'il ait eu quelque autre maladie. Il sait seulement que sa boiterie est plus marquée depuis l'âge de quatre ans.

Les os de son squelette ne présentent pas de déformation rachitique. Les membres inférieurs semblent seulement un peu courts par rapport à la longueur du tronc. Enfin les genoux présentent un léger degré de cagnosité.

L'examen minutieux des articulations du genou ne fait rien constater de morbide. La flexion est complète, facile, sans craquement. L'extension est limitée par la tension des muscles fléchisseurs. Le biceps,

Fig. 11.
Flexion congénitale des genoux (d'après une photographie).

en dehors, les droit interne, demi-tendineux et demi-membraneux, en dedans, forment des cordes qui empêchent l'extension normale de la jambe. Il semble évident que la déformation est due à la rétraction de ces muscles, et que leur section rendrait au membre sa rectitude ordinaire.

J'ai d'abord essayé de vaincre la résistance musculaire en fixant sur la partie antérieure des cuisses une longue attelle en bois rigide, qui s'étendait jusqu'au pied, et en embrassant cette attelle et l'extrémité inférieure de la jambe avec une bande de caoutchouc, de manière à ramener la jambe en avant par l'élasticité du caoutchouc. Je n'ai rien obtenu par ce moyen.

Je me suis alors décidé à faire la section des fléchisseurs de la jambe.

Le 9 juillet. François C... fut endormi par le chloroforme. A la partie supérieure du creux poplité droit, en dedans et en dehors, je pratiquai deux incisions longitudinales, qui me permirent de couper à ciel ouvert tous les tendons, muscles et tissu fibreux qui s'opposaient au redressement de la jambe. Cela fait, les incisions furent suturées, et un appareil plâtré fut appliqué sur tout le membre, qui était notablement redressé; mais dont le redressement n'avait pu être complet.

L'appareil fut laissé en place pendant un mois.

Le 11 août, le membre était moins fléchi qu'avant l'opération ; mais le résultat était très imparfait. Je ne pensai pas qu'il fût utile de renouveler la même opération sur le membre gauche.

Le 13 avril 1891, François C... conservait sa déformation. Le résultat de l'opération, faite l'année précédente, ne s'était pas maintenu.

J'ai revu encore François C... en mai 1892 et en juillet 1893, il était toujours dans le même état. De nouvelles sections tendineuses ne me parurent pas devoir réussir. Quant à faire une ostéotomie du fémur, je n'ai pas cru que la déformation fût assez grave pour justifier cette opération.

L'échec des sections tendineuses semble prouver qu'il n'y avait pas seulement une rétraction des muscles, mais aussi une malformation des surfaces articulaires s'opposant à l'extension complète.

XXIII. — *Muscle surnuméraire simulant un kyste du creux poplité.*

1 cas, 1 homme : 1 opéré, guérison.

Obs. 201. — P... (Maurice), âgé de 28 ans, imprimeur, est admis le 9 novembre 1888, pour une tumeur sur le bord externe du creux poplité gauche. Cette tumeur est ovoïde, grosse comme une noix, sans changement de couleur à la peau indolente à la pression, de consistance élastique, assez dure. Tout concordait à faire porter le diagnostic de kyste synovial du creux poplité.

Le 22 novembre. P... (Maurice) est endormi par le chloroforme. Une incision longitudinale, faite sur la tumeur, conduit non pas sur une poche kystique, mais sur une masse musculaire, saillante, qui n'était autre chose qu'un muscle surnuméraire, situé à la partie interne du tendon du biceps crural.

L'erreur étant reconnue, je suturai l'incision et j'appliquai un pansement de Lister. Réunion immédiate.

Le 4 décembre. Sortie du malade.

Opérations sur le fémur.

XXIV. — *Ruginations, trépanations, évidements.*

21 cas.
13 hommes : 11 guéris, 1 amélioré, 0 état stat., 1 mort.
8 femmes : 3 — 3 — 1 — 1 —

Ce sont les ostéites et les ostéomyélites suppurées, pour la plupart de nature tuberculeuse, qui ont été les causes de ces opérations.

Le fémur étant mis à nu par une ou plusieurs incisions, l'opération s'est borné, dans 2 cas, à une simple rugination de l'os.

Chez 9 malades, l'extrémité trochantérienne ou l'extrémité condylienne a été évidée par la curette tranchante et par la gouge (obs. 202).

Chez 10 malades, la diaphyse a été trépanée en un ou plusieurs endroits, de manière à pénétrer jusqu'au foyer médullaire. Quelquefois il a été nécessaire de faire sauter les ponts osseux intermédiaires aux couronnes de trépan et même de compléter l'ouverture du canal médullaire avec la gouge et le maillet, pour enlever des séquestres, pour curetter et pour cautériser les fongosités.

14 opérés ont été guéris après un traitement dont la durée moyenne à été de soixante-quatorze jours à dater de l'opération.

4 opérés ont été améliorés après un traitement d'une durée moyenne de deux cent quarante et un jours, depuis leur opération.

1 opéré est sorti de l'hôpital non guéri.

2 opérés sont morts (obs. 172, n° 3, et 173) tardivement de tuberculose pulmonaire.

Obs. 202. — *Ostéite suppurée du grand trochanter ; trépanation; évidement ; guérison.* — Le nommé R..., âgé de 34 ans, artiste lyrique, entre le 3 mai 1884, à l'hôpital de la Pitié, salle Broca, lit n° 20.

Il y a dix ans, il tombe sur le côté gauche et entre à l'hôpital de Toulon, où on le place dans une gouttière de Bonnet. Il y resta près de trois mois, sans qu'il puisse préciser exactement pour quelle lésion. Il en sort guéri, conservant cependant une lourdeur de la jambe gauche, qui fait que, selon son expression, elle est plus lente à se mouvoir que l'autre. D'ailleurs pas de douleur.

Il y a cinq mois, étant en province, il tombe du même côté. A la suite de cette chute, douleur assez vive, suivie d'un gonflement léger de la région trochantérienne. Le malade vient à Paris, gêné pendant la marche. Gonflement de la région trochantérienne, accompagné de douleurs sourdes et nocturnes.

Il entre à l'hôpital Tenon, où Gillette diagnostique une ostéite du grand trochanter. Le malade refuse l'opération et sort au bout de trois jours.

Après avoir gardé le repos chez lui pendant quelque temps,

il reprend ses occupations en province, quoiqu'il souffrît toujours.

Dans ces derniers temps, il a été obligé de s'aliter pendant
plusieurs jours, en proie à des phénomènes fébriles et incapable de faire éxécuter à la jambe gauche le moindre mouvement. Le grand trochanter était alors le siège d'un gonflement. Lorsque le malade se présenta au Bureau central, on
détermina, en l'examinant, l'ouverture d'un abcès qui donna
issue à du pus mêlé de sang.

Le malade, d'une constitution un peu chétive, offre les signes
suivants : la cuisse est fléchie sur le bassin. Les mouvements
d'extension spontanés sont impossibles. Les mouvements provoqués sont très douloureux. Au niveau du grand trochanter, on trouve, en dehors, une ouverture qui donne issue à du
pus. Le trochanter est augmenté de volume, très douloureux
à la pression. Tout autour on sent un empâtement profond.
L'articulation coxo-fémorale est saine. Les os du bassin le
sont également.

Le malade devenu plus raisonnable, se décide à l'opération.

Le 5 mai, après chloroformisation, on introduit un stylet
dans le trajet fistuleux et on fait une incision verticale de six
à huit centimètres au moins. On arrive sur le trochanter,
dont le tissu est friable, et présente manifestement les caractères d'une ostéite. On applique une large couronne de trépan
et on enlève, avec la curette, toutes les parties malades du
tissu spongieux. Après désinfection énergique de la plaie
avec la solution phéniquée forte, on remplit d'iodoforme la
cavité osseuse.

Dans les jours qui suivent, le malade accuse un peu de douleur ou plutôt un sentiment de lourdeur du membre malade.

Le 20 mai, on renouvelle le pansement. La plaie n'a presque
pas suppuré.

Le 7 juin nouveau pansement. Toute cette période est apy-
rétique et les douleurs locales se calment.

Le 23 juin. Les douleurs ont repris de l'intensité. La température atteint presque 40°. Il y a un peu de céphalalgie ;
du malaise ; la langue est empâtée.

Le 24 juin. L'état de la veille s'est un peu amélioré. La

plaie ne suppure pas, mais elle est très douloureuse à la palpation, et le malade, d'ailleurs très pusillanime, pousse des cris au moindre contact. Soupçonnant la présence du pus profondément, on incise la cicatrice; mais le malade est si indocile qu'il est impossible d'arriver sur le foyer. Cependant au moment où l'on procède au pansement, et à la suite d'efforts assez violents pour échapper aux aides qui le maintiennent, on voit un peu de pus mêlé de sang s'écouler à travers la plaie. Lavages phéniqués. Pansement à l'idoforme. Une mèche iodoformée est introduite dans la plaie profondément.

Les suites ont été simples. La cicatrisation s'est faite sans accident.

Le 28 juillet, le malade peut aller à Vincennes, gardant cependant une gêne assez grande dans la marche et une grande lourdeur du membre.

XXV. — *Résections du fémur.*

3 cas { 2 hommes : 2 opérés, 2 guéris. 1 femme : 1 — 1 — } 0 mort.

Ces 3 opérations ont été des résections partielles. Dans un cas, il s'agissait d'un ancien moignon, dans lequel le fémur fut pris d'ostémyélite. Il fallut ouvrir le moignon et réséquer sept centimètres du fémur. Dans le 2ᵉ cas, le fragment supérieur d'une fracture sus-condylienne, faisant une saillie irriductible à travers une boutonnière de la peau, je fus obligé de réséquer cette saillie pour pouvoir réduire. Le 3ᵉ cas est celui d'un homme chez lequel une résection coxo-fémorale ayant échoué, il fallut réséquer l'extrémité fémur qui sortait à travers la plaie. Malgré cette résection, la suppuration continuant à se produire, la désarticulation de la cuisse devint indispensable (obs. 206).

XXVI. — *Amputation de la cuisse.*

36 amputations { 20 hommes : 20 guéris, 9 morts. 7 femmes : 7 — 0 — }

Pour expliquer les résultats de ces amputations, il est

très important de connaître la nature des lésions qui les ont rendues nécessaires, car les amputations de cuisse pour lésions traumatiques sont beaucoup plus graves que les mêmes amputations pour lésions organiques. On doit donc les distinguer en deux classes, au point de vue de la mortalité. Sur les 36 amputations de ma statistique, j'ai pratiqué :

16 amput. pour lésions traumat. dont 9 morts, 56,24 0/0.
20 —   —   organiq. — 0 —   0 0/0.

Les lésions traumatiques, qui ont justifié les amputations de cuisse, sont :

2 fractures compliquées de l'extrémité inférieure de la jambe avec ouverture de l'articulation tibio-tarsienne ; septicémie rapide. 1 guéri (obs. 96 n° 5), 1 mort (obs. 89).

8 fractures compliquées des os de la jambe, quelques-unes avec lésion artérielle, gangrène imminente, ouverture de l'articulation du genou. 4 guéris (obs. 96 ; n° 1, 2, 3 et 4) et 4 morts (obs. 95).

1 broiement de la jambe, du genou et de la cuisse avec hémorrhagie, par roue de locomotive. 1 mort (obs. 165 ; n° 3).

3 fractures compliquées de la cuisse. 1 guéri (obs. 167) et 2 morts (obs. 165 ; n° 1 et 2).

1 fracture des deux fémurs avec blessure de l'artère fémorale. 1 mort (obs. 166).

1 plaie de la cuisse par coup de feu avec lésion des vaisseaux fémoraux et sphacèle de la jambe. 1 guéri (obs. 153).

J'ai cherché à atténuer la mortalité si élevée des amputations de cuisse faites pour les grands traumatismes du membre inférieur, en appliquant la méthode antiseptique dans toute sa rigueur. Confiant dans la puissance de cette méthode, j'ai même osé amputer quelques blessés, qui étaient considérés comme perdus. Tous mes efforts ont échoué. Dans ces cas, la mortalité tient à l'intensité du choc, à l'épuisement nerveux. Si on ampute immédiatement pour couper court à une hémorrhagie, pour éviter une septicémie imminente, en un mot, pour placer le blessé dans de meilleures conditions de survie, le choc opératoire,

s'ajoutant au choc de la blessure, peut hâter et hâte souvent la mort. Si, au contraire, on attend deux ou trois jours,
la fièvre s'est allumée ; on opère en pleine septicémie, ce
qui est un autre danger. En somme, je crois que la conduite
la meilleure est celle-ci : ne pas amputer tant que le blessé
est dans la stupeur et l'athermie ; amputer aussitôt que la
chaleur revient et que le pouls se relève, avant l'apparition
de la fièvre traumatique. C'est, d'ailleurs, la règle classique.

Les 20 amputations de cuisse pour des lésions organiques ont eu pour cause :

12 tumeurs blanches suppurées du genou : 12 guéries
(obs. 124 et 140) ; 1 des ces opérés (obs. 136) est mort de
tuberculose pulmonaire, treize mois et demi après la guérison de son amputation.

3 ostéites suppurées inguérissables après une résection
du genou pour tumeur blanche : 3 guéris (130).

2 arthrites sèches du genou avec déformation empêchant
l'usage du membre : 2 guérie, l'un de ces 2 amputés est mort
tardivement, après succès opératoire, d'une albuminurie
(obs. 134).

1 ulcère occupant toute la jambe, avec éléphantiasis du
pied : 1 guéri.

2 tumeurs malignes du fémur : 2 guéris.

A l'inverse de ce qui se passe dans les amputations de
cause traumatique, l'antisepsie est toute puissante pour
assurer la guérison des amputations de cause organique.
Elle annule leur mortalité. Sur mes 20 amputés, j'ai obtenu
20 guérisons opératoires. Si j'ai mentionné 2 morts d'amputé
pour donner l'histoire véridique de mon service, il importe de
faire remarquer que ces 2 opérés étaient depuis longtemps
guéris de leur amputation, lorsqu'ils sont morts accidentellement (obs. 134 et 136). Il est juste de ne pas faire figurer
ces cas dans la mortalité des amputations de cuisse.

Autant que l'état des parties molles le permettait, les
amputations ont été faites par le procédé à lambeaux, soit
à deux lambeaux, soit à un seul lambeau. Plus rarement
j'ai employé le procédé circulaire.

La section du fémur a été faite 16 fois au tiers inférieur

avec 2 décès, 7 fois au tiers moyen avec 1 décès, 13 fois au tiers supérieur avec 6 décès. D'après ces chiffres, l'amputation au tiers supérieur est de beaucoup la plus grave.

Pour faire l'hémostase, j'ai toujours préféré à la bande d'Esmarch la compression de la fémorale par un aide. Dans un cas, où l'amputation devait être faite très haut, j'ai lié préalablement la fémorale au pli de l'aine.

Après la ligature des vaisseaux dans la plaie, j'ai toujours suturé les lambeaux, placé un ou deux drains et appliqué un pansement de Lister, par dessus lequel je faisais une compression ouaté. Cette pratique m'a donné les résultats suivants :

20 guérisons par réunion immédiate.

3 guérisons par suppuration. L'un des opérés eut un érysipèle du moignon, l'autre une phlgmatia alba dolens.

2 guérisons par suppuration avec sphacèle plus ou moins étendu des lambeaux.

Consécutivement à la guérison, j'ai observé 3 cas de fistules du moignon, qui se sont terminées en faisant des injections d'eau phéniquée dans le trajet fistuleux. Il y a eu un seul cas d'ulcération tardive du moignon, ulcération de nature tuberculeuse, chez l'opéré qui a succombé plus tard à la tuberculose pulmonaire (obs. 136).

Dans les cas mortels, les opérés ont succombé 7 fois à la syncope ou au choc ; 2 fois à la septicémie.

La durée moyenne du séjour à l'hôpital des amputés de la cuisse, depuis leur opération jusqu'à leur sortie, a été de cinquante-deux jours, lorsque la plaie opératoire s'est cicatrisée par première intention, et de quatre mois et dix-huit jours, lorsque la plaie opératoire a suppuré, s'est sphacelée, ou a été compliquée d'une fistule.

Chez les sujets affectés d'une tuberculose commençante et portant en même temps une tumeur blanche suppurée du genou, j'ai constaté, dans 4 cas, que l'amputation de la cuisse avait notablement amélioré l'affection pulmonaire et placé les opérés dans de bonnes conditions pour se guérir. J'ai cité une observation où cette heureuse influence a été très marquée (obs. 140).

XXVII. — *Résections coxo-fémorales.*

9 résections. } 6 hommes : 1 guéri, 2 non guéris, 3 morts.
                 3 femmes : 1   —   2   —   0 —

Je n'ai pratiqué la résection coxo-fémorale que dans les cas de coxalgies graves, suppurées, présentant une ou plusieurs fistules et n'offrant plus aucune chance de guérison par une intervention moins importante.

2 opérés ont été guéris (obs. 203 et 204), et chez l'un d'eux le résultat a été excellent (obs. 203).

4 opérés n'ont pas été guéris, c'est-à-dire que la suppuration a continué dans le foyer de la résection, qu'il s'est formé des fistules, que les fonctions du membre étaient aussi empêchées qu'auparavant. Ces 4 malades n'ont retiré aucun bénéfice de la résection, et chez l'un deux (obs. 206) j'ai été obligé de supprimer le membre inférieur par une sorte de désarticulation.

3 opérés sont morts : l'un du tétanos (obs. 178), les 2 autres d'encéphalo-méningite tuberculeuse (obs. 179 et 180). La mortalité a été de 33, 33 0/0.

Pour ouvrir l'articulation, je me suis ordinairement servi d'une incision légèrement concave en avant, partant de l'épine iliaque inférieure, venant gagner le grand trochanter et descendant au-dessous de lui, sur la face externe de la cuisse, dans une étendue suffisante. La présence des fistules m'a quelquefois obligé à modifier le tracé de cette incision en lui donnant la forme d'un T ou d'un Y.

Dans le second temps, les muscles du grand trochanter et la capsule étaient désinsérés avec la rugine tranchante.

Dans le troisième temps, la tête du fémur était luxée de manière à la faire saillir à travers l'incision, puis sectionnée avec une scie.

Enfin, après avoir enlevé les fongosités, après avoir curetté et ruginé la cavité cotyloïde, le membre inférieur était immobilisé en bonne position avec des attelles plâtrées, et soumis à l'extension continue.

En général, les pansements n'ont pas pu être aussi rares

que pour les résections du genou, et la durée de la guérison a été plus longue.

Tous mes opérés ont conservé, pendant plusieurs mois, une ou plusieurs fistules au niveau de la cicatrice opératoire. Cet accident doit arriver très souvent. Le 10 novembre 1892, j'ai reçu, dans mon service, un garçon de douze ans, Pierre L..., qui avait été opéré, quatre ans auparavant, d'une résection de la hanche gauche par Roux, de Lausanne. Il conservait trois fistules. La marche était presque impossible sans béquilles. Je l'envoyai à l'hôpital maritime de Berck, pensant qu'il pourrait guérir à la longue. Un autre malade de dix-sept ans, opéré à Berck par Cazin, entra dans mon service le 14 novembre 1886 et y séjourna un mois pour des trajets fistuleux persistants autour de la hanche. Il n'en était pas guéri lorsqu'il quitta l'hôpital.

Bien qu'on ne doive, à mon avis, faire la résection coxo-fémorale que dans les cas où les autres moyens de guérison sont impuissants, il ne faut pas attendre cependant que la destruction de l'articulation soit trop avancée. Si mes échecs ont beaucoup dépassé mes succès, c'est que j'ai eu affaire à des malades, qui venaient se faire soigner trop tard pour des coxalgies suppurées avec des fusées purulentes, des ostéites très étendues, des lésions presque incurables.

Obs. 203. — *Coxalgie. Résection coxo-fémorale, guérison complète.* — Mathilde M..., couturière, âgée 18 ans, entra à la Pitié le 30 novembre 1887.

Cette jeune fille a déjà été traitée dans mon service pour un abcès froid de la hanche droite, abcès qui s'est bien guéri.

Elle revient avec tous les signes d'une coxalgie suppurée du côté où elle avait eu un abcès. La santé générale est assez bonne.

Le 13 décembre. Chloroformisation. Résection coxo-fémorale par mon procédé habituel. Le col du fémur est scié à sa base. Suture de la plaie. Pansement iodoformé. Immobilisation du membre inférieur et du bassin avec des attelles plâtrées. Extension continue sur le membre inférieur.

Le 5 juillet 1888, Mathilde M... quitte l'hôpital. Elle marche avec des béquilles. Elle a pris beaucoup d'embonpoint. La hanche paraît bien guérie, sauf une fistule au niveau de la cicatrice.

Le 19 février 1889, Mathilde M... rentre à la Pitié pour une contusion de la hanche du côté réséqué. Malgré ce traumatisme, la guérison s'est maintenue. Mais la fistule de la cicatrice persiste encore.

Trois ans après, le 25 mai 1892, Mathilde M... vint me voir et me remercier de sa guérison. La fistule s'est depuis longtemps tarie. La cicatrice de la résection est très solide et indolore. La jeune femme marche sans béquilles et presque sans boiter. Sa santé est devenue très bonne. Elle ne présente aucune autre manifestation de la tuberculose. En un mot, la résection coxo-fémorale a donné un résultat complet des plus satisfaisants.

Obs. 204. — *Résection coxo-fémorale.* — Ernest F..., âgé de 32 ans, exerçant la profession de doreur sur tranches, entre à l'Hôtel-Dieu le 17 août 1893.

Ses antécédents héréditaires n'offrent rien de particulier au point de vue de la tuberculose.

Jusqu'à l'âge de treize ans, il a souffert de mauvaise nourriture et de misère. A dix-sept ans, il a eu des adénites cervicales tuberculeuses. En 1886, il a reçu un coup de pied sur la hanche gauche, qui est devenue malade plus tard.

Marié, il a eu quatre enfants, qui sont tous morts de méningite.

L'affection de la hanche gauche a débuté en décembre 1892, comme une arthrite légère, qui a été négligée.

Actuellement le membre inférieur gauche paraît plus court. La fesse est aplatie du côté malade. Épine iliaque antérieure et supérieure gauche plus élevée. Vaste abcès fluctuant sous-cutané situé dans la région antéro-externe de la partie supérieure de la cuisse. Induration des parties voisines de la hanche. Luxation, en haut et en dehors, de la tête fémorale. Os iliaque gauche épaissi sur ses bords. Au toucher rectal aucune sensation de masse fluctuante à la face interne de l'os iliaque correspondant. Flexion légère du genou. Abduction de la cuisse malade. Mouvements de la cuisse impossibles, surtout ceux d'abduction. Atrophie musculaire.

Rien à l'auscultation. Urines troubles sans albuminurie. Anémie profonde, amaigrissement. Les poumons paraissent sains.

Le 24 août. Ponction de l'abcès, avec l'appareil Potain, sans résultat.

Le 7 octobre. 2° ponction avec l'appareil Dieulafoy. Il s'écoule environ trois cents grammes de pus sanguinolent, puis du sang noir.

Le 11. *Opération*. Chloroformisation. Incision curviligne circonscrivant le bord supérieur du grand trochanter, à environ cinq centimètres au-dessous du bord iliaque et parallèlement à ce bord. Par un mouvement brusque de la cuisse portée en dedans, puis en haut, on fait sortir par la plaie la tête fémorale et la partie supérieure du grand trochanter. Résection avec la scie de toute l'extrémité trochantérienne du fémur. Curettage des parties profondes de la plaie pour en extraire les fongosités. Incision de la poche abcédée, qui était en communication avec plaie. Lavages phéniqués. Suture ; drainage. Appareil plâtré.

Sur la pièce enlevée, on trouve le tissu osseux, mou, friable, surtout à la tête fémorale, où la couche cartilagineuse a disparu. La tête du fémur est atrophiée, déformée, infiltrée de pus avec des parties nécrosées.

Le 12. Pas de fièvre. Température entre 37 et 38°.

Le 13. Bon état général.

Le 20. 1er pansement. La poche est lavée. Drain élastique. L'appareil plâtré est consolidé.

Le 27. 2° pansement

Le 3 novembre. 3° pansement.

Le 17. On place le membre dans une gouttière ouatée.

Le 4 décembre. La gouttière est enlevée. La malade peut s'asseoir.

Le 14. Le malade se lève et marche avec des béquilles. Atrophie des muscles du membre inférieur affecté. Raccourcissement de la jambe de cinq à six centimètres environ.

Le 25 janvier 1894. Le malade sort de l'hôpital.

Le 8 février. Le malade revient à l'hôpital et marche assez facilement, toujours à l'aide de béquilles, malgré le raccourcissement. Paralysie du membre supérieur gauche par compression des béquilles. La plaie est cicatrisée, sauf un petit trajet fistuleux persistant à la partie inférieure.

Revu le 10 mars. Il lui reste une fistule que je cautérise en enfonçant dans son trajet une petite flèche de pâte au chlorure de zinc.

XXVIII. — *Désarticulations de la cuisse.*

2 désarticulations $\begin{cases} \text{1 homme : 1 opéré, 1 guéri, 0 mort.} \\ \text{1 femme : 1 — 0 — 1 —} \end{cases}$

Cette opération, qui est une des plus graves de la chirurgie, m'a donné un revers (obs. 205) et un succès (obs. 206); mais je dois ajouter que ce succès a été le résultat d'une désarticulation atypique faite après un échec de résection coxo-fémorale.

Obs. 205. — *Ostéo-sarcôme du fémur ; désarticulation de la cuisse ; ligature préalable de la fémorale ; gangrène du lambeau ; mort.* — La nommée S... (Louise), journalière, âgée de 32 ans, est admise, le 8 mai 1889, pour un ostéo-sarcôme de l'extrémité inférieure du fémur droit.

Une fois le diagnostic bien établi, l'amputation du membre s'imposa.

L'amputation dans la continuité de la cuisse exposait au danger de laisser, dans le canal médullaire du fémur attenant au moignon, des traînées de tissu cancéreux, qui n'auraient pas tardé à reproduire la tumeur. Il était donc indiqué de pratiquer d'emblée la désarticulation, afin de préserver, autant que possible, la malade d'une récidive.

Le 11 mai, Louise S... est endormie par le chloroforme.

Pour me mettre à l'abri de l'hémorrhagie, je commence par lier l'artère crurale, entre le ligament de Faloppe et l'origine de l'artère crurale profonde. Deux fils de catgut sont passés sous l'artère et noués sur elle. L'artère crurale n'a pas été coupée entre la double ligature.

L'incision de la ligature est utilisée pour décrire autour de la cuisse une section en raquette. Je pénètre rapidement jusqu'à l'articulation, j'ouvre la capsule fibreuse et je désarticule le fémur.

Malgré la ligature préalable de la fémorale, la perte de sang est assez considérable. Je lie, à la surface du lambeau, l'artère obturatrice et quatre ou cinq branches musculaires. Je lie aussi la veine fémorale.

L'hémostase étant complète, la plaie est bien lavée et l'incision est suturée avec des fils d'argent. Pansement de Lister et bandage ouaté.

Après l'opération, la patiente est dans un état syncopal qui se dissipe assez rapidement.

Dans la journée et le lendemain, quelques vomissements dus au chloroforme.

Le 13 mai. La mauvaise odeur, qui s'exhale de la plaie, oblige à renouveler le pansement. Je trouve que le moignon est gonflé, tuméfié par des gaz qui s'infiltrent jusque dans la paroi abdominale. Les sutures sont immédiatement enlevées. Pansement à plat avec des compresses phéniquées.

Les jours suivants, tous les muscles du lambeau se gangrènent. Je cherche à désinfecter la plaie et à hâter l'élimination des parties mortifiées en les cautérisant avec des flèches de chlorure de zinc. Mais la septicémie ne peut être maîtrisée. La malade a un délire violent.

Le 27 mai. Mort.

La gangrène des muscles, cause de la septicémie, a-t-elle été produite par la ligature préalable de la fémorale *au-dessus de sa bifurcation en fémorale profonde*? Je serais tenté de le croire, si je n'avais vu, à la surface de la plaie opératoire, de nombreuses artères saigner en jet, et me donner l'assurance que les lambeaux étaient suffisamment nourri de sang artériel.

La pression du bandage est-elle venue s'ajouter à l'ischémie du lambeau pour favoriser la mortification des tissus?

Quoi qu'il en soit, le fait subsiste. Les muscles du lambeau se sont mortifiés après la ligature primitive de l'artère crurale, sans que l'état général de la malade et sans que le mode du pansement puissent expliquer un pareil accident.

Obs. 206. — *Résection coxo-fémorale ; continuation de la sup-puration ; désarticulation atypique de la cuisse ; guérison.* — Henri V..., âgé de 28 ans, dessinateur, entre le 11 août 1886, pour une coxalgie suppurée à la hanche droite. Il existe une fistule. Les désordres articulaires sont très avancés. La coxalgie est certainement de nature tuberculeuse.

Le 14 août. Chloroformisation. Résection de la tête du fémur. Curettage de la cavité cotyloïde, du foyer articulaire et des trajets fistuleux.

La cicatrisation marche convenablement. Mais l'opéré, très indocile, ne veut supporter aucun appareil inamovible, non plus que l'extension continue.

Peu à peu l'extrémité supérieure du fémur vient faire saillie à travers la plaie opératoire.

Le 5 février 1887, je me décide à réséquer la portion d'os saillante.

Mais le membre inférieur reste dans une attitude très vicieuse. Il ne sera jamais qu'une gêne pour le malade et une cause de nouveaux accidents. Je lui donne à entendre qu'il vaut mieux en faire le sacrifice.

Le 30 avril. Chloroformisation. Section des tissus par une incision en raquette, comme pour la désarticulation coxo-fémorale. Ligature des vaisseaux dans la plaie. Suture du lambeau.

La cicatrisation se fait en grande partie par suppuration et granulation.

Lorsque l'opéré quitte l'hôpital, le 22 juin, la guérison était complète, sauf deux points bourgeonnants sur la cicatrice.

Quelques semaines après, j'ai revu Henri V... Il présentait tous les signes d'une tuberculose pulmonaire. Il était affecté d'un purpura cachectique. La cicatrice de sa désarticulation était bonne et solide ; mais sa tuberculose pulmonaire l'emporta le 14 juillet.

Résumé.

Pendant quinze années, j'ai eu à soigner 371 lésions traumatiques de la cuisse, dont 21 morts, et 455 affections organiques, dont 18 morts.

Je constate, d'abord, que la mortalité des affections crurales, 39 décès pour 821 malades, est beaucoup plus forte que la mortalité des affection du genou, de la jambe ou du pied, bien que les conditions de milieu, d'antisepsie et de soins soient restées les mêmes. L'importance des traumatismes et des maladies de la cuisse explique ce résultat, soit que ces traumatismes ou maladies existent seuls, soit qu'ils viennent compliquer un état morbide antérieur.

Les 39 décès se partagent en 18 décès sans opération, et 21 décès après intervention opératoire.

En récapitulant les causes de mort *chez les malades qui n'ont pas été opérés*, je trouve :

4 morts par cachexie cancéreuse (obs. 158, n°⁵ 1, 2, 3; et obs. 192).

5 morts par affection intercurrente du poumon ou de la plèvre (obs. 155 ; obs. 159; n°⁵ 1, 2, 3; et obs. 168).

2 morts par tuberculose pulmonaire (obs. 181 ; n°⁵ 1, 2).

1 mort par coma chez un tuberculeux avancé (obs. 181 ; n° 3).

1 mort subite par étouffement (obs. 151).

1 mort par épuisement nerveux (obs. 156).

1 mort par choc traumatique (obs. 163). (1).

1 mort par gangrène gazeuse foudroyante (obs. 164).

1 mort par tétanos (obs. 162).

1 mort par sénilité (obs. 161).

Plusieurs de ces malades, atteints d'une affection antérieure étrangère à celle de la cuisse, n'ont pas eu en réalité le temps d'être traités dans le service, car ils ont succombé moins d'une semaine après leur entrée (obs. 156; 159 ; n° 3 ; 161, 181 ; n°⁵ 2 et 3).

Les *opérations* ont été au nombre de 272, donnant lieu aux 21 décès cités précédemment.

Parmi ces opérations, 212 ont eu pour siège les parties molles de la cuisse, et 60 le fémur ou l'articulation coxofémorale.

Les 212 *opérations sur les parties molles*, incisions de

---

(1) Un autre décès a eu lieu par choc (obs. 157) à la suite d'une fracture de jambe et des deux cuisses ; ce décès a été compté à propos de la statistique de la jambe, obs. 92, n° 5; p. 151 et 206.

foyers sanguins ou d'abcès, curettages de fongosités, ablations de tumeurs, ligatures d'artères, réductions de luxation de la hanche, ont occasionné 8 morts.

2 morts subites, peut-être par embolie (obs. 160 et 171).

3 morts par maladie antérieure, albuminurie, cancer du foie, eschare au sacrum (obs, 170 ; n^{es} 1, 2, 3).

1 mort par tétanos (obs. 152).

2 morts par septicémie (obs. 187 et 188).

Les 60 *opérations pour les lésions du fémur ou de la hanche* ont été suivies de 13 décès, dont les causes se sont réparties de la manière suivante :

1 mort par albuminurie (obs. 172; n° 2.)

1 mort par suppuration prolongée chez un tuberculeux (obs. 173).

3 morts par tuberculose pulmonaire ou encéphalo-méningée (obs. 172, n° 3 ; 179 ; 180.)

1 mort par tétanos (obs. 178).

3 morts par septicémie (obs. 169 ; 172, n° 1 ; 205).

4 morts par choc traumatique et opératoire (obs. 165, n^{es} 1, 2, 3, et 166).

L'examen de ces 21 *décès post-opératoires* montre que les décès par tétanos, par septicémie, par choc (en tout 11 décès) sont les seuls qui soient véritablement imputables à l'intervention chirurgicale.

Le choc traumatique est une cause de mort impossible à éviter dans les grands fracas de la cuisse. Il n'en est pas de même du tétanos et de la septicémie. Une plus grande asepsie dans les opérations et les pansements peut atténuer ces redoutables complications. Mais ma statistique prouve que l'antisepsie et l'asepsie sont plus difficiles à réaliser dans les lésions de la cuisse que dans les lésions des autres parties du membre inférieur.

E. — AFFECTIONS GÉNÉRALES (1).

I. — *Varices.*

86 cas { 47 hommes : 41 traités, 6 opérés. 1 mort.
39 femmes : 39 — 0 — 0 mort.

---

(1) Comprenant une période de quinze années et un mois.

Ma statistique n'a pas confirmé l'opinion générale, qui considère le membre inférieur gauche comme spécialement prédisposé aux varices. J'en ai compté autant au membre inférieur droit qu'au membre inférieur gauche (26 à droite, 25 à gauche) ; et, sur les deux membres inférieurs à la fois, les varices existaient environ dans le tiers des cas.

L'âge, où j'ai rencontré le plus de varices, est la période qui s'étend de quarante-six ans à cinquante-cinq ans. A tous les autres âges, à partir de seize ans, la fréquence a été à peu près la même.

En général, les sujets affectés de varices ne sont admis dans un service de chirurgie que pour les accidents ou pour les affections qui viennent compliquer l'état variqueux. Voici les complications que j'ai observées :

27 malades souffraient d'ulcères aux jambes ; et parmi eux, 4 eurent des hémorrhagies graves.

12 malades avaient subi une rupture de leur varice, soit par coup ou piqûre, soit par une marche forcée ou par un effort quelquefois peu considérable. De là une hémorrhagie plus ou moins abondante, qui amena la mort chez l'un des malades (obs. 207).

1 malade, qui avait un eczéma, fut atteint d'un érysipèle.

26 malades étaient affectés d'inflammation d'un paquet ou d'un tronc variqueux. 24 d'entre eux n'eurent qu'une phlébite subaiguë, non suppurée, avec thrombose, et guérirent par résolution. 2 virent se former des abcès, qui furent incisés.

3 malades avaient des varices douloureuses, mais non enflammées, liées à un état de grossesse.

Le repos et les applications émollientes ont été les moyens employés contre les varices enflammées non suppurées. La durée de leur traitement a été de quatorze jours en moyenne. Si les varices se compliquaient d'ulcères, les applications émollientes étaient remplacées par des pansements antiseptiques. Dans les cas de suppuration de la veine, le traitement était celui des abcès.

L'hémorrhagie des veines variqueuses peut devenir grave, surtout chez un sujet âgé et affaibli, comme le montre le cas de mort que j'ai mentionné (obs. 207). Mais cette hémorrhagie est toujours très facile à arrêter, en établissant une compression sur la veine rompue et en plaçant le malade dans la position horizontale.

Les varices des membres inférieurs sont considérées comme une infirmité à laquelle on pallie en les contenant avec un bras élastique, qui remonte plus ou moins haut. Mais, dans certains cas, on peut faire mieux ; on peut les guérir radicalement, en les enlevant. Chez les sujets, qui ont des paquets variqueux superficiels, on a observé que la suppression de ces paquets variqueux amène la guérison des autres varices du membre inférieur. Depuis quelques mois, j'ai pratiqué 4 fois l'excision des varices, et les opérés ont paru guéris (obs. 208).

L'opération est des plus simples : si, par exemple, la veine saphène interne est affectée de varices depuis le pied jusqu'au pli de l'aine, on met successivement la veine variqueuse à nu, au mollet, au niveau du genou et à la cuisse, dans l'étendue de sept à huit centimètres ; on lie la veine aux deux points extrêmes de l'incision avec un fil de catgut, et on réséque tout le tronc ou tout le paquet veineux compris entre les deux ligatures ; on suture ensuite la peau. Les troncs veineux laissés entre les incisions, reviennent sur eux mêmes, se rétractent et, en définitive, la varice est guérie. Mais le résultat acquis ne dure pas depuis assez longtemps, chez mes opérés, pour qu'il me soit possible de dire si la guérison est définitive.

Obs. 207. — *Hémorrhagie par rupture d'une veine variqueuse ; mort.* — Le nommé B... (Etienne), âgé de 72 ans, est apporté à l'Hôtel-Dieu le 27 juin 1803. Il est dans un état syncopal, très pâle, très affaibli à la suite d'une hémorrhagie par rupture d'une veine variqueuse de la jambe droite. Il a probablement perdu une grande quantité de sang.

L'hémorrhagie a été arrêtée en ville, et ne s'est pas reproduite. Le malade porte autour de la jambe une bande assez serrée. Après avoir enlevée celle-ci, on voit, sur la saphène interne, une petite plaie oblitérée par un caillot noir et ne donnant plus de sang. Pansement iodoformé. Boissons chaudes alcoolisées, injections sous-cutanées d'éther. Mais les forces ne reviennent pas, et le malade meurt une heure environ après son admission.

Obs. 208. — *Quatre cas d'excision de varices; réunion immédiate; guérison.* — 1° P... (Eugène), âgé de 19 ans, garçon de marchand de vin, entre à l'Hôtel-Dieu le 21 octobre 1893, pour des varices volumineuses de la veine saphène interne gauche, compliquées d'un petit ulcère à la partie inférieure de la jambe.

Le 23 octobre, chloroformisation. Excision des varices au-dessus de l'ulcère et au niveau de la partie interne du genou. Ligature des veines avec un fil de catgut. Suture de la peau. Réunion immédiate.

Le 24 novembre, au moment de la sortie de l'opéré, les varices avaient disparu et l'ulcère était réduit à une petite plaie insignifiante.

2° J... (Albert), âgé de 22 ans, mécanicien, entre le 12 décembre 1893, pour des varices aux deux membres inférieurs.

Le 22 décembre, excision des varices au mollet et à la cuisse gauche.

Le 13 janvier 1894, excision des varices à la partie interne du genou droit.

Le 26 janvier sortie. Les varices semblent ne plus exister.

3° B... (Jean), âgé de 21 ans, fumiste, est admis dans mon service, le 19 décembre 1893, pour des varices à la jambe gauche.

Le 26 décembre. Excision d'un paquet variqueux, suture de la peau. Réunion immédiate.

Le 10 janvier 1894, sortie, guérison ;

4° V... (Eugène), 32 ans, chauffeur, entre le 13 février 1894, pour des varices à la jambe droite. Il a déjà été opéré, dans un autre hôpital, de varices à la jambe et à la cuisse gauches; il est bien guéri.

Le 16 février. Ablation des varices en deux endroits à la jambe droite. Réunion immédiate.

Le 27 février, sortie, guérison.

II. — *Phlébites.*

12 cas. { 4 hommes : 3 non sup., 1 sup. et incisé } 0 mort.
{ 4 femmes : 7 — 1 — }

Nous avons mentionné, dans le chapitre précédent, les 26 cas de phlébites qui ont compliqué les varices du membre inférieur ; dans ce chapitre, nous rangeons 12 cas de phlébites affectant des veines non variqueuses et constituant par elles-mêmes toute la maladie.

4 fois, ces phlébites étaient d'origine infectieuse (3 à la suite des couches, 1 la suite d'un abcès du creux poplité).

8 fois, elles étaient d'origine traumatique, causées par une contusion (obs. 209), par un effort ou par une marche forcée.

Dans 3 cas, l'inflammation veineuse affecta la forme aiguë, et dans 2 de ces cas, il se forma un abcès qu'il fallut inciser. Toutes les autres phlébites étaient subaiguës ou chroniques.

Chez 3 malades, la phlébite affectait les deux membres inférieurs. Il en résultait un état œdémateux causé par la gêne de la circulation dans des veines oblitérées, une pseudo-paralysie musculaire, des douleurs et une impossibilité de marcher et de se tenir debout.

La principale indication est de confiner les malades au lit et de leur interdire les mouvements brusques, qui pourraient produire des caillots migrateurs. Les applications émollientes et narcotiques ont été très utiles dans les formes aiguës. Dans les formes chroniques, j'ai obtenu de bons résultats par la compression faite avec un bandage ouaté, ou avec une bande de caoutchouc enroulée depuis le pied jusqu'à l'aine. La bande de caoutchouc ne doit pas être serrée autour du membre, mais simplement appliquée de manière à exercer une contention et non une compression, qui deviendrait bien vite insupportable. Elle doit être enlevée et replacée matin et soir. Elle agit non seulement comme agent compressif, mais encore en entretenant sur la peau une humidité, qui est une sorte de bain local. Une petite dose de salicylate de soude (50 centigrammes),prise chaque jour,m'a paru favoriser la résolution, surtout chez les rhumatisants.

La guérison des phlébites aiguës s'obtint en quelques semaines. Mais la guérison, ou seulement l'amélioration des phlébites chroniques,a toujours demandé plusieurs mois de traitement.

Obs. 209. — *Phlébite par contusion gagnant les deux membres inférieurs ; impotence fonctionnelle persistante.* — La nommée C... (Claudine), âgée de 32 ans, exerçant la profession de marchande de vin, entre à la Pitié le 27 octobre 1884. C'est une femme qui paraît bien portante, mais elle a eu des rhumatismes et sa profession lui a donné des habitudes alcooliques.

A la suite d'une contusion à la jambe droite, qui a été négligée par la malade, les veines du membre inférieur droit se sont enflammées, et l'inflammation, se prolongeant par les veines iliaques, a gagné les veines du membre intérieur gauche.

Claudine C... entre dans le service avec les signes d'une phlegmatia alba dolens, de cause traumatique, et développée en dehors d'un état puerpéral. Les veines accessibles au toucher forment des cordons durs, et il est certain que des thromboses oblitèrent aussi les veines profondes. Les deux membres inférieurs sont le siège d'un œdème considérable et de douleurs très vives.

Sous l'influence du repos, des fomentations avec le liniment chloroformé et opiacé,des applications émollientes, les douleurs se calment, mais l'œdème persiste.

Le 1er janvier 1885. Les veines n'ont pas recouvré leur perméabilité. L'œdème est transformé en un gonflement dur des deux membres inférieurs.

Quelque temps après, les éléments de la peau s'hypertrophient comme dans l'éléphantiasis.L'impotence musculaire est complète. La malade, dont la santé générale est d'ailleurs excellente, ne peut ni se tenir debout ni marcher. Elle se lamente de cet état d'infirmité.

Les mois se passent sans apporter aucune amélioration. J'essaie la compression ouatée, et l'iodure de potassium à l'intérieur.

En juin, j'imagine de faire sur les deux membres inférieurs une compression méthodique et très légère avec une bande de caoutchouc vulcanisé. En empêchant l'évaporation cutanée, la bande de caoutchouc produit sur la peau une humidité qui paraît favorable.

Le 17 juillet. La malade est évacuée dans un autre service, en raison de la fermeture de ma salle pour cause de réparation. L'état éléphantiasique s'était amélioré.

Le 15 août. Elle rentre dans mon service. On recommence l'application méthodique de la bande de caoutchouc, qui est renouvelé matin et soir. On fait des frictions sur la peau.

Peu à peu, très lentement, l'œdème diminue. La circulation semble se rétablir. La contractilité musculaire revient d'une manière sensible. On continue le même traitement avec persévérance.

Le 5 février 1886. Claudine C... est évacuée dans le service des chroniques à l'hôpital Laënnec. Elle n'est pas guérie. Elle ne peut encore marcher sans soutien. Mais son état fait prévoir une amélioration plus grande encore, sans qu'on puisse dire si elle pourra recouvrer quelque jour l'usage de ses membres inférieurs.

III. — *Lymphangites.*

203 cas.
{ 168 hommes : 121 trait. méd., 47 incisés, 3 morts.
{ 35 femmes : 27   —   8 — 1 —

Ces lymphangites ont été produites par des excoriations de la peau, par des ulcères de jambe, par des eczémas, par des brûlures, par des gelures, en un mot, par toutes sortes de plaies mal soignées, soumises à la poussière et à la malpropreté. Les écorchures par la chaussure, par la marche prolongée, en sont la cause la plus fréquente. Dans quelques cas, j'ai vu la lymphangite survenir spontanément, sans solution de continuité appréciable de la peau, sans contusion,

sans pression quelconque. Dans un cas, la lymphangite
avait la tuberculose pour origine et était de nature tuberculeuse (obs. 213).

Les lymphangites du membre inférieur ont été un peu
plus nombreuses de vingt-six à trente-cinq ans et de quarante-six à cinquante-cinq ans qu'aux autres âges. Mais,
à aucun âge de la vie, je n'ai observé une prédisposition
marquée, ainsi :

De 15 à 25 ans, j'ai compté 39 lymphangites.
De 26 à 35   —   47   —
De 36 à 45   —   36   —
De 46 à 55   —   43   —
De 56 à 65   —   20   —
Au-dessus de 66   —   18   —

Le membre inférieur droit a été aussi souvent affecté
que le gauche. 7 fois la lymphangite occupait les deux
membres inférieurs en même temps.

L'inflammation des troncs et des réseaux lymphatiques
a presque toujours marché dans le sens de la circulation,
c'est-à-dire de la périphérie vers le centre. Elle a rarement
suivi une marche inverse, descendant de la partie supérieure du membre vers sa partie inférieure (obs. 212).

Elle s'était limitée au pied dans   36 cas.
      —   à la jambe   110 —
      —   à la cuisse,   17 —

Elle occupait à la fois le pied et la jambe dans 13 cas.
      —   —   la jambe et la cuisse   7 —
      —   —   tout le membre inférieur 15 —

Dans presque tous les cas, les ganglions inguinaux ont
participé à l'inflammation.

Sur les 203 cas de lymphangite, j'en ai vu 139 se terminer
sans suppuration, 54 suppurer et 10 devenir gangre-
neuses.

Presque toutes ces lymphangites étaient aiguës. Elles
avaient très rarement revêtu la forme chronique. Dans ce
cas, elles se traduisaient par un œdème dur avec hypertrophie de la peau et état éléphantiasique du membre.

Les *lymphangites non suppurées* ont été guéries en une durée moyenne de neuf jours. Le traitement a consisté en bains, repos du membre, applications de compresses imbibées d'une solution d'eau phéniquée, ou, ce qui est préférable, d'une solution de sublimé. J'ai remarqué que les solutions de sublimé ont une efficacité particulière contre les inflammations des vaisseaux et des réseaux lymphatiques, qui sont toujours de nature plus ou moins septique.

38   malades affectés de lymphangite non suppurée ont séjourné moins de 5 jours dans le service.
55   —   de 5 à 10 jours.
21   —   de 10 à 15 jours.
21   — de plus de 15 jours.

1 malade est mort de paralysie générale (obs. 210).

Les 54 *lymphangites suppurées* ont été traitées comme des abcès. La suppuration s'étant souvent disséminée le long des troncs lymphatiques, il a fallu faire deux, trois ou quatre incisions pour évacuer les traînées de pus. Le lavage des foyers a quelquefois montré que ces incisions communiquaient entre elles par des tunnels cotoyant le lymphatique enflammé. La durée moyenne du traitement a été de vingt jours.

1 malade est mort par embolie (obs. 211).

Les lymphangites gangréneuses se sont produites chez des sujets débilités par l'âge, par l'alcoolisme ou par quelque maladie diathésique. Chez un de mes malades, l'angéioleucite gangréneuse avait eu pour cause l'étrange méprise d'une injection sous-cutanée de pétrole au lieu d'une injection de morphine. Sur mes 10 malades, 8 guérirent à la suite d'un traitement de trente-sept jours en moyenne, 2 moururent de septicémie (obs. 30 et 212.)

Obs. 210. — *Lymphangite non suppurée; paralysie générale; mort.* — Le nommé M... (Victor), âgé de 46 ans, exerçant la profession de tailleur, entra à la Pitié le 15 décembre 1884. Il était affecté d'une angéioleucite en plaques disséminées sur le membre inférieur droit. L'origine de l'angéioleucite était un ulcère de la jambe, qui avait été mal soigné. L'angéioleucite n'avait pas un caractère grave, mais l'état général du malade était mauvais. Il avait un tremblement des lèvres et un embarras de la parole indiquant une paralysie générale. Les membres étaient affectés d'une sorte de paralysie agitante. On fit sur la peau des applications de compresses phéniquées.

Le 17 décembre, deux jours après son entrée, le malade n'éprouvait aucun malaise particulier. Il avait mangé d'assez bon appétit. Pendant la nuit, il fut pris d'étouffement et succomba.

Obs. 211. — *Lymphangite suppurée ; mort d'embolie pulmonaire.* — Anna L...., âgée de 69 ans, exerçant la profession de ménagère, entre le 2 septembre 1885 pour une lymphangite suppurée de la jambe gauche, survenue à la suite d'une écorchure au gros orteil.

Deux incisions furent faites pour évacuer le pus. Les foyers furent lavés avec la solution phéniquée forte, et la jambe fut couverte de compresses phéniquées.

Le 24 septembre. Mort subite, avec les signes d'une embolie pulmonaire.

Obs. 212. — *Lymphangite gangréneuse suivie de mort.* — Le nommé C... (Émile), âgé de 70 ans, exerçant la profession de chiffonnier, avait eu une très bonne santé jusqu'au moment de la maladie qui l'amena à la Pitié, le 9 juillet 1890. Ces jours derniers, ayant à porter un panier très lourd, il ressentit une douleur à l'aine droite au niveau d'un bandage inguinal qui maintenait une hernie. Il fut obligé d'ôter son bandage. Le lendemain une angéioleucite, partant de la région inguinale, gagnait tout le membre inférieur en s'étendant du centre vers la périphérie.

A l'hôpital, on constate que les urines ne contiennent ni sucre, ni albumine. L'examen des différents organes ne révèle rien de pathologique. Les artères radiale et fémorale sont athéromateuses. L'état général est assez bon.

A la partie supérieure de la cuisse droite, une eschare de la peau est en voie d'élimination. Au-dessous de cette eschare, les muscles, le nerf crural, les ganglions cruraux, les veines superficielles sont à nu. On voit nettement les battements de l'artère crurale au fond de la plaie. La suppuration a une odeur très fétide. Sur la cuisse et sur la jambe, on constate des traînées de lymphangite et des plaques d'angéioleucite réticulaire.

Le 12 juillet. La peau de la cuisse présente des marbrures violacées. La température monte à 38°6. Le malade est abattu. Pansement avec des compresses imbibées d'une solution de sublimé.

Le 17. Les marbrures violacées de la peau sont devenues des plaques de gangrène. De nouvelles plaques de gangrène se montrent à la jambe. La langue est sèche. L'état général devient de plus en plus mauvais.

Le 18. Les plaques gangréneuses gagnent le pied. A leur niveau de grosses phlyctènes se forment et laissent échapper, quand on les déchire, un liquide roussâtre et fétide.

Cet état ne ressemble en rien à celui du phlegmons diffus. Il n'y a pas d'œdème du membre, pas de sphacèle de tissu cellulaire. Ce sont seulement des eschares cutanées, rapidement produites au niveau des plaques d'angéioleucite. Quelques-unes sont grandes comme la paume de la main. Lorsqu'elles s'éliminent, elles laissent à nu les tissus sous-jacents, mais l'inflammation ne pénètre pas dans la profondeur du membre.

Le 21. Tout le membre inférieur est recouvert de vastes plaies secrétant un liquide séro-purulent d'une odeur repoussante. L'intoxication septicémique est profonde. Les traits sont très altérés. Le malade est dans un état de somnolence continuelle. Les membres sont froids et violacés. La température ne monte pas à plus de 38°.

Le 22. Mort.

Obs. 213. — *Angéioleucite tuberculeuse ; guérison.* — Le nommé J... (Léon), âgé de 24 ans, avait des ganglions tuberculeux au pli de l'aine à droite. Ces ganglions furent enlevés par un chirurgien des hôpitaux. Quelque temps après, le 14 novembre 1887, il entra à la Pitié. Il était bien guéri de son opération inguinale; mais il s'était produit, sur le trajet des lymphatiques qui longent la veine saphène interne,des cordons ir-réguliers, durs, douloureux à la pression. Cette lymphangite s'étendait du pli de l'aine jusqu'au genou.

D'après les antécédents d'adénite tuberculeuse et d'après la forme de la lymphangite actuelle, il n'était pas douteux que cette maladie ne fût aussi de nature tuberculeuse. Cette lymphangite était suppurée par places.

Le 17 novembre. Incision en deux points, grattage avec la curette du foyer purulent et des parties indurées. Lavages phéniqués. Pansement à la gaze iodoformée.

Le 15 décembre. Guérison, sortie.

IV. — *Phlegmons diffus.*

41 cas.

33 hommes : 2 non incisés, 30 incisés, 1 amputé, 9 morts.
8 femmes : 0   —   8   —   0 —   3 —

Le plus souvent la cause du phlegmon diffus m'a échappé. Comme cause occasionnelle, j'ai relevé : 6 cas de piqûres ou de coupures avec des corps septiques ; 6 cas de contusion avec ou sans excoriation de la peau, 1 fois la contusion avait enflammé la bourse prérotulienne et 1 fois la bourse trochantérienne ; 3 cas d'éruption furonculaire ou eczémateuse écorchée par le grattage ; 2 cas de fatigue par marche forcée.

Comme cause prédisposante, j'ai noté l'alcoolisme (2 cas), l'albuminurie (2 cas), la glycosurie (1 cas), l'obésité (1 cas), l'âge mûr de trente à cinquante ans (15 cas) et surtout la vieillesse (20 cas).

Les saisons ne m'ont paru avoir aucune influence. Pendant les mois de fortes chaleurs, juin, juillet et août, j'ai compté 11 phlegmons diffus, et 12 phlegmons pendant les mois les plus froids, novembre, décembre et janvier.

Le membre inférieur droit est plus souvent atteint que le gauche (22 phlegmons à droite, 14 à gauche ; 5 côté non dé-terminé).

Le phlegmon diffus siégeait au pied seul dans   4 cas.
—   à la jambe seule......... 14 —
—   au pied et à la jambe..... 5 —
—   à la cuisse seule......... 8 —
—   à la jambe et à la cuisse.. 4 —
—   à la cuisse et à la fesse... 1 —
—   au membre inf. tout entier 5 —

Tous les phlegmons diffus, que j'ai soignés, étaient en voie de suppuration et présentaient, à des degrés divers, la mortification spéciale du tissu cellulaire sous-cutané et intramusculaire.

Les complications furent :

2 cas d'érysipèle simple.

2 cas d'érysipèle avec eschare de la peau : l'un des érysipèles affectait la forme ambulante, l'autre la forme bronzée. Ce dernier malade, en proie à une septicémie grave, succomba (obs. 214); l'autre guérit.

1 cas d'érysipèle avec eschare de la peau et parotidite infectieuse. Mort (obs. 215).

8 cas de larges eschares de la peau. 2 des malades moururent (obs. 216).

2 cas de tétanos. 2 morts (obs. 217).

2 cas de pneumonie et broncho-pneumonie. 2 morts (obs. 218).

La septicémie fut la complication habituelle de presque tous nos phlegmons diffus. Chez 4 malades, qui moururent sans autres complications, la septicémie affecta une forme extrêmement grave, avec fièvre intense, délire, adynamie (obs. 219).

Toutes ces complications expliquent la mortalité exceptionnellement élevée des phlegmons diffus de la cuisse. La mort a été ordinairement très rapide après l'entrée à l'hôpital : en moins de huit jours, chez 6 malades ; en douze à treize jours, chez 3 malades. 3 malades seulement ont lutté vingt et un, cinquante et soixante-huit jours.

Les guérisons, au nombre de 20, arrivèrent après un traitement dont la durée moyenne fut de deux mois et dix jours.

Sauf 2, tous les phlegmons diffus furent ouverts par une ou plusieurs incisions. J'ai souvent fait ces incisions avec le thermocautère pour éviter toute perte de sang et pour exciter la vitalité des tissus par l'action de la chaleur. Une fois les foyers suffisamment ouverts, je les nettoyais avec l'injection abondante d'une solution phéniquée au 20ᵉ ou d'une solution de sublimé au millième. Puis un pansement antiseptique humide était appliqué. Pour les phlegmons diffus du pied et du bas de la jambe, j'ai employé avec avantage le bain antiseptique prolongé. Les lavages et les pansements humides étaient renouvelés tous les jours pendant la période de la formation et de l'élimination des eschares. Il m'est souvent arrivé, pour neutraliser rapidement les éléments septiques dans les tissus en voie de mortification et de putréfaction, de larder ces derniers avec de petites flèches de pâte de Canquoin. J'obtenais ainsi, du jour au lendemain, des eschares sèches, non septiques, dont l'élimination se faisait promptement.

Une fois les plaies détergées et en voie de granulation, les bains et les pansements humides fréquemment renouvelés sont moins utiles. A ce moment, le pansement ouaté compressif, changé toutes les semaines environ, m'a semblé mieux convenir et hâter notablement la cicatrisation.

Chez un malade, j'ai dû amputer la jambe. Il s'agissait d'un phlegmon diffus localisé au pied. La suppuration avait envahi les articulations et les os du tarse et du métatarse. La plaie de l'amputation se cicatrisa par réunion immédiate.

La guérison du phlegmon diffus a souvent laissé des traces indélébiles : longues et épaisses cicatrices adhérentes aux muscles et aux os, atrophie d'une portion ou de la totalité du membre inférieur, ulcères rebelles, raideur des articulations du pied ou du genou. Un de mes malades, qui avait eu de larges eschares à la jambe, au genou et à la cuisse, finit par guérir au bout de sept mois et demi ; mais sa jambe et la partie inférieure de sa cuisse étaient en partie transformées en tissu inodulaire, douloureux ; son genou était ankylosé à angle obtus par la rétraction cicatricielle, et la marche n'était possible qu'avec une béquille. Je me suis souvent demandé s'il ne serait pas préférable d'amputer ce membre si défectueux et de le remplacer par un membre artificiel.

Obs. 214. — *Phlegmon diffus du pied ; érysipèle bronzé ; mort.* — L... (Emile), âgé de 30 ans, tonnelier, entre à la Pitié le 16 novembre 1888. Il est affecté d'un phlegmon diffus du pied gauche, qui a été incisé et soigné chez lui pendant plusieurs jours. Mais le mal n'ayant fait que s'aggraver, on apporte Emile L... à l'hôpital dans un état désespéré. Sa température est à 40°. Délire violent. On a affaire à un alcoolique avéré.

Le 17. J'agrandis l'incision du pied, et je fais des lavages et un pansement avec la solution de sublimé au millième. Le jour même la fièvre tombe à 38°,8.

Mais, dès le lendemain, des eschares se produisent sur le pied et sur la jambe. Une rougeur érysipélateuse envahit la cuisse et la hanche.

Le 19 novembre. L'érysipèle prend une teinte bronzée. Des gaz septiques infiltrent la jambe et la cuisse.

Le 20. La température est à 41°. Mort dans la journée.

Obs. 215. — *Phlegmon diffus ; parotidite infectieuse ; mort.* M... (Adélaïde), âgée de 66 ans, journalière, entre le 11 décembre 1883, pour un phlegmon diffus de la jambe et de la cuisse, développé à la suite d'une petite brûlure au mollet droit. Cette malade est très affaiblie par l'âge et par la misère. Les urines ne contiennent ni sucre, ni albumine. Le phlegmon se complique de plaques gangréneuses sur la cuisse et d'une rougeur érysipélateuse diffuse. Incisions sur les eschares avec le thermocautère. Pansements phéniqués. La langue reste sèche. Les forces ne se relèvent pas. Pas de température ; pas de réaction fébrile.

Le 27. Apparition d'une parotidite infectieuse à droite.
Le 28. Mort.

Obs. 216. — *Deux cas de phlegmon diffus avec mortification de la peau ; septicémie ; mort.*—1° P... (Auguste), âgé de 18 ans, entre dans mon service le 26 août 1881. Il est affecté d'un phlegmon diffus du pied droit avec mortification d'une large plaque de la peau. Ses urines contiennent une grande quantité d'albumine. Sa température est au-dessous de la température normale. Ses ganglions inguinaux sont très tuméfiés. Une incision à ce niveau montre qu'ils sont infiltrés d'une sérosité purulente, très fétide, et que leur tissu est en voie de mortification. Le 31 août, cinq jours après son admission, Auguste P... succombe à la septicémie.

2° Louise P..., âgée de 69 ans, journalière, entrée le 24 mars 1886, est affectée d'un phlegmon diffus de la cuisse et de la fesse, dont l'origine a été la piqûre d'une aiguille cachée sur un siége où elle avait voulu s'asseoir. La peau de la cuisse commence déjà à se sphacéler par places. Le phlegmon tend à gagner le bas-ventre. La malade n'est ni glycosurique, ni albuminurique ; mais elle est affligée d'une obésité considérable et d'un catarrhe pulmonaire chronique. Incisions avec le bistouri. Lavages et pansements au sublimé. La marche de la septicémie ne peut être enrayée et la malade succombe le 6 avril.

Obs. 217. — *Deux cas de phlegmon diffus ; tétanos ; mort.* — 1°Armand V..., âgé de 20 ans, exerçant la profession de maçon, entre le 23 septembre 1881, pour un phlegmon diffus de la jambe gauche, à la suite d'une piqûre par un morceau de bois. Incisions avec le thermocautère. Lavages et pansements phéniqués. Sulfate de quinine à l'intérieur. Sous l'influence de ce traitement, une grande amélioration se produit. Le 2 octobre, je constate que le malade a du trismus, de la raideur à la nuque, de la difficulté à avaler. Aucune autre cause que le refroidissement de la température, dont le malade dit avoir souffert, ne peut être incriminée. Les accidents tétaniques suivent une marche aiguë, et le lendemain, 3 novembre, le malade succombe.

2° P... (Ernest), âgé de 20 ans, coiffeur, est transféré, le 22 mai 1885, d'un service de médecine dans mon service, pour un phlegmon de la cuisse gauche. Tout le membre est rouge et tuméfié. La cuisse est le siège d'un phlegmon diffus à la période d'infiltration séro-purulente. Je pratique une incision profonde sur la cuisse. Lavages et pansements antiseptiques. A la suite de cette incision, le malade est pris d'un tétanos suraigu, que rien ne peut arrêter. Mort le 4 juin, à huit heures du soir.

Les autopsies n'ont pas été faites. Il est regrettable que des détails plus complets sur ces deux malades n'aient pas été conservés.

Obs. 218. — *Deux cas de phlegmon diffus; pneumonie; mort.* — 1° Le nommé B... (Victor), âgé de 68 ans, est apporté le 10 avril 1882 avec un phlegmon diffus du membre inférieur droit. Le phlegmon est en voie de suppuration. L'état général est très grave. Les urines contiennent une grande quantité d'albumine. Je pratique plusieurs longues incisions avec le thermocautère. Les foyers sont lavés avec la solution phéniquée forte et pansées avec des compresses phéniquées. Une pneumonie du sommet droit s'ajoute tout à coup à l'affection des reins et au phlegmon diffus. Le malade meurt rapidement le 14 avril, quatre jours après son entrée.

2° G... (Joseph), âgé de 30 ans, mégissier, est amené le 21 septembre 1888. On apprend qu'il est un alcoolique avéré. Il est affecté d'un phlegmon diffus de la cuisse survenu sans cause appréciable. La cuisse est tuméfiée, très douloureuse à la pression, d'une coloration rouge, et recouverte de phlyctènes à sa partie interne. Le malade a une fièvre intense, de l'agitation, du délire. Une dyspnée considérable met sur la voie d'une complication pulmonaire. En effet, on trouve, à l'auscultation, un foyer de râles sous-crépitants au sommet du poumon droit et des râles sibilants dans tout le reste de la poitrine. Le phlegmon diffus est à la période d'infiltration purulente. On pratique, avec le thermocautère, plusieurs débridements et plusieurs piqûres profondes dans les régions infiltrées. Lavages et pansements phéniqués. L'état septicémique ne peut être enrayé et le malade succombe dans la nuit du 23 septembre, trois jours après son entrée.

Obs. 219. — *Quatre cas de phlegmons diffus; morts de septicémie.* — 1° D... (Félicité), femme G..., 52 ans, est entrée à la

Pitié le 25 novembre 1880. Cette femme a été atteinte, il y a
six semaines, d'un phlegmon diffus à la cuisse droite. Elle présente un état général mauvais. Sa face est pâle; ses conjonctives décolorées. Elle a beaucoup maigri. L'appétit est nul.
Le sommeil est difficile, peu prolongé. Pourtant, il n'y a pas une
élévation notable de la température, et les douleurs ne sont
pas aiguës au point d'expliquer la gravité des symptômes
généraux.

Localement, on constate les phénomènes suivants : la cuisse
droite est volumineuse, douloureuse à la pression. Elle est le
siège d'un œdème mou, dans toute son étendue, mais principalement à la partie externe du membre. Cet œdème se prolonge en bas, jusqu'au niveau de l'articulation du genou, qui
n'est le siège d'aucun épanchement. La surface cutanée reste
pâle, et ne révèle en aucun point les signes d'une inflammation aiguë. La fluctuation indique, à la partie externe de la
cuisse, la présence d'une collection liquide qui occupe une
étendue considérable, depuis la région trochantérienne jusque
un peu au-dessus du condyle externe.

Le 25 novembre. Deux petites incisions de un centimètre et
demi sont faites sur les limites supérieure et inférieure de l'abcès. Ces ouvertures donnent passage à une assez grande quantité de pus, moins grande pourtant que l'étendue de la fluctuation ne l'avait fait supposer au premier abord. Ce pus est sans
odeur, épais, assez mal lié, de couleur orangée. Il est impossible de rencontrer, avec le doigt ou le stylet, une dénudation
osseuse.

Des injections sont pratiquées à l'intérieur de l'abcès, avec
la solution phéniquée forte. La majeure partie de ce liquide
est rejetée presque immédiatement ; tout au plus, pourrait-on
évaluer à quelques grammes la quantité d'eau phéniquée qui
est conservée dans la cavité de l'abcès. On place un drain dans
chaque ouverture ; puis, des compresses phéniquées sont appliquées par dessus.

Dans la journée, la malade souffre modérément. A la visite
du soir, on constate les particularités suivantes : langue rouge,
collante, recouverte par places de petites plaques de muguet ;
la peau est froide, principalement aux extrémités ; le pouls

est petit, irrégulier ; le gonflement a gagné du côté de la jambe. Une quantité notable de pus s'est écoulé par les incisions.

Le 26. Légère amélioration. Pouls régulier. Muguet. Urines claires. Deuxième pansement : lavages phéniqués, collutoire boraté, eau de Vichy artificielle.

Le 28. Les bords des deux incisions ne présentent aucune réaction inflammatoire, et restent pâles, sans vitalité. Les urines sont foncées, et peu abondantes, mais, ne présentent pas une coloration noire. La teinte subictérique est plus prononcée. La malade est sans aucun appétit. Le muguet a diminué, mais la langue reste poisseuse. Lavages phéniqués.

Le 29. Les urines sont plus foncées que la veille. Les lavages phéniqués sont remplacés par des lavages avec l'alcool pur. L'état général s'aggrave de plus en plus. Le soir, subdélirium, peau sèche et flétrie.

Le 2 décembre. La malade a déliré toute la nuit. Rétention d'urine. Par le cathétérisme, on obtient une urine foncée, fortement acide, ne contenant ni sucre, ni albumine. Mais quand on associe la chaleur et l'acide nitrique, les urines prennent une coloration absolument noire. Traité par les réactifs appropriés, il est impossible de constater, dans ces urines, la présence de l'acide phénique en nature.

On recueille un demi-verre de pus séreux, de couleur orangée, ne présentant pas la moindre odeur.

La malade succombe doucement vers une heure ;

2° Ch... (Pierre), âgé de 64 ans, marchand ambulant, entre le 30 juillet 1882. A la suite d'une chute sur le grand trochanter, la bourse muqueuse trochantérienne s'est enflammée et a produit un phlegmon diffus de la cuisse. Le malade n'est ni diabétique, ni albuminurique. Cependant, le repos, les applications résolutives, ne peuvent empêcher le phlegmon de suppurer. Incisions avec le thermocautère. Malgré les pansements antiseptiques, fièvre, langue sèche, frissons, septicémie et mort le 18 septembre.

3° G... (Louis), âgé de 61 ans, charpentier, est admis le 28 septembre 1883. A la suite d'un excès de fatigue, un phlegmon diffus a envahi la jambe et la cuisse droites. Fièvre. Langue sèche. Amaigrissement considérable. Septicémie. Aucune altération des urines. Incisions à la jambe et à la cuisse. Suppuration abondante et fétide. Diarrhée. Etat typhoïde. Mort le 19 octobre.

4° G... (Pierre), âgé de 43 ans, cimentier, est entré, le 10 octobre 1887, pour une lymphangite érysipélateuse du membre inférieur gauche. Cette lymphangite devient rapidement un phlegmon diffus, avec abcès multiples à la jambe, à la cuisse et à la fesse. Malgré les incisions, les lavages antiseptiques, le traitement interne, le malade subit un empoisonnement septicémique, qui ne peut être combattu. Diarrhée. Etat typhoïde. Mort le 17 décembre.

Résumé.

Les 312 affections générales de la cuisse ont donné lieu à 96 interventions chirurgicales et ont occasionné 17 décès.

Cette mortalité si élevée est dûe principalement à la septicémie. 12 malades ont succombé à l'empoisonnement septique dans le cours de lymphangites ou de phlegmons diffus trop avancés pour que le traitement médical et opératoire pût enrayer les accidents (obs. 30 ; 212 ; 214 ; 215 ; 216, n°˙ 1 et 2 ; 218, n°˙ 1 et 2 ; 219, n°˙ 1, 2, 3 et 4).

2 malades sont morts du tétanos (obs. 217, n°˙ 1 et 2), qui est aussi un mode d'empoisonnement septique.

1 est mort d'embolie pulmonaire (obs. 211).

1 est mort de paralysie générale (obs. 210).

1 est mort d'hémorrhagie par rupture d'une veine variqueuse (obs. 207).

Les 96 *opérations* ont été suivies de 14 décès. Mais, il ne faut voir là aucune relation de cause à effet ; car ces opérations n'étaient, pour la plupart, que des incisions ou des cautérisations, et n'ajoutaient rien à la gravité de l'affection qu'elles étaient destinées à combattre. Les seules opérations sérieuses, résections de veine et amputations de jambe, ont été suivies de guérison.

RÉCAPITULATION

La récapitulation de toutes les lésions et de toutes les affections du membre inférieur, analysées dans les chapitres précédents, fournit les résultats suivants :

Les *lésions traumatiques* (tableau I), au nombre de 2.401, ont donné 2.361 guérisons ou améliorations et 40 morts.

Les *affections organiques* (tableau II), au nombre de 2.345, ont donné 2.274 guérisons ou améliorations et 71 morts.

Tous les malades décédés ayant été l'objet d'une observation ou d'une mention particulière, j'ai pu, avec ces pièces justificatives, les classer en quatre catégories :

1° Décès par les progrès de la maladie primitive.

8 pour les lésions traumatiques............ 0,34 0/0
25 pour les affections organiques.......... 1,07 —

2° Décès par accident ou maladie intercurrente.

15 pour les lésions traumatiques........... 0,62 0/0
23 pour les affections organiques.......... 0,98 —

3° Décès par sénilité ou cachexie antérieure (tuberculose, cancer).

6 pour les lésions traumatiques............ 0,25 0/0
12 pour les affections organiques.......... 0,51 —

4° Décès par suites d'opération.

11 pour les lésions traumatiques........... 0,46 0/0
11 pour les affections organiques.......... 0,46 —

Tableau I. — **Lésions traumatiques.**

	GUÉRISONS OU AMÉLIORATIONS.	MORTS			
		Par la lésion primitive.	Par accident ou par maladie intercurrente.	Par cachexie antérieure.	Suites opératoires.
459 Contusions...... (443 traitées.	442	—	1	—	—
(16 opérées.	16	—	—	—	—
407 Plaies contuses . (402 traitées.	401	—	1	—	—
(5 opérées.	4	1	—	—	—
60 Plaies par instruments tranch. ou piquants.... (55 traitées.	51	1	—	—	—
(5 opérées.	5	—	—	—	—
96 Brûlures......... 96 opérées.	93		2	—	—
18 Gelures.......... (17 traitées.	17	—	—	—	—
(1 opérée..	1	—	—	—	—
15 Ruptures de tendons ou de muscles.......... (12 traitées.	12	—	—	—	—
(3 opérées.	3	—	—	—	—
872 Fractures........ (829 traitées.	810	5	9	6	—
(43 opérées.	32	—	—	—	10
14 Cals vicieux...... (9 traités..	9	—	—	—	—
(5 opérés..	5	—	—	—	—
394 Entorses......... 394 traitées.	394	—	—	—	—
69 Luxations........ (4 traitées.	3	—	1	—	—
(65 opérées.	63	—	1	—	1
2.401 Lésions.	2.364	8	15	6	11

TABLEAU II. — **Affections organiques.**

		GUÉRISONS OU AMÉLIORATIONS.	MORTS			
			Par l'affection primitive.	Par accident ou par maladie intercurrente.	Par cachexie antérieure.	Suites opératoires.
137 Varices, ulcères, ulcérations	130 traités..	129	1	—	—	—
	7 opérés..	7	—	—	—	—
265 Phlébites, lymphangites, adénites..	206 traitées.	204	1	—	1	—
	59 opérées.	57	1	1	—	—
41 Plegmons diffus..	2 traités..	2	—	—	—	—
	39 opérés..	27	8	2	—	2
369 Abcès chauds.....	33 traités..	33	—	—	—	—
	336 opérés..	333	—	—	3	—
65 Abcès froids, gommes tuberculeuses	21 traités..	21	—	—	—	—
	44 opérés..	43	—	—	—	1
63 Affections syphilitiques	63 traitées.	63	—	—	—	—
90 Mal perforant	62 traités..	61	—	—	1	—
	28 opérés..	28	—	—	—	—
12 Onyxis..........	8 traitées.	7	—	1	—	—
	4 opérées.	4	—	—	—	—
42 Synovites, kystes synoviaux......	29 traités..	29	—	—	—	—
	13 opérés..	13	—	—	—	—
121 Hygrômas........	50 traités..	50	—	—	—	—
	71 opérés..	70	—	1	—	—
52 Gangrènes........	50 traitées.	41	7	2	—	—
	2 opérées.	0	2	—	—	—
116 Ostéites	49 traitées.	49	—	—	—	—
	67 opérées.	61	3	1	1	1
10 Périarthrites	1 traitée..	1	—	—	—	—
	9 opérées.	9	—	—	—	—
391 Hydarthroses et arthrites	372 traitées.	371	—	1	—	—
	19 opérées.	15	2	1	—	1
205 Tumeurs blanches	182 traitées.	172	—	6	4	—
	113 opérées.	104	—	6	—	3
48 Tumeurs bénignes.	10 traitées.	10	—	—	—	—
	38 opérées.	30	—	—	—	2
29 Tumeurs malignes	10 traitées.	8	—	—	2	—
	19 opérées.	17	—	1	—	1
100 Malformations....	73 traitées.	73	—	—	—	—
	126 traitées.	126	—	—	—	—
2.315 Affections.		2.274	25	23	12	11

Il résulte des tableaux I et II que 3.612 malades ont été *traités sans opération* et que 1.137 malades ont été *opérés*.

En éliminant 53 malades, dont les opérations ont été si minimes qu'elles n'entrent pas en ligne de compte, il reste un total de 1.084 opérations petites ou grandes (tableau III).

Les *opérations sur les parties molles*, au nombre de 808, ont été les moins importantes. Elles ont donné lieu à 783 guérisons et à 25 morts, mortalité 3,10 0/0.

Les *opérations sur les articulations et sur les os*, au nombre de 276, ont eu une importance et une gravité plus grandes. Elles ont été suivies de 245 guérisons et de 31 morts, mortalité 11,22 0/0.

Au premier abord cette mortalité paraît considérable; mais si l'on étudie ses causes (tableau III), on n'a pas de peine à reconnaître que les décès à la charge de l'opération elle-même sont peu nombreux. En effet :

15 malades affectés d'une septicémie grave ont succombé à la *septicémie préexistante*, quelquefois très rapidement, en un, deux ou trois jours, malgré l'opération faite pour les sauver (obs. 30; 42; 89; 104; 133, nos 1-2-3; 170, no 1; 214; 215; 216, nos 1-2; 219, nos 1-2-3).

10 opérés en voie de guérison sont morts de *maladie accidentelle intercurrente* (obs. 27; 31; 59; 101; 127; 159, no 2; 160; 211; 218, nos 1 et 2).

10 opérés ont été emportés par une *tuberculose viscérale, pulmonaire* ou *encéphalique* (ob. 38; 39; 40; 41; 103; 172, nos 2 et 3; 173; 179; 180).

2 opérés s'éteignirent par *cachexie cancéreuse* ou par *sénilité* (obs. 170, nos 2 et 3).

Il n'y a eu en réalité que 10 décès, pour 1.084 opérations

TABLEAU III. — **Opérations.**

	GUÉRIS.	MORTS						
		Choc.	Septicémie anté-opératoire.	Septicémie post-opératoire.	Tétanos.	Tuberculose viscérale.	Cachexie cancéreuse, sénilité.	Maladie intercurrente.
a. — OPÉRATIONS SUR LES PARTIES MOLLES.								
526 Incisions	504	1	9	1	2	—	2	7
20 Ponctions articulaires ou autres	20	—	—	—	—	—	—	—
48 Curettages de fongosités	48	—	—	—	—	—	—	—
3 Extractions de corps étrangers	3	—	—	—	—	—	—	—
3 Sutures de tendon ou de nerf	3	—	—	—	—	—	—	—
3 Ligatures d'artère sur le même sujet	0	—	—	1	—	—	—	—
1 Electro-puncture d'anévrysme	0	—	—	1	—	—	—	—
109 Excisions d'ongle, pour ongle incarné, etc.	109	—	—	—	—	—	—	—
79 Ablations de tumeurs ou d'ulcères	78	—	—	—	1	—	—	—
16 Ténotomies et redressements articulaires	16	—	—	—	—	—	—	—
b. — OPÉRATIONS SUR LES ARTICULATIONS ET LES OS.								
11 Réductions difficiles de luxation	11	—	—	—	—	—	—	—
14 Arthrotomies	10	—	3	1	—	—	—	—
9 Résections de petites articulations	9	—	—	—	—	—	—	—
31 Résections de grandes articulations	28	—	—	—	1	2	—	—
64 Trépanations. Évidements.	56	—	1	—	—	7	—	—
14 Extirpations ou excisions d'os	10	—	—	1	—	1	—	2
3 Ostéotomies	3	—	—	—	—	—	—	—
4 Ostéoclasies	4	—	—	—	—	—	—	—
49 Amputations d'orteils et de métatarsiens	49	—	—	—	—	—	—	—
66 Amputations de jambe et de cuisse	56	7	2	1	—	—	—	—
11 Désarticulations de grandes articulations	9	—	—	1	—	—	—	1
1.081 Opérations.	1.020	8	15	7	4	10	2	10

(mortalité de 1,75 0/0), qui soient directement imputables à l'opération. Ce sont :

8 décès par *choc* (obs. 95, nᵒˢ 1-3-4; 165, nᵒˢ 1-2-3; 166; 171). Presque tous ces décès se rapportent à des amputations de cuisse faites après un traumatisme extrêmement grave.

7 décès par *septicémie postérieure à l'acte opératoire* (obs. 73; 95, nᵒ 2; 169; 187; 188; 205; 219, nᵒ 2).

4 décès par *tétanos* (obs. 152; 178; 217, nᵒˢ 1 et 2).

C'est par un euphémisme de statistique que les 1.026 malades, qui ont survécu à l'opération, figurent dans le tableau III comme *guéris*. En réalité, le plus grand nombre d'entre eux a obtenu une guérison complète et définitive. Mais quelques-uns n'ont été qu'améliorés, quelques autres ont retiré peu de bénéfice de l'acte chirurgical. J'ai eu soin de faire la distinction des résultats opératoires en exposant les détails ma statistique.